国家卫生健康委员会"十三五"规划教材

全国高等职业教育教材

供放射治疗技术专业用

医学影像技术

主　编　雷子乔　郑艳芬

副主编　彭文献　张　欣　吕庆波

编　者（以姓氏笔画为序）

王惠苑（大庆市人民医院）

吕庆波（新乡医学院三全学院）

刘小明（华中科技大学同济医学院）（秘书）

李值慧（雅安职业技术学院）

肖　勇（江苏医药职业学院第一附属医院）

张　欣（郑州大学附属郑州中心医院）

张雅萍（浙江省绍兴市人民医院）

罗凤媛（江西卫生职业学院）

郑艳芬（内蒙古科技大学包头医学院）

侯庆锋（山东第一医科大学）

高　林（大连医科大学附属第二医院）

彭文献（上海健康医学院）

蒋仁州（永州职业技术学院）

雷子乔（华中科技大学同济医学院）

人民卫生出版社

·北京·

图书在版编目（CIP）数据

医学影像技术 / 雷子乔，郑艳芬主编. —北京：
人民卫生出版社，2020.11（2023.9 重印）
ISBN 978-7-117-30580-8

Ⅰ. ①医… Ⅱ. ①雷…②郑… Ⅲ. ①影像诊断—医
学院校—教材 Ⅳ. ①R445

中国版本图书馆 CIP 数据核字（2020）第 193918 号

人卫智网	www.ipmph.com	医学教育、学术、考试、健康， 购书智慧智能综合服务平台
人卫官网	www.pmph.com	人卫官方资讯发布平台

医学影像技术
Yixue Yingxiang Jishu

主　　编：雷子乔　郑艳芬
出版发行：人民卫生出版社（中继线 010-59780011）
地　　址：北京市朝阳区潘家园南里 19 号
邮　　编：100021
E - mail：pmph @ pmph.com
购书热线：010-59787592　010-59787584　010-65264830
印　　刷：北京汇林印务有限公司
经　　销：新华书店
开　　本：850×1168　1/16　印张：18
字　　数：570 千字
版　　次：2020 年 11 月第 1 版
印　　次：2023 年 9 月第 2 次印刷
标准书号：ISBN 978-7-117-30580-8
定　　价：65.00 元

打击盗版举报电话：010-59787491　E-mail：WQ @ pmph.com
质量问题联系电话：010-59787234　E-mail：zhiliang @ pmph.com

为深入贯彻十九大及全国教育大会精神,落实《国家职业教育改革实施方案》对高等卫生职业教育改革发展的新要求,服务新时期经济社会发展和"健康中国"战略的实施,人民卫生出版社经过充分的调研论证,组织成立了全国高等职业教育医学影像技术、放射治疗技术专业教育教材建设评审委员会,于2018年启动了医学影像技术、放射治疗技术专业规划教材第四轮修订。

全国高等职业教育医学影像技术专业规划教材第一轮共8种于2002年出版,第二轮共10种于2010年出版,第三轮共11种于2014年出版。本次修订结合《普通高等学校高等职业教育(专科)专业目录(2015年)》新增放射治疗技术专业人才培养的迫切需要,在全国卫生行指委及相关专指委、分委会的全程指导和全面参与下,以最新版专业教学标准为依据,经过全国高等职业教育医学影像技术、放射治疗技术专业教育教材建设评审委员会广泛、深入、全面地分析与论证,确定了本轮修订的基本原则。

1. **统筹两个专业** 根据医学影像技术、放射治疗技术专业人才培养需要,构建各自相对独立的教材体系。由于两个专业的关联性较强,部分教材设置为专业优选或共选教材,在教材适用专业中注明。

2. **对接岗位需要** 对接两个专业岗位特点,全面贴近工作过程。本轮修订对课程体系作了较大调整,将《医学影像成像原理》《医学影像检查技术》调整为《X线摄影检查技术》《CT检查技术》《MRI检查技术》,将《超声诊断学》《核医学》调整为《超声检查技术》《核医学检查技术》,并根据医学影像技术、放射治疗技术专业特点编写了相应的《临床医学概要》。

3. **融合数字内容** 本轮修订充分对接两个专业工作过程与就业岗位需要,工作原理、设备结构、操作流程、图像采集处理及识读等岗位核心知识与技能,通过精心组织与设计的图片、动画、视频、微课等给予直观形象的展示,以随文二维码的形式融入教材,拓展了知识与技能培养的手段和方法。

本套教材共18种,为国家卫生健康委员会"十三五"规划教材,将于2019年秋陆续出版,供全国高等职业教育医学影像技术、放射治疗技术专业选用。

教材目录

序号	教材名称	版次	主编		适用专业	配套教材
1	影像电子学基础	第4版	鲁 雯	郭树怀	医学影像技术、放射治疗技术	√
2	临床医学概要		周建军	王改芹	医学影像技术、放射治疗技术	
3	医学影像解剖学	第2版	辛 春	陈地龙	医学影像技术、放射治疗技术	√
4	医学影像设备学	第4版	黄祥国	李 燕	医学影像技术、放射治疗技术	√
5	X线摄影检查技术		李 萌	张晓康	医学影像技术	√
6	CT检查技术		张卫萍	樊先茂	医学影像技术	√
7	MRI检查技术		周学军	孙建忠	医学影像技术	√
8	超声检查技术		周进祝	吕国荣	医学影像技术	√
9	核医学检查技术		王 辉		医学影像技术	
10	介入放射学基础	第3版	卢 川	潘小平	医学影像技术	√
11	医学影像诊断学	第4版	夏瑞明	刘林祥	医学影像技术、放射治疗技术	√
12	放射物理与防护	第4版	王鹏程	李迅茹	医学影像技术、放射治疗技术	
13	放射生物学		姚 原		放射治疗技术	
14	放射治疗设备学		石继飞		放射治疗技术	√
15	医学影像技术		雷子乔	郑艳芬	放射治疗技术	√
16	临床肿瘤学		李宝生		放射治疗技术	
17	放射治疗技术	第4版	张 涛		放射治疗技术、医学影像技术	√
18	放射治疗计划学		何 侠	尹 勇	放射治疗技术	√

第二届全国高等职业教育医学影像技术、放射治疗技术专业教育教材建设评审委员会名单

主 任 委 员

舒德峰　周进祝

副主任委员

付海鸿　李宝生　王鹏程　余建明　吕国荣

秘 书 长

李　萌　窦天舒

委　　员（以姓氏笔画为序）

韦中国　邓小武　田　野　刘媛媛　齐春华　李迅茹
李真林　辛　春　张卫萍　张晓康　张景云　陈　凝
陈　懿　罗天蔚　孟　祥　翁绳和　唐陶富　崔军胜
傅小龙　廖伟雄　樊先茂　濮宏积

秘　　书

裴中惠

数字内容编者名单

主　编　雷子乔　郑艳芬

副主编　彭文献　张　欣　吕庆波　梁丽萍

编　者（以姓氏笔画为序）

王惠苑（大庆市人民医院）

宁先英（华中科技大学同济医学院）

吕庆波（新乡医学院三全学院）

刘小明（华中科技大学同济医学院）

刘燕茹（内蒙古科技大学包头医学院）

苏　慧（郑州大学附属郑州中心医院）

李值慧（雅安职业技术学院）

肖　勇（江苏医药职业学院第一附属医院）

张　欣（郑州大学附属郑州中心医院）

张雅萍（浙江省绍兴市人民医院）

罗凤媛（江西卫生职业学院）

郑艳芬（内蒙古科技大学包头医学院）

侯庆锋（山东第一医科大学）

高　林（大连医科大学附属第二医院）

梁丽萍（内蒙古科技大学包头医学院）

彭文献（上海健康医学院）

蒋仁州（永州职业技术学院）

雷子乔（华中科技大学同济医学院）

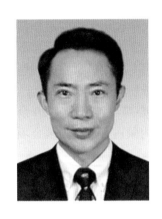

雷子乔，医学博士，主任技师，三级教授，硕士研究生导师，哈佛大学访问学者，华中科技大学同济医学院附属协和医院放射科技师长。中华医学会影像技术分会第八届委员会委员，第七届国家卫生标准委员会放射卫生标准专业委员会委员，教育部科技评价与评审信息系统评审专家，湖北省医学会放射技术分会第八届委员会候任主委，武汉医学会第八届放射技术分会主任委员，全国高等学校放射诊断与治疗学专业国家卫生健康委员会研究生规划教材评审委员会委员。

在国内外权威期刊及核心期刊发表论文 20 余篇，其中 SCI 论文多篇，主编全国高等学校规划教材 4 部，副主编及参与编写教材、专著 10 余部，主持及参与多项国家级、省部级课题的研究，先后获得湖北省科技进步二等奖和武汉市科技进步三等奖 2 项。

寄语：

随着现代科学技术的进步，放射治疗技术取得了突飞猛进的发展，在临床肿瘤治疗中的作用越来越重要。同时，现代医学影像技术在放射治疗技术中占有重要的地位和作用。希望同学们在本课程的学习中，勤于思考，敢于实践，成为具备本专业应用技能的高素质人才。

主编简介与寄语

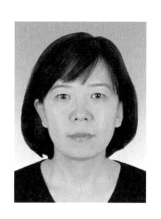

郑艳芬，主任医师，硕士研究生导师，内蒙古科技大学包头医学院医学技术学院副院长，内蒙古自治区医疗卫生青年技术骨干，内蒙古自治区医疗事故技术鉴定专家库成员，中国医学影像技术研究会腹部超声专业委员会委员，《包头医学》杂志编辑委员会委员。主要专业方向为彩色多普勒超声检查与治疗。

参与主编教材 1 部，副主编教材 2 部；发表主要核心期刊科研论文 20 余篇；主持及参与省市级科研项目 10 余项，目前主持在研内蒙古自然科学基金项目一项；荣获包头市科技进步二等奖 1 项、三等奖 3 项。

寄语：

放射治疗在肿瘤治疗中的作用和地位日益突出，已成为治疗恶性肿瘤的主要手段之一。希望同学们在今后的学习和工作当中，逐渐成长为专业基础扎实、理论与实践全面、能够胜任放射治疗技术、医学影像技术等相关工作的高素质应用型人才。

　　《医学影像技术》是全国高等职业教育放射治疗技术专业的规划教材。本教材依据全国医学教育改革发展工作会议精神，按照《国家教育事业发展"十三五"规划》及《关于深化医教协同进一步推进医学教育改革与发展的意见》要求，以推动医教研协同创新发展为指导思想，推进医教协同、创新发展。本教材遵循放疗技术专业的培养目标，适应特定的学生对象、特定的学制与学时要求，强调教材的基本知识、基本思维方法和基本操作技能，体现教材的思想性、科学性、先进性、启发性、适用性，其中以临床适用性为重点。

　　本教材以影像技术学科为体系，共分为七章，全面介绍了医学影像技术学科体系的基本理论知识、基本成像技能。本教材主要介绍各影像技术的成像基本原理、特点及临床应用。我们强调临床实用为主，对案例进行讲解，图文并茂，以便于学生理解。

　　本教材以现代医学影像技术学科体系的学科知识为出发点，在重点阐述各影像设备成像原理、检查技术方法和质量控制方面，注重影像技术各专业之间的联系与融合，拓展了大影像对比与结合，淡化了亚专业的学科知识。

　　本教材的编写以医教协同的医学人才培养体系为原则，更加注重临床实践训练，更加注重医学理论与临床实践相结合，专业素质与医德素质相结合，突出早临床、多临床、反复临床的现代医学教育理念。紧跟医学影像技术日新月异的发展进步，适应影像技术周期化更新不断缩短的特点，聚集各影像技术新理论和新方法，添加了各影像技术亚专科的新理论和新方法，摒弃了临床上淘汰或极少使用的医学成像技术。

　　本教材的编写团队均来自各大高校及各大教学医院临床一线的教师，既有丰富的教学经验又有扎实的临床工作经验，并根据各自特长进行分工写作。

　　本教材配有数字资源，增添更多学习内容与学习途径。每章都包含导学，扫一扫、测一测，病例讨论等内容，既引导学生自主学习与测试，又强调学以致用，以实际病例探讨知识的应用。

　　由于时间紧、任务重及编者水平所限，书中的不足之处在所难免，恳请广大读者不惜赐教，提出宝贵意见以便改进。

雷子乔　郑艳芬

2020 年 7 月

目　录

课件

学习目标

1. 掌握：医学影像技术研究的主要内容与方法，各影像技术的特点和应用评价。
2. 熟悉：医学影像各影像技术的发展、医学影像的显示与记录。
3. 了解：医学影像图像存储和传输、医学影像检查的安全性和质量管理及控制。

本章主要介绍医学影像技术的主要成像技术概述，对比阐述各成像技术的发展、特点及应用评价。

第一节　概　述

一、医学影像技术的发展

1. 医学影像技术的确立　医学影像技术是随着医学电子计算机技术、电子学、微电子学、光电子学、机械学、生物工程学、材料学及信息科学等多学科的发展而形成的，是一门多学科交叉的边缘学科。真正意义上的医学影像技术是在 20 世纪 80 年代逐渐形成的一门非常年轻的学科。该学科涉及面广，涵盖许多学科，如医学、工学、理学、电子学和信息学等，并不断有新的学科的新技术与医学影像学相结合及渗透。它的特点是发展迅速，更新周期短，新技术不断出现，陈旧的技术淘汰快。

2. 医学影像技术的起源　医学影像技术的起源还要追溯到 1895 年 11 月 8 日德国物理学家伦琴发现 X 线，X 线的发现，开创了放射医学的先河，也为放射医学学科的形成提供了先决条件。随后，X 线用于临床医学的发展经历了漫长的过程。20 世纪 50 年代影像增强技术的出现，使胃肠道钡剂造影检查进入临床应用中。随后随着超声医学与核医学的发展，超声成像和 γ 闪烁成像等相继在医学中应用；20 世纪 70 年代出现了 X 线计算机体层摄影等；20 世纪 80 年代相继出现了数字减影血管造影技术、磁共振成像技术、发射体层成像技术、正电子发射体层摄影技术、数字化胃肠道检查技术和数字乳腺检查技术，以及计算机 X 线摄影等；20 世纪 90 年代出现了数字 X 线摄影技术、激光打印技术、PET-CT 相结合的融合成像技术、分子影像学技术、功能成像技术、影像网络图像存储与传输系统（PACS）等。进入 21 世纪以来，医学影像技术更新发展更为迅速，PET-MRI 相结合的一体化成像已经进入临床，数字影像已经全面化发展及广泛应用临床，医学影像新技术与统计学、物理学、图像处理学紧密结合，并充分利用人工智能（artificial intelligence，AI）技术快速地与数字化图像相呼应，正在不断丰富医学影像技术的学科内容与方向。

由于医学影像设备的不断更新，医学影像技术的发展日新月异，医学影像技术中的普通 X 线、CT、MRI、介入放射学、超声、核医学和放射治疗等亚学科的逐渐建立，医学影像技术学科的发展已经从传统医学影像技术向现代医学影像技术体系跃迁。

3.医学影像技术学科未来发展 将主要集中以下四个方面:医学影像技术的数字化;医学影像技术的网络化;医学影像技术的融合化;医学影像技术的标准化。在此基础上,引发出一系列新的概念:①影像方法学的建立。由于信息技术的发展,使得每2～3年就出现一项新的成像技术,再加上影像处理软件及工作站的开发、计算机辅助诊断(computer aided diagnosis,CAD)系统的应用及人工智能(AI)的应用,使得影像信息更具有直观性、早期性、特异性、敏感性、快捷性。这必然迫使人们将研究的重点转向影像方法学的建立及影像特征分析。②诊断、技术、工程多学科融合观点的建立。为了适应医学影像学数字化、网络化、融合化必须建立诊断、技术、工程三个专业融合的观点,单一专业已不能完成现代医学影像学科的功能。这一局面将会对专业人员培养的对象、层次、内容以及在职人员的终身教育产生深远影响。③适应未来影像学发展的三个转变。从灯箱上的照片硬拷贝,向软拷贝的影像质量评价转移;从单一的图像技术,向具有综合图像诊断技术的能力转移;从单纯的技术操作,向发挥设备、软件功能最优化的能力转移;从单一的图像特点分析向影像组学分析及人工智能辅助评价转移。

二、医学影像技术研究的主要内容及方法

医学影像技术是研究在某种能量发射物质作用下,图像成像链的形成过程、图像后处理、图像存储、图像显示和图像记录以及影响图像成像链各种因素的学科。

医学影像技术研究的主要方法:①各种成像技术的成像方法、特点及应用;②各种成像技术的成像参数及其影响因素;③各种成像技术的临床应用范围及临床应用价值评价;④各种成像技术的优化及提高;⑤各种成像技术临床路径的规范与拓展;⑥各种成像技术的质量管理与质量控制。

第二节 普通 X 线成像技术

一、普通 X 线的发展与特点

(一)普通 X 线的发展史

1895 年 11 月 8 日伦琴发现 X 线,在医学界产生了跨时代的意义(图 1-1)。从此以后医学影像技术从无到有、从不完善到功能齐全、分类精细,其间经历了 100 多年的发展历程。它以绝对的可靠性引导着医师的诊治。普通放射诊断是现代医疗机构确诊患者患病的重要手段。今天,每一个综合医院无论大小,都要有一个 X 线部门,并配备有做疾病诊断和治疗所用的设备和装置。普通 X 线诊断原理主要依据 X 线成像原理。它与 X 线的性质、人体组织密度和厚度有关。X 线能穿透人体是由 X 线的性质所决定的。X 线成像原理是 X 线的基本特性和人体组织器官密度与厚度之差导致各个不同密度的组织吸收及透过 X 线的量不同而产生透视或照片上的影像。凡是密度大的部分,例如骨骼吸收 X 线最多,透过 X 线很少,故在照片上显出白色影像。反之,密度较小的部分,例如空气或者软组织,在照片上出现黑色影像。普通 X 线的发生装置主要由 X 线管、高压发生器和控制台三大部分组成。早期的 X 线设备采用的是离子 X 线管和电子 X 线管。当电子 X 线管已经能够满足一般的透视、摄影和治疗时,人们已经发现阻碍影像清晰度提高的主要原因是运动模糊和几何模糊。荷兰 Philips 公司首先制成了旋转阳极 X 线管,使得 X 线焦点面可以做成小焦点,几何模糊大大减小。又由于高压发生器的改进,使得功率加大,从而降低了运动模糊。

自 X 线摄影诞生以来,多种医学影像成像系统得到发展,其特性随诊断信息的提高和剂量的降低而不断取得进展。近 100 多年来,人们一直使用摄影胶片记录 X 线影像。其中的 60 多年中,则一直使用增感屏配合 X 线胶片来提供高品质的影像。曝光后的胶片经过化学处理,产生可视影像后,在观片灯箱上显示出来以供诊断。由于这种方法产生的图像质量优异、剂量效率合理、功能效用全面,因此成为近代医学成像的标准模式。

(二)普通 X 线的特点

1.优势 ①普通 X 线诊断的简便性:只需影像科人员通过患者的 X 线影像检查就能够看出其机体是否正常,检查非常简便。②普通 X 线诊断的快速性:影像检查能在很短的时间里看到人体部位

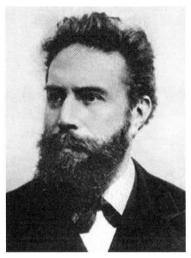
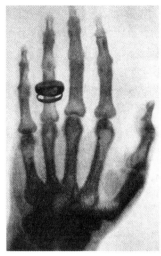

图 1-1 物理学家伦琴与第一张 X 线图像

的 X 片，无需复杂地观察等待。普通检查可在半分钟到两分钟内完成。③普通 X 线检查价格低廉。④普通 X 线诊断无痛苦：检查时患者只需站在规定的位置，检查者不会觉得身体有任何不适。⑤普通 X 线检查空间分辨力高。

2. 不足　由于新技术的发展，普通 X 线检查较数字 X 线检查有以下不足：①图像质量有待提高，辐射剂量大；②检查时间较长，检查流程复杂，工作效率低；③图像不能进行后处理；④不利于图像传输与存储。

二、普通 X 线的应用评价

普通 X 线检查可应用于多部位摄影、透视等检查中，具有很大的临床价值。只是由于目前科技的发展及技术的进步，相较数字 X 线成像技术，普通 X 线技术已存在明显不足，正在逐步被数字 X 线成像技术所取代。

第三节　数字 X 线成像技术

一、CR 的发展与特点

（一）CR 的发展史

1974 年富士胶片公司（Fuji）开始研发计算机 X 线摄影（computed radiography，CR），1981 年成像板（imaging plate，IP）研制成功，使数字 X 线摄影成为现实。CR 是计算机和 X 线摄影相结合的产物，是常规 X 线摄影的一次革命，它利用成像板取代传统的屏 - 片体系，在光激励荧光体中利用光激励荧光体的延迟发光特性记录 X 线影像，并使影像信息以电信号方式提取出来，数据经过后处理而形成数字图像。

随着技术的进步，CR 的激光源螺旋前进页面扫描、成像板双面阅读、光激励发光晶体的针状矩阵排列、相位衬度成像、频率依赖性与曝光依赖性的双重联合图像处理法等技术都得到了进一步发展。目前双面 CR 读取技术出现，它可以获取成像板前后两面的信息，将两处的信息整合到一起生成最终影像。双面读取技术能明显降低系统噪声，提高图像信噪比，改善影像质量。目前针型磷光板技术将磷微粒排列成针形结构，这些针形结构成为光的导向体，防止光散射，提高了影像清晰度。针型技术的应用使更厚的成像板的使用成为可能，提高了吸收率，而不降低空间分辨力。

CR 在扫描方式上也不断改进，采用行扫描代替原有的飞点扫描，快速线阵列扫描技术的应用使 CR 的影像读出速度有了很大的提高。

（二）CR 系统的特点

1. CR 系统的优点

（1）X 线曝光剂量的动态范围大。

（2）IP 替代胶片可重复使用。

（3）具有多种处理技术，包括谐调处理、空间频率处理、时间减影、能量减影、体层伪影抑制、动态范围控制等。

（4）具有多种后处理功能，如测量（大小、面积、密度）、局部放大、对比度转换、对比度反转、影像边缘增强、多幅显示以及减影等。

（5）可数字化存储与传输，节省胶片，无需暗室和储片库。

（6）实现数据库管理，有利于查询和比较，实现影像资料共享。

2. CR 影像的不足

（1）空间分辨力相对较低，在细微结构的显示上，与常规 X 线检查的屏 - 片组合相比，CR 系统的空间分辨力有时显得不足。

（2）时间分辨力差，不能满足动态器官的影像显示。

（3）曝光剂量偏高，与常规屏 - 片系统相比，除了对信噪比要求不严格的摄影部位外，要获得同等的影像质量，CR 影像所需的曝光剂量高出 30%，甚至更多。

（4）未能彻底改变常规 X 线摄影的工作流程，操作程序较多，IP 成本高，易老化损耗。

二、CR 的应用评价

CR 已广泛应用于人体系统各个部位的 X 线摄影和造影检查，CR 系统因 IP 获取的信息能自动调节光激励发光（photo stimulable luminescence，PSL）和放大增益，可在允许范围内使摄影部位的 X 线曝光剂量的动态范围增大。

随着数字 X 线摄影（digital radiography，DR）系统市场化进程的逐步加快，目前 CR 系统正在面临着严峻地挑战。但 CR 系统本身技术成熟、稳定性高，且成本低。在床旁摄影、全长摄影等方面具有优势。

三、DR 的发展与特点

CR 的出现和发展推动了 DR 的发展进程。1986 年，布鲁塞尔第 15 届国际放射学术会议首次提出数字化 X 线摄影（DR）的物理学概念。90 年代后期，薄膜晶体管（thin film transistor，TFT）阵列等新技术应用，使数字 X 线摄影的探测器研制取得突破性进展，多种类型的固态一体化平板探测器（flat-panel detector，FPD）投入临床应用，在图像质量、操作流程和检查时间方面有明显优势。

DR 主要由 X 线摄影系统、X 线探测器、图像信息处理器、存储器、图像显示器和系统控制器等组成，按曝光方式分为面曝光成像和线曝光成像，按探测器的能量转换方式又分为直接转换成像和间接转换成像。DR 摄影成功地实现了 X 线影像的数字化采集、处理、传输、显示和存储的一体化。X 线照射人体后被平板探测器接收并转换为数字化信号，获得 X 线衰减后的不同组织密度信息的数字矩阵，经计算机处理，重建输出到监视器形成图像。

四、DR 的应用评价

DR 是在传统 X 线机基础上发展起来的，高度集成化和数字化的 X 线摄影设备，目前已广泛应用于临床各种 X 线摄影检查；X 线探测器是 DR 的核心组件，它的作用是采集 X 线信息，将透过人体的 X 线转换为相应的数字信号；DR 的计算机系统对数字化 X 线图像信息进行重建和各种后处理；最终形成的数字 X 线图像由显示器显示。

DR 摄影的特点

1. 曝光剂量降低，图像质量提高　由于自动曝光控制（automatic exposure control，AEC）和平板探测器等的应用，大大提高了 X 线的图像质量且降低了检查的辐射剂量。

2. 成像速度快，工作流程便捷　与 CR 或传统的 X 线摄影方式比较，DR 的成像速度快，从 X 线曝光到图像的显示一般仅需要数秒时间,成像的环节少,按下曝光按钮即可显示图像,选择相应的尺寸打印照片,几秒即可打印出来。这样就缩短了 X 线检查时间,大大地提高了工作效率,使患者的流通率更快(图1-2)。

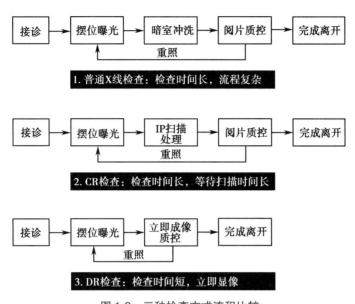

图 1-2 三种检查方式流程比较

3. 图像动态范围大　即探测器信号采集的动态范围和图像显示的动态范围大。DR 探测器由大面积的像素点矩阵构成,每个像素点在信号采集时均由 A/D 转换器按电压水平进行多级量化处理,目前的各类 DR 均具有 14bit 的图像灰阶和 A/D 转换能力。

4. 图像后处理功能强　后处理能力决定了数字图像的软阅读能力。

5. PACS(picture archiving and communication systems)传输与存储方便　DR 图像在本质上属于数字化信息,从计算机信息管理的角度,可以进行图像压缩,图像格式变换,各种网络通信方式传输、发布,多种存储介质存储等。DR 图像通过 PACS 可以实现信息共享。

DR 由于具备以上诸多优点,在临床中已广泛应用于数字 X 线成像的各个部位与系统,大大提高了影像质量同时降低了辐射剂量,被临床广泛接受。随着我国经济实力的不断增长以及人们对健康需求的不断增加,DR 成像技术已经在临床中广泛应用和推广。

第四节 CT成像技术

一、CT 的发展与特点

(一) CT 的发展史

X-CT 是"X-ray computed tomography"的英文简称,通常简称为 CT,即计算机 X 线断层扫描摄影术,是电子计算机控制技术和 X 线断层摄影技术相结合的产物。

1917 年奥地利数学家 J. H. Radon 提出一个二维或三维的物体可以由它投影的无限集合,单一地重建出来。1963 年美国物理学家 Allan Macleod Cormack 研究了用 X 线投影数据重建图像的数学方法。20 世纪 60 年代末,Godfrey Newbold Hounsfield 在 EMI 实验研究中心做了大量的研究工作,1971 年 9 月第一个原型 CT 设备安装在 Atkinson Morley 医院,1972 年 11 月芝加哥北美放射学会(Radiological Society of North American,RSNA)年会上向全世界宣布 CT 设备研制成功。CT 设备一问世就在临床上得到了迅速地普及和推广,被认为是开创了医学诊断的新纪元。为 CT 发明做出重要贡献的物理学家 Allan Macleod Cormack 和工程师 Godfrey Newbold Hounsfield 获得 1979 年诺贝尔生理学或医学奖。

1989 年，在传统步进扫描的基础上，CT 采用了滑环技术和连续移动检查床的成像方法，实现了螺旋扫描。螺旋 CT（helical or spiral CT）与非螺旋 CT 相比大大缩短了扫描时间，扩大了 CT 在胸腹部的应用范围。

1998 年，多排螺旋 CT（multi-detector CT，MDCT）或称多层螺旋 CT（multi-slice CT，MSCT）的问世，X 线管 - 探测器系统围绕人体旋转一圈能同时获得多幅断面图像，与单排螺旋 CT 相比，大大提高了扫描速度。多排螺旋 CT 增加了 Z 轴的覆盖范围，缩短了 CT 检查时间，提高了运动器官的图像质量。

2004 年，推出的 64 层螺旋 CT，又称容积 CT（容积 CT 指的是螺旋 CT，不是单指 64 层），开创了容积数据成像的新时代。64 层 CT 的快速、大范围扫描，提高了 Z 轴空间分辨力和时间分辨力，使心脏冠状动脉图像质量得到改善。64 层 CT 实现了"各向同性"（各向同性是指层厚与 X-Y 平面上的像素尺寸相等，而非特指 64 层 CT，16 层或更低排 CT 的探测器也可以做到），使 CT 检查心脑血管和空腔脏器成为常规，是 CT 发展史上的又一次飞跃。

（二）CT 成像技术的特点

1. CT 图像的密度分辨力高　CT 与其他影像学检查相比，图像的密度分辨力仅次于磁共振图像，比常规 X 线影像的密度分辨力高约 20 倍，CT 图像可以通过调节窗宽和窗位满足各种观察的需要。CT 检查在一些部位具有独特的优势，如肺部检查，CT 明显优于 MRI、B 超以及常规 X 线摄影。

2. 对病灶的定位、定性准确　CT 检查可获得无层面外组织结构干扰的横断面图像。与常规 X 线体层影像相比，CT 图像的层厚准确，图像清晰；与常规 X 线图像相比，无组织结构重叠。应用 CT 测量功能可对病变进行定量分析。

3. 为临床提供直观可靠的影像学资料　根据临床需要对病灶进行动态扫描，可观察病灶部位的血供和血液动力学变化，如动态扫描和灌注成像等。利用后处理软件对原始数据进行多方位重组，获得的二维和三维图像，可为外科制订手术方案和选择手术路径提供直观的影像学资料。使用 CT 的定量分析功能，可知病灶部位增强前后的 CT 值变化，为疾病的定性诊断提供可靠的依据。骨矿含量和冠状动脉钙化的定量测定，有助于临床对骨质疏松和冠心病的诊断。

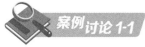

案例讨论 1-1

　　在一次两车相撞事故中，一年轻女性司机头部撞击在方向盘上，额部挫裂伤，经简单盐水清洁处理后，被送往医院，急诊接诊医生发现患者"熊猫眼"，眼部无其他外伤表现。

案例讨论
1-1

二、CT 的应用评价

自 20 世纪 80 年代初期全身 CT 投入临床应用以来，CT 已成为多种临床疾病的重要检查手段，检查范围几乎包括人体的每一个器官和部位。

CT 最早应用于中枢神经系统的检查中，对中枢神经系统的检查诊断价值是肯定的。随着螺旋 CT 的广泛应用，CT 检查已成为五官和颈部疾病的重要诊断手段。CT 检查骨关节系统，不仅可获得容积图像，还可进行多种技术重建，更加直观地显示病变的整体状况及细微结构。

随着多层螺旋 CT 的应用，对比剂安全性的提高，CT 在胸腹部的应用进一步拓宽。随着新技术的突破与发展，CT 不断地拓展其应用范围及价值。

CT 应用的主要进展

1. 心脏成像　心脏成像是 CT 临床应用划时代的突破，可对运动脏器的解剖细节进行细微观察和病变诊断，为影像学开拓了全新的领域。为了提高心脏检查的空间和时间分辨力，各厂家还推出了众多的心脏检查专用技术。如变速扫描、期相选择性曝光、全自动心电智能算法扫描等。此外，心脏后处理软件可以对冠脉、心肌、瓣膜进行多种重建和分析，从而对心脏进行全面的形态和功能诊断。这样既减小了由于长时间憋气和对比剂注射引起心率波动对检查成功率的影响，又大大降低了对比剂的用量，使幼儿、病重体弱患者都能在很短的检查时间内完成扫描。

2. CT 灌注技术　传统的 CT 影像学只是对形态学进行诊断,近年来兴起的 CT 灌注技术可以对组织的血液动力学进行诊断分析。CT 灌注技术最主要用于急性脑梗死、肿瘤的诊断、治疗和预后评价。CT 灌注技术在脑缺血的早期诊断中显示出明显的临床优势。一般脑栓塞发生后,在常规 CT 出现异常图像征象至少需要约 12 小时,若应用 CT 灌注技术,理论上在栓塞出现时即可发现病变区血流灌注异常,为临床正确选择介入溶栓治疗的时机和治疗方案提供保障。CT 灌注技术可以反映肿瘤内血管的生长情况和血液动力学情况,通过测定肿瘤内微血管密度等可判断肿瘤的恶性程度,为肿瘤化疗疗效的评价提供有力的依据。

3. 三维 CT 技术　早期的 CT 仅作为横断面扫描影像诊断工具,而三维 CT 能显示扫描目标的空间立体形态,用于直观地显示病变的部位、范围及毗邻。一般作为诊断复杂骨折及复杂骨畸形的首选方法,可使医生获得骨折大致的立体概念。目前,临床上常根据三维 CT 所获信息建立一个三维实体模型,将其用于术前术中对比,指导手术方式及入路,在计算机上进行模拟手术、评估手术效果。

4. CT 连续成像技术　连续成像目前主要用于 CT 的介入手术,这种方法每秒钟可以连续显示 8～12 幅图像,达到了相当于透视的效果,因而也称为 CT 透视。它是在亚秒级螺旋扫描基础上,利用采集的容积原始数据,在第一个层面重建以后(以每秒钟 8 幅图像为例),第二个层面利用前一圈 7/8 的数据以及本圈的数据进行重建,以此类推,这样就缩短了采集和重建的时间。另外,常采用小矩阵进行重建以加快重建速度,达到了每秒钟显示 8 幅以上图像的速度。

5. CT 内窥镜技术　CT 内窥镜是虚拟现实技术在医学领域中的应用,目前已有 CT 结肠镜、CT 支气管镜、CT 胆道镜、CT 鼻旁窦镜、CT 喉镜和 CT 血管镜等,基本上可以做到所有的管道器官均可以用 CT 内窥镜进行检查。它有普通内窥镜无法比拟的优点,可到达普通内窥镜无法到达的位置,通过器官狭窄的部位观察到管腔远端的情况,同时可观察到管腔外的情况,鉴别腔外肿物是否向腔内突出以及局部侵犯等情况。这种方法简单、无创,易为患者所接受。但是,它不是通过真正的内窥镜直接观察管腔内的情况,无法看到被检查组织黏膜或病灶表面的颜色,无法进行活检,目前 CT 内窥镜还无法全面地替代传统内窥镜检查。

6. 低剂量扫描技术　Naidich 等人于 1990 年提出了低剂量肺部 CT 扫描的概念,即在其他扫描参数不变的情况下,降低管电流成像亦能达到图像的诊断要求。低剂量扫描大大降低了受检者的辐射剂量,并可降低 X 线管的损耗,延长 X 线管的使用寿命。

CT 检查的辐射剂量一直是制约其发展的主要因素之一。多层螺旋 CT 的大剂量扫描,特别是灌注成像多次扫描的辐射危害,已引起人们的广泛关注。采用有效地降低患者辐射剂量的优化技术,是 MDCT 技术得到良好应用所必须解决的问题。在图像扫描环节,GE、Philips、Siemens 和联影等公司都推出了自动毫安调节技术,Siemens 还推出了自动 kV 调节技术——智能最佳 kV 扫描技术,以及 X-CARE 技术。在图像重建环节,上述多家公司都分别推出了基于硬件水平提升的迭代算法 ASiR、iDose4、SAFIRE 和 AIDR。在图像处理环节,又都推出了 2D 或 3D 的降噪技术。

目前常规采用的低剂量扫描技术有 ECG 自动毫安技术、心脏滤线器、3D 自动毫安技术、短几何设计和电子收集器、四维实时剂量调节技术等。CT 发展的最新进展之一是以 X 线剂量硬件调制和软件上的迭代算法为标志的低剂量技术,使 CT 检查进入低剂量、微辐射成像时代。

第五节　DSA 成像技术

一、DSA 的发展与特点

(一) DSA 的发展史

1896 年瑞士人 Haschek 和 Lindenthal 在截肢的手上进行了动脉血管造影的实验研究;1923 年 Berberich 和 Hirsh 首次在人体上做血管造影检查;1929 年 Dos Santos 采用长针经皮腰部穿刺作腹主动脉造影成功,将血管造影技术又向前推进了一步。1931 年 Forsmann 从自己的上臂静脉将导尿管插入右心房,首创了心导管造影术,并因此获得诺贝尔奖。20 世纪 50 年代的 Sones 和 60 年代 Judkins 开展了选择性冠状动脉造影。1953 年 Seldinger 经皮股动脉穿刺术,使血管造影的风险性、创伤性大为减少，至今仍在使用。1962 年 Ziedes des Plantes 发明了 X 线照片减影术，获得了无骨骼重叠的脑血管减影图像。由于计算机技术和 X 线影像设备的发展，在 20 世纪 80 年代初，开始了在 X 线电视系统的基础上，利用计算机对图像信号进行数字化处理，使模拟视频信号经过采样，再经模数转换（A/D）后直接进入计算机进行存储、处理和保存，再经数模转换（D/A）进行显示与打印，形成数字 X 线成像技术。这项技术促成了专门用于数字减影血管造影（digital subtraction angiography，DSA）设备的诞生。

随着电子计算机技术的进步，数字减影技术得到了快速的发展，随后出现了电子减影法。1978 年，德国 Heintzen Brenndeke 教授领导的研究小组，研制成功第一台可实时减影的设备，对狗的心脏进行了实时减影，1979 年 Wisconsin 大学 Kruger 领导的一个研究小组最先设计出数字视频影像处理器，从而奠定了数字减影血管造影的基础。1980 年 3 月在 Cleveland Clinic 医院安装了数字减影血管造影的商用机。DSA 是由美国的威斯康星大学的 Mistretta 小组和亚利桑纳大学的 Nadelman 小组首先研制成功，于 1980 年 11 月在芝加哥召开的北美放射学会上展示了此种商用数字减影血管造影装置，并在布鲁塞尔召开的国际放射学会上受到推荐。

此后，许多国家的制造商加强了对 DSA 系统的研究，使机器性能、成像方式、采集速度、图像处理等方面得到了很大的发展。目前，随着旋转 DSA 的产生，3D 技术的应用，多技术的融合，使 DSA 系统得到了快速的发展，临床应用范围大为拓展。

（二）DSA 成像技术的特点

DSA 由于其高空间分辨力特性，被公认为血管检查的金标准。它的发展方向将朝高度一体化、系统化、数字化、遥控化、简便化和网络化等方面发展。对设备的要求是图像质量高、实时处理快、存储容量大、操作简便等；同时应具有旋转采集、三维立体成像，多功能成像、多技术融合等功能。具有对病变作定性、定量分析功能的软件，同时应采用多种防护方式，降低 X 线的辐射剂量，保护患者及操作医师的辐射安全。

二、DSA 的应用评价

（一）DSA 的临床应用

DSA 是利用计算机数字影像信息，消除骨骼和软组织影像，使血管清晰显示的成像技术，是数字 X 线成像技术之一，对全身血管的检查具有较大优势，是检查血管疾病的金标准。DSA 分静脉 DSA（intravenous DSA，IV-DSA）、动脉 DSA（intra-arterial DSA，IA-DSA）和动态 DSA。

1. 静脉 DSA　IV-DSA 是通过周围静脉注入对比剂，经过静脉回流至心脏和全身的动脉、静脉，以此来获得心脏及所需血管形态影像。操作方便，可获得动脉造影图像，但成像区域的大血管同时显影，血管影像模糊且相互重叠，易产生运动性伪影，影像质量太差，几乎不能满足临床诊断的需要。对比剂用量较多，故临床应用少。为了提高对比剂在所需血管的浓度，采用中心静脉法 DSA，即在上腔静脉或右心室注射对比剂，提高对比剂在血管中的浓度，由于通过肺循环，最终到达靶血管的对比剂量少，虽然比外周静脉 DSA 效果有所提高，但最终血管显示效果差。因此，外周静脉法和中心静脉法观察动脉的方法目前已基本废弃。对于门静脉、腔静脉、髂静脉、肾静脉、逆行股深静脉等部位的疾病诊断和介入治疗可采用选择性静脉 DSA。

2. 动脉 DSA　动脉 DSA 是经皮股动脉或桡动脉穿刺，将所需的导管插入相应的血管内进行造影，获取所需的血管图像。随着 DSA 设备性能、介入材料的改进和介入放射学的发展，动脉 DSA 方法，特别是选择性和超选择性 DSA 动脉法广泛地应用于全身各部位血管造影和血管性介入治疗。

动脉 DSA 较静脉 DSA 具有较大的优势：①所需对比剂的浓度低，用量小。②显像清晰，能使直径 0.5mm 甚至更小的小血管显示，血管相互重叠少。③运动性伪影发生几率大为减少。④辐射剂量明显减少。⑤成像质量高，诊断准确性增加，同时有利于介入治疗。为了增加病变诊断和治疗的准确性，选择性、超选择性动脉 DSA 应用日益广泛，几乎取代了非选择性的静脉 DSA。

动脉 DSA 对血管的显示与所用导管形态、导管直径大小及导管所在血管的位置有关，与注射的对比剂速率也相关。DSA 显示血管及病变的能力跟血管内碘浓度与曝光量平方根的乘积成正比，而血管所需最低对比剂的含碘量与血管的直径成反比；较高的注射速率可形成较密集的对比剂团块，提高细小血管内的碘浓度，提高细小血管的分辨力。

8

DSA 主要用于外周血管的检查与治疗,对于心脏及冠状动脉的病变目前主要采用数字采集系统,可获得心脏、冠状动脉不同方位的数字化影像,对心脏病变的治疗提供了一个新台阶。DSA 较传统的心血管造影具有较大的优势:①图像的密度分辨力高,可使密度差值为 1% 的影像显示出来;②图像系列的摄制、储存、处理和传递都是以数字形式进行,便于图像的各种处理和储存,图像远程传输与会诊;③能消除造影血管以外的结构,仅留下造影的血管影像,图像清晰且分辨力高;④能作动态性能研究如确定心脏功能参数(射血分数、体积变化等),研究对比剂在血管内的流动情况,从而确定器官的相对流量、灌注时间和血管限流等;⑤具有多种后处理功能,对图像进行各种处理、测量和计算,有效地增加诊断信息;⑥造影图像能长期存盘、反复观察;⑦ DSA 的血管路径图功能,能作插管的向导,减少手术中的透视次数和检查时间;⑧ DSA 对微量碘信息敏感性高,对比剂用量少、所需浓度低;⑨ DSA 成像速度快、时间分辨力高,单位时间内可获得较多的信息,充分满足心脏、冠状动脉等活动组织器官的检查。

3. 动态 DSA 随着介入技术的不断发展,DSA 系统设备性能不断改进,DSA 技术不断发展,动态 DSA 在临床应用中发挥出巨大的作用。旋转 DSA 使成像部位重叠的血管,通过旋转式血管造影,获得多角度,非重叠的立体影像。通过 3D 及图像的后处理,使检查部位的血管及病变得到充分显示,可获得血管与病变关系的最佳显示角度,对于脑部血管病变的检查与治疗具有指导性意义。步进式的曝光摄影解决了一个部位需要进行多次曝光,如下肢血管检查,采用步进式摄影既可解决多次曝光、多次注射对比剂,也可以弥补因探测器面积小导致患者辐射剂量增加的问题。采用遥控对比剂跟踪技术可在一次曝光过程中,观测全程血管结构。通过改进高压发生器,使用超短脉冲快速曝光或采用数字技术脉冲方式曝光,可以减少运动部位成像及运动性伪影的产生,同时 X 线剂量减少接近一半。

(二)DSA 的应用限度

1. DSA 的视野小 大部分的 DSA 设备影像接收器的尺寸都比较小,尤其对于外周血管的介入检查与治疗。小的视野不利于较大范围病变的观察,特别是不连续的多发病变的观察。对大范围的病变采用多次、分段进行检查,导致患者接受辐射剂量增加,同时手术时间延长。

2. DSA 对患者的运动敏感 DSA 是采用造影图像与蒙片进行减影获得的无重叠的影像,在减影中必须使被检查的部位保持不动,才能获得高质量的图像。在 DSA 过程中尽量减少被检查部位的运动或移动,减少运动伪影。

3. DSA 失去了参考标志 DSA 是通过消除骨骼和软组织影像,使血管清晰显示的。在实际的检查与治疗中,DSA 的图像不能确定血管、导管等位置,必须在相应的影像中寻找一个参考标志,以利于导管的定位或支架的植入。因此,在 DSA 的检查设备中必须要有减影图与蒙片的转换,才能得到一幅既能突出兴趣血管,又有骨性标志作参考的影像。现在的含 CT 功能的 DSA 可以使得骨性结构与血管相融合,做到既显示血管,又显示其解剖位置。

目前 DSA 的探测器逐渐由影像增强器系统向非晶硅或非晶硒平板探测器发展,探测器具有大小不同的规格,以适用不同检查范围。这些技术的应用克服了 DSA 视野小、空间分辨力低、量子检测率低等方面的不足,使 DSA 在临床应用中发挥更大的作用。虽然 DSA 检查创伤小,但仍属于有创检查,不可能像 CTA、MRA 一样作为常规检查,因此在实际工作中应注意其相应的适应证和禁忌证。

DSA 技术构成了介入放射学的重要组成部分,是血管性介入治疗不可缺少的工具。介入治疗的应用范围不断扩展,使其与内科学、外科学并列为三大临床治疗学科。目前,已把介入技术分为心脏介入诊疗技术、综合介入诊疗技术、神经介入诊疗技术和血管介入诊疗技术。随着介入技术与材料科学的迅速发展,微创技术不断向临床各科室的渗透,越来越多的临床科室将相继开展介入诊疗技术,使有创的外科手术向微创的介入技术方向发展。

第六节 磁共振成像技术

磁共振成像(magnetic resonance imaging,MRI)是利用生物体内的磁性原子核(多数为氢核)在磁场中进动频率的不同表现而进行成像的技术。磁共振成像的物理基础是核磁共振(nuclear magnetic resonance,NMR)理论。

一、磁共振的发展与特点

核磁共振现象在 1946 年由布洛克（Block）领导的美国斯坦福研究小组和普塞尔（Purcell）领导的麻省理工学院研究小组分别独立发现。1970 年，美国纽约州立大学的物理学家及内科医生达马迪安（Raymond Damadian）发现了小鼠正常组织和病变组织的 MR 信号明显不同，奠定了 MRI 在医学领域应用的基础。1977 年达马迪安与其同事研制成了人类历史上第一台全身磁共振成像装置，并获得了第一幅全身轴位质子密度加权像。1980 年，诺丁汉大学的摩尔等人获得了第一幅具有诊断价值的人体头部磁共振图像，拉开了 MRI 进入临床应用的序幕。1984 年，美国 FDA 正式批准其应用于临床。1985 年中国首次引进 MRI。1993 年功能 MRI（fMRI）得到发展，将人脑各部位的功能信息图像化显示。1989 年安科公司生产出我国第一台永磁型磁共振机。之后，国内外的各种场强、各种类型、各种功能的磁共振机不断投入临床。

磁共振成像在临床中广泛应用且越来越受到临床的青睐，其主要特点如下：

（一）多参数成像

MRI 的信号强度与组织的弛豫时间（T_1、T_2）、氢质子的密度、血液（或脑脊液）流动、化学位移及磁化率有关，其中 T_1 和 T_2 对图像对比起了重要作用，它是区分不同组织的主要诊断基础。由于 MRI 的信号是多种组织特征参数的可变函数，它所反映的病理生理基础较其他成像方式更为广泛，MRI 的多参数成像为临床提供了更多的诊断信息。下面列出了 MRI 几种基本的对比：

1. T_1 对比　T_1 加权图像的对比，主要反映了不同组织的纵向弛豫的差别。

2. T_2 对比　T_2 加权图像的对比，主要反映了不同组织的横向弛豫的差别。

3. 质子密度对比　质子密度图像的对比，主要反映了不同组织的氢质子含量的差别。

4. T_2^* 对比　T_2^* 加权图像的对比，主要反映了不同组织的 T_2^* 弛豫的差别。

5. 扩散对比　扩散加权图像的对比，主要取决于不同组织水分子的扩散运动速度的对比。

（二）多方位成像

基于 G_x，G_y 和 G_z 三个方向的梯度场的应用，磁共振系统能进行任意层面的选择性激励，即 MRI 可获得任意方向断面的图像。因此，MRI 可获得人体横断面、冠状面、矢状面及任意方位的图像，有利于病变的多方位显示及解剖结构的完美展现。

（三）组织特异性成像

通过使用特殊的脉冲序列特异性显示水、脂、软骨及静态液体和流体等组织。如水成像技术用于显示静态液体；黑水技术可以区分结合水与自由水；脂肪激发可以专门用于显示脂肪；水激发及脂肪抑制可通过抑制脂肪信号用于关节软骨的显示；TOF、PC 等可用于流体的显示。亦可采用不同的脉冲序列特性显示病例组织特性、监测疾病的病理生理发展过程及演变，如血肿或脑梗的不同时期的演变过程等。

（四）功能成像

狭义的磁共振功能成像（functional MRI，fMRI）是指血氧水平依赖性成像（blood oxygenation level-dependent contrast，BOLD）。广义的磁共振功能成像除 BOLD 成像外，还包括扩散加权成像（diffusion weighted imaging，DWI）、扩散张量成像（diffusion tensor Imaging，DTI）、灌注加权成像（perfusion weighted imaging，PWI）、磁共振波谱分析（magnetic resonance spectroscopy，MRS）等。磁共振功能成像是目前唯一能对活体组织代谢、生化环境和功能变化进行无创伤性检查的方法。

（五）无电离辐射

MRI 系统的激励源为短波或超短波段的电磁波，波长在 1m 以上（小于 300MHz），无电离辐射损伤。从成像所用的频率看，尽管 MRI 系统的峰值功率可达千瓦数量级，但平均功率仅为数瓦，完全低于推荐的非电离辐射的安全标准。可见，MRI 是一种安全的检查方法，这是 MRI 能够迅速发展并被人们所接受的重要原因。

（六）可进行定量分析

随着 MRI 技术的不断进步与发展，MRI 定量成像已成为可能，且可对组织特性进行定量评价与分析。如 T_1-Mapping、T_2-Mapping、T_2^*-Mapping、QSM 等技术的应用，可以对病变组织特性进行定量分析与评价，更准确地反映组织的病理生理过程与变化。

二、磁共振的应用评价

MRI 技术的不断进步,使 MRI 的应用范围不断扩大,MRI 在医学诊断中所起的作用也愈加重要。MRI 成像已经广泛应用于临床各个系统检查,且由于其特有的高组织对比度、高空间分辨、多层面多参数成像等特点,众多疾病的临床路径规划及临床指南都依照 MRI 成像技术及结果进行制订。MRI 成像的优势如上部分 MRI 成像特点所示,同时 MRI 成像也存在其本身的局限性,主要表现在:

(一)成像速度慢

MRI 系统成像速度的快慢一般是相对于 CT 的成像速度而言的,它对运动性器官、危重患者、躁动、无自制能力等患者的检查有一定的局限性。

(二)对钙化灶和骨皮质病灶不够敏感

钙化灶在发现病变和定性诊断方面均有一定作用,但磁共振图像上钙化通常表现为低信号。另外,骨质中氢质子(或水)的含量较低,骨的信号比较弱,不能充分显示骨皮质病变,对骨细节的观察也就比较困难。但是,随着 MRI 技术的不断发展与进步,磁敏感加权成像(susceptibility weighted imaging,SWI)等技术已经可以鉴别分析钙化成分,超短回波时间(ultrashort echo time,UTE)成像等技术的应用在显示骨骼组织及特性上已有很大突破。

(三)图像易受多种伪影影响

MRI 的伪影主要来自设备、运动和金属异物三个方面。常见的有化学位移伪影、卷褶伪影、截断伪影、运动伪影、流动伪影、干扰伪影以及金属伪影等。

(四)有禁忌证

MRI 系统的强磁场和射频场有可能使心脏起搏器失灵,也容易使各种体内金属性植入物移位。因此装有心脏起搏器和动脉夹的患者是严禁进行磁共振检查的。由于射频对人体存在热生物效应,特别是高磁场的 MRI 扫描时,因此在对高热的患者,散热功能障碍的患者作 MRI 检查时要谨慎。肾功能不全者注入含钆对比剂可能引起肾源性系统纤维化(NSF),故肾衰者进行增强 MRI 扫描须慎重。幽闭恐惧症的患者一般也难以完成高磁场的磁共振检查。

第七节 超声医学成像技术

一、超声医学的发展与特点

(一)超声医学发展史

医学超声成像(ultrasonic imaging,USI)技术是通过发射超声波进入人体组织内,接收其在传播过程中所产生的回声信号,并对回声信号进行处理,在超声诊断仪上形成不同的图形,借此对人体的解剖结构、生理或病理状态进行评价。

1942 年奥地利学者 K. T. Dussik 开始尝试利用 A 型超声装置探测头脑。1950 年,美国医学生 John Julian Wild 和工程师 Donald Neal 率先应用脉冲反射式 A 型超声,对肠道和乳腺的恶性病变组织进行诊断。1953 年,美国学者 John Reid 和 John Wild 制造了一个线阵的便携式 B 型超声仪。其后,Douglas Howry、William Roderic Bliss 和 Gerald J Posakony 研制出一种浸在水容器中的超声系统,可从不同角度对腹内脏器进行复合扫描,从而得到可读性更强的图像,称为声像图。20 世纪 70 年代,实时二维灰阶超声显像技术真正应用于临床,清晰显示出人体软组织器官断层解剖图像及病变。1974 年,双功能超声仪将多普勒频谱曲线与二维超声图像相结合,可显示心脏及血管内的血流信息。20 世纪 80 年代初,彩色多普勒血流显像技术开发成功,能将血流动力学信息以直观的彩色编码形式进行实时显示,该技术在临床上迅速得到广泛应用。1953 年 5 月,瑞典学者 Edler 和 Hertz 使用一台工业用的脉冲回波探测仪检查了心脏,并于 1954 年发表了所用的设备和进行的离体心脏解剖试验结果,展示了它们最早记录到的心脏结构的活动曲线,将其命名为"超声心动图(ultrasound cardiogram)",开创了超声心动图诊断的新时代。20 世纪 80 年代后期至 90 年代,三维超声成像技术开始得到了广泛的研究,并应用于临床。1968 年 Gramiak 和 Shah 首次利用注射染料入心腔来确定心脏结构、心肌运动和血液的分流，开创了声学造影诊断方法，此后多种新的声学对比剂不断应用于临床超声诊断。

超声成像的检查方式从最初的经体表探查发展到各种经体腔探查，极大地改善了超声的图像质量，也提高了超声诊断的准确度与敏感度，从而拓宽了超声波显像的应用范围，增加了其应用价值。

（二）超声成像特点

超声成像的主要优点是安全、无辐射、无损伤、无痛苦、廉价、成像速度快。其主要不足是图像难以连续成像，图像质量受操作者因素影响较大，并且容易受到空气、骨骼、脂肪等因素的干扰。

二、超声医学的应用评价

超声检查是临床最常用的检查方法之一，其主要临床应用有以下几个方面：

（一）人体不同声学类型组织疾病的超声诊断

根据人体组织的声阻抗大小与组织内部结构的差异，超声显像可明确人体正常组织与病变组织的声学性质。

（二）血流动力学评估

利用彩色多普勒、频谱多普勒及能量多普勒等技术，可显示心腔、各级血管腔内的血流信号及心肌的血供情况，并可测定血流的速度、方向与血管阻力，甚至可判断有无反流与分流等血流动力学改变。由于超声多普勒成像对血流动力学的无创性评价，使超声检查在临床上具有独特的诊断价值。目前，超声成像技术已被广泛用于心脏、大血管、颅脑、周围血管、肿瘤、移植肝、移植肾等的血流动力学评估。

（三）脏器功能检测

超声成像技术可多参数的对脏器的功能状态进行无创性评价。通过数据测量与分析可定量评估人体各脏器的功能，如心脏功能的评价；通过脂餐试验可以评估胆囊的收缩功能；通过多普勒检测可以评估血管的功能等。

第八节 核医学成像技术

一、核医学的发展与特点

（一）核医学的发展史

核医学（nuclear medicine，NM）是一门新兴学科，从 1896 年首次发现放射现象至今仅有 100 余年的历史，而真正形成核医学学科的历史时间则更短。

1896 年法国物理学家安东尼·亨利·贝克勒尔（Antoine Henri Becquerel）在研究中发现铀矿能使包在黑纸内的感光胶片感光，这是人类第一次认识到放射现象，也是后来建立放射自显影的基础。1898 年波兰籍化学家玛丽·居里（Marie S. Curie）与丈夫皮埃尔·居里（Pierre Curie）共同发现了镭（88 号元素，radium，Ra），居里夫人将这种化合物放出的辐射现象取名为"放射性"，称铀的射线为贝克勒尔射线。1923 年匈牙利籍化学家乔治·赫维西（George Charles de Hevesy）应用天然放射性核素 ^{212} 铅（$^{212}P_b$）研究植物不同部分的铅含量，后来又应用磷（^{32}P）研究磷在活体的代谢途径等，并首先提出了"示踪技术"的概念，是最早将放射性核素用于生理示踪研究的科学家，被誉为"基础核医学之父"。

1930 年美国加州大学物理学家劳伦斯（Ernest Orlando Lawrence）生产出第一台回旋加速器，为人工生产短半衰期放射性核素创造了条件。1935 年，伊雷娜·约里奥·居里（Irène Joliot-Curie）和丈夫约里奥（Joliot）用 α 粒子照射铝元素生成了放射 ^{30}P，第一次用人工核反应方法生产了放射性核素。1942 年费米（Fermi）等人建立了世界上第一座核反应堆，使得人工放射性核素的大批量生产成为可能，同时，核医学仪器的研制也取得成功，为核医学的发展提供了必要的条件。1951 年美国加州大学的卡森（Cassen）研制出第一台扫描机，通过逐点打印获得器官的放射性分布图像，促进了核医学显像的发展。1952 年美国宾夕法尼亚大学的戴维·库赫（David Kuhl）设计了扫描机光点打印法，1959 年他又研制了双探头的扫描机进行断层扫描，并首先提出了发射式重建断层技术，为发射式计算机断层显像仪（emission computed tomography，ECT）的研制奠定了基础。1957 年安格（Hal Anger）研制出第一

台 γ 照相机,称安格照相机,使核医学显像由单纯的静态步入动态阶段,并于 20 世纪 60 年代初应用于临床。1972 年库赫博士应用三维显示法和 ^{18}F- 脱氧葡萄糖(^{18}F-FDG)测定了脑局部葡萄糖的利用率,打开了 ^{18}F-FDG 检查的大门,他的发明成为了正电子发射计算机断层显像(PET)和单光子发射计算机断层显像(single photon emission computed tomography,SPECT)的基础。

科学日新月异的发展也使核医学进入了鼎盛时期,如今,核医学药物与显像仪器的发展都面临着新机遇和挑战。迈进分子影像的今天,核医学也在不断完善自身的研究手段和方法,显示出分子核医学的勃勃生机。

(二)核医学的特点

核医学影像是现代医学影像的重要组成内容之一,核医学影像的最大特点是可以反映脏器或组织的功能及代谢状态。它以脏器内外,或脏器内各部分之间的放射性浓度差别为基础,通过探测接收并记录引入体内靶组织或器官的放射性示踪物发射的射线,以影像的方式显示出来。

放射性核素显像属于无创性检查,其使用的示踪剂大多通过静脉注射或口服引入体内,且放射性核素物理半衰期短,显像剂化学量极微,仅为微克至毫克级,不良反应率远低于碘对比剂。患者所接受的辐射吸收剂量低,检查较安全。

但核素显像技术相对复杂,显像均需要相对应的显像剂,限制了其应用范围。同时,由于采集图像的信息量有限,所得脏器和病变的影像清晰度较差,影响对细微结构的显示,在细微的解剖结构显示上不及 CT、MRI 和超声检查。不过近年来图像融合技术(fusion imaging)的应用将 CT 或 MRI 提供的解剖结构信息与核医学 SPECT 或 PET 提供的功能代谢信息准确匹配,更有利于病变精确定位和定性诊断。

二、核医学的应用评价

核医学成像依靠的是人体摄入放射性显像剂或放射性示踪剂后从自身体内产生的射线被设备检测到后重建的诊断图像,所以核医学成像除了能显示患者的解剖结构外更重要的是能显示患者的功能与代谢情况。而核医学成像显像剂的代谢情况是依据不同的标记药物自身的理化特性和人体对该类药物的药物动力学特性决定的,所以成像窗也要根据各类药物的代谢情况各不相同。

第九节 医学影像的显示与记录

一、医用显示器

医用显示器倚靠于人的视觉,相对于人的听觉、触觉、嗅觉等其他的感官能提供最多的信息量。阴极射线管(cathode-ray tube,CRT)是传统的信息显示器件,它的显示质量优良,制作和驱动较简单,自应用开始在显示领域占有统治地位。但近些年来,随科技的迅速发展,其逐渐被平板显示(flat panel display,FPD)技术取代。平板显示技术具有电压低、体积小、信息密度高等特点。

(一)阴极射线管显示器

CRT 显示器是采用电子束扫描的方法,电子枪发出的电子束轰击荧光屏时其能量转换成可见光,偏转电子束在整个荧光屏上扫描形成图像,由电光转换的方式将输出端送来的全电视信号重新还原成一幅显示在荧光屏上的、与被检体密度分布相对应的光学图像供临床诊断或治疗使用。CRT 显示器性能评价包括图像质量、还原图像层次、清晰度分辨力、几何失真、惰性、图像稳定性等指标。

(二)液晶显示器

液晶显示(LCD)是在电场作用下,利用液态晶体的光学各向异性的特性,对外照光进行调制而实现信息显示的一种显示技术。目前,其已广泛应用于计算机的终端显示。液晶显示器有如下特点:①显示器件为仅 2mm 的薄形器件,并可以制作在塑料基板上,做成可弯曲、不怕撞击的器件;②工作电压仅数伏,可直接用 CMOS 电距驱动,电子线路小型化;③微功耗,显示平板本身每平方厘米功耗仅数十微瓦,采用背光源也仅 $10mW/cm^2$ 左右,可用干电池供电;④由于 LCD 依靠调制外照光工作,越是明亮的场合越清楚,甚至在阳光直射下都能清晰阅读;⑤采用彩色滤色器,LCD 易于实现彩色显示；⑥采用有源矩阵液晶显示（AM-LCD），可实现高对比、灰度极丰富的高质量显示，现有的 AM-LCD 的显示质量已经赶上甚至超过 CRT 的显示质量，但是，液晶显示视角较小，工艺较复杂，低温时响应速度较慢。

（三）等离子体显示器

等离子体显示器（plasma display panel，PDP）是在一定的电压下利用惰性气体放电而形成等离子体，直接发射出的为可见光，或者先发射出真空紫外线，进而激发光致发光荧光粉形成可见光的一种主动发光型平板显示器件。

（四）电致发光显示器

电致光显示器（electroluminescence display，ELD）利用的是电能直接转化为光能这一物理现象，即电致发光，它分为低场型电致发光和高场型电致发光。前者是指在Ⅲ-Ⅴ族化合物的 PN 结上注入少量载流子，产生复合而引起的发光，即通常所说的发光二极管。而高场型电致发光利用的是Ⅱ-Ⅳ族化合物，其可分为薄膜型和粉末型，目前电致发光技术发展的主要方向是交流薄膜型。

（五）平板型阴极射线管与场发射显示器

平板型阴极射线管把阴极射线管变成了薄型，它的阴极有面阴极和点阴极之分。点阴极技术较成熟、性能也较稳定，而面阴极中只有多灯丝阴极比较实用。场发射显示器（field-emission display，FED）是使用大面积场电子发射源来提供撞击彩色荧光粉的电子以制造彩色图像的平面显示技术，一个场发射显示器包含一个矩阵的阴极射线管。

二、激光照片打印技术

自 1960 年开始，激光技术被认为是继 20 世纪量子物理学、无线电技术、原子能技术、半导体技术、电子计算机技术之后的又一重大科学技术新成就。1984 年世界上第一台使用激光成像技术的医用激光打印机问世，开创了图像精确打印和数字排版的图像打印新时代，在医疗成像的图片打印任务中承担主要角色。

激光成像技术通过激光束扫描感光胶片实现影像还原。把影像设备产生的数字图像经主机排版形成一个图像集合拼版，以数字矩阵方式排列，排列矩阵大小与打印机成像精度一致。矩阵中每个点都以数字的形式送到存储器中，代表原始像素不同的灰度值，这种灰度值经打印机主控计算程序转换成激光强度值，通过激光调整器调整激光束相应强度，再通过光学系统聚焦投射到胶片上，使胶片上对应点银盐因吸收光而产生潜影，激光束每扫描完一行，打印机主控程序会控制胶片往前走一行，直到所有行扫描完毕，一幅胶片即打印完毕。带有原始图像信息的潜影经下一程序处理，冲印或者加热后将原始图像潜影还原成可见影像。

激光打印技术将原始的数字信号直接表达为胶片图像，避免了信号衰减和细节失真，克服光学和荧光屏畸变引入的噪声，以独特的点阵及差值计算和灵敏多变的成像尺寸，提供了高质量的医学影像信息，是图像打印史上一次质的飞跃。

三、热敏成像技术

热敏成像技术是通过热敏头直接在胶片上产生"热印"作用实现影像还原。打印机收到来自影像设备的数字图像信号后，其图像像素按一定的矩阵排列，单个像素的灰度值经打印机主控计算程序转换成热敏头上各加热单元的加热幅度值，胶片对应区受热后产生光学密度，不同的加热温度会形成不同的光学密度，最终构成可见影像。与激光扫描成像不同的是，热敏成像是通过热敏头实现影像"转印"的，以高温阵列式打印头取代了复杂的激光发射器、偏转扫描系统和光学失真矫正系统等。

热敏成像应用于医疗领域的技术主要有两种，分别是直接热敏成像和染色升华热敏成像技术。

（一）直接热敏成像技术

直接热敏成像技术使用由嵌有线阵热敏电阻的热敏头加热胶片，产生密度差别形成影像的方法。其成像介质是干式胶片，因胶片乳剂层的显影物质不同，热敏成像方式不一样。

（二）染色升华热敏成像技术

染色升华热敏成像利用热感技术使染料从气态到固态、固态到气态互相转化的过程以"压印"的

笔记

方式实现图像打印。成像介质为相纸或胶片，介质内没有成像乳剂，其颜色来源于打印色带。色带加热依靠热敏打印头完成，打印头呈圆柱状长鼓形状，上面密布半导体加热元件，每个加热元件可单独调整温度，温度值来自图像像素灰度值。当圆形打印鼓带动色带旋转时，其内加热元件迅速加热，染料经加热直接升华成气态，喷射到介质上形成色彩。彩色打印分三次或四次完成，每旋转一次，仅"压印"一个颜色。

热敏成像技术相比激光打印技术，没有了复杂的激光发光和投射系统，设备构造变得简单，投影胶片不再是光感型，而改成了热敏型，这样可以实现明室装片，操作也变得方便，成像过程不产生废物和废气，符合环保要求。干式热敏打印技术成为医学图像打印史上又一次质的飞跃。

四、喷墨打印成像技术

喷墨打印成像技术早在 1960 年就有人提出，但过了 16 年第一部商业化喷墨打印机才诞生。喷墨打印技术是通过喷头将墨滴喷射到打印介质上来形成图像的。当主机送来代表图像的代码，经历打印机输入接口电路的处理后送至打印机的主控电路，在控制程序的控制下，产生字符或图形的编码，驱动打印头打印一列的点阵图形，同时字车横向运动，产生列间距或字间距，再打印下一列，逐列执行打印；一行打印完毕后，启动走纸机构进纸，产生行距，同时打印头回车换行，打印下一行；上述流程反复执行，直到打印完毕。喷墨打印机的打印头，是由成百上千个直径极其微小（约几微米）的墨水通道组成，这些通道的数目，也就是喷墨打印机的喷孔数目，它直接决定了喷墨打印机的打印精度。每个通道内部都附着能产生振动或热量的执行单元。当打印头的控制电路接收到驱动信号后，即驱动这些执行单元产生振动，将通道内的墨水挤压喷出；或产生高温，加热通道内的墨水，产生气泡，将墨水喷出喷孔；喷出的墨水到达打印纸，即产生图形。喷墨打印具有打印质量好、噪声低、较易实现低成本彩色打印、可适应各种打印媒质等优点，从它诞生的那一刻开始就得到广泛应用，产品不停地更新换代，新技术层出不穷，早期的喷墨打印机及当前大幅面的喷墨打印机都是采用连续式喷墨技术，而当前主流喷墨打印机都普遍采用随机喷墨技术。

五、自助胶片打印技术

自助打印胶片的基础是集中打印系统，该系统的设计与开发都是基于医学数字成像和通信（digital imaging and communications in medicine，DICOM）标准实现的。所有从影像设备或者打印工作站打印的胶片，都需要由集中打印系统进行暂存和管理，以便患者需要时可以输出给自助打印机，并最终形成实物胶片提供给患者。

自助打印的应用有以下优点：①患者在自助打印机上自主完成胶片、报告领取；解放人工发放所耗费的人力资源。②由于自助打印设备会根据唯一标识患者检查的编号进行查询和打印，因此只要编号正确，就可以避免发生"张冠李戴"发错胶片的情况。③自助打印机可以放置在公共区域并 24 小时运行，患者可以根据自己的情况，于检查结果完成后的任意时间前来领取检查结果，既提升了服务水平，又避免了人多排队情况的发生。④自助打印模式下，胶片都是以电子版形式存储于服务器中的"电子胶片"，只有当患者前来领取检查结果时，它们才会以实物的形式打印出来。因此这种模式可以从根本上杜绝因工作人员打印错误或患者不来领取而产生的废弃胶片，降低了科室运营成本，有利于环境保护。⑤"电子胶片"的窗宽、窗位等信息，均被保存于服务器，当患者胶片丢失或医疗举证需要重复打印各项参数完全一致的新胶片时，可以通过调取原有"电子胶片"信息直接完成打印。同时，在对打印胶片进行质控管理及评阅片时，这些被储存的图像及胶片参数信息，也可为质控工作提供数据参考。

第十节 医学图像存储与传输系统

一、PACS 的发展与组成

医学图像存储与传输系统（picture archiving and communication system，PACS）是 1981 年由迈阿密大学医学院 A.J.Duerinckx 首先提出来的，并明确了 PACS 的基本概念。1982 年 SPIE（the International

Society for Optical Engineering）召开第一次有关 PACS 的研讨会。1983 年美国陆军开始建立了一个 teleradiology（远程放射诊断系统）实例项目，1985 年成功实施了 DIN-PACS。1985 年华盛顿大学西雅图分校 University of Washington（Seattle，WA）和 Georgetown University（Washington DC）开始 PACS 商业化产品开发研究。1995 年第一代商业 PACS 产品问世。20 世纪 90 年代，由美国放射学会（ACR）和美国国家电气制造商协会（NEMA）联合制订了 DICOM 标准以后，PACS 逐渐商品化、产业化并普及推广，PACS 目前已成为医院建设和信息管理的重要组成部分。国内 PACS 的研制和应用虽然起步较晚，但发展很快，目前已有许多大型医院已经应用，中小型医院也在逐渐完善 PACS。

　　PACS 的基础设计规定了必需的构架，包括不同种类的成像设备的集成，所有患者相关信息的数据库管理及对显示、分析、归档研究结果提供了有效的方法。PACS 的底层结构包括基本的硬件部分（影像设备接口、主机、存储设备、网络通信、显示系统等）用符合标准的软件系统将其集成，用于通信、数据库管理、存储管理、工作流程优化及网络监控等，实现系统的完整功能。作为完整的系统，底层结构是必需的，同时还能在此基础上加入其他的功能，这样不但可以完成基本的 PACS 管理工作，还可实现更复杂的研究、临床服务和教育要求。基础结构的软件模块具体作用是使整个系统保持良好的协作，让各部分能作为一个系统而不是单一的网络终端主机。PACS 的硬件部分包括患者数据服务器、成像设备、数据与设备的连接、数据库和归档文件的 PACS 控制器，连接在网络中的显示工作站，在 PACS 中处理影像数据流。其主要功能是使各种用途 PACS 的影像和数据可以从存储服务器中提取并传送到应用服务器内。一套完整 PACS 网络硬件构架主要由数字化采集部分、图像存储部分、图像显示部分、网络部分、与影像信息系统（radiology information system，RIS）集成接口、PACS 服务器及网络交换机和数据备份存储设备等组成。

二、PACS 的运行

　　基本的 PACS 工作流程是患者到医疗机构就诊挂号时，医院信息系统（Hospital Information System，HIS）开始对患者的基本信息（如姓名、性别、年龄和身份证号等）进行录入，这是 PACS 数据流的起始部分。患者到临床科室就诊，临床医生发出包括医嘱的影像检查申请，患者到达影像科室后由 RIS 根据临床发送的检查申请进行检查安排，系统通过成像设备工作列表将相关信息（基本信息、医嘱、检查申请）发送到成像设备和 PACS，技师根据工作列表信息完成影像检查，系统自动将影像发送到 PACS，PACS 反馈影像存储确认到成像设备。影像科医生通过医生诊断工作站，从 PACS 读取影像进行诊断和审核，完成诊断报告后，发送到 RIS 归档。临床医生可以从临床工作站读取影像和诊断报告。患者可以从相关科室领取影像胶片和诊断报告。这样就形成了一个封闭的信息环（图 1-3）。

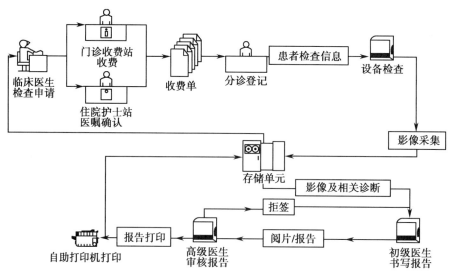

图 1-3　PACS 运行流程图

三、国际标准和规范

（一）HL7 标准

即医疗健康信息传输与交换标准（health level 7，HL7），1987 年 3 月，在宾夕法尼亚大学医院成立了一个由医疗单位（即 HL7 用户）、厂商和医疗顾问组成的委员会，该委员会的目的在于创立一个用于在医疗环境中，特别是医院应用环境中电子数据交换的标准；大家共同的目的是简化多个厂商之间计算机应用软件的接口，并致力于实现医疗机构信息系统中某些关键数据集的交换格式与协议的标准化。HL7 标准是电子数据交换的标准，适用于所有医疗保健服务领域。HL7 协议目前已被 HIS 和 RIS 广泛应用。HL7 是基于国际标准化组织（ISO）所公布的开放系统互连模型（OSI）第 7 层（应用层）的医学信息交换标准。

（二）DICOM 标准

DICOM 标准，即医学数字成像与通信标准，目前广泛采用的标准协议是 DICOM 3.0，其规定了医学影像及其相关信息的传输、存取方式及文件格式（图 1-4）。DICOM 标准由一个标准的图像格式和一个网络通信协议组成，所有的医学影像成像设备必须遵从 DICOM 标准。遵从 DICOM 标准可以使影像系统有一个开放的架构连接硬件和软件实体，实现医学图像及相关信息在不同的系统之间传输。DICOM 标准语言结构包括信息对象（information objects，IO）、应用本体（application entities，AE）、服务类用户（service class users，SCU）和服务提供者（service class provider，SCP）四部分。

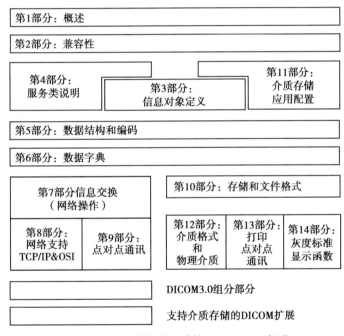

图 1-4　由 14 个部分组成的 DICOM 3.0 标准

（三）IHE 规范

医疗健康信息集成规范（integrating the healthcare enterprise，IHE），其定义了放射学的技术框架和现有标准的特定使用，以期达到促进医疗健康信息的共享和支持优化医疗服务的集成目的。技术框架文件定义了一系列医疗机构的功能组件，称为 IHE 角色（actor），并定义了在角色之间一系列的信息交互和协调、基于标准的事务（transaction），集成模式（integration profile）是由一系列角色通过事务的交互作用，使其具有解决特定临床需求的功能。

四、PACS 的临床应用

PACS 的临床应用分为两大类，一是面向实际应用实施执行部门的，如放射科、超声、核医学及一切产生医学影像的部门；二是面向医疗机构的临床部门，如门（急）诊、手术室及住院病房等。

五、PACS 的进展和应用评价

经过数十年的发展,PACS 已从科研和实验室阶段完全转向实际临床应用阶段。PACS 的发展趋势主要以标准化和集成化、区域医疗影像共享及系统功能等方面为主。

PACS 的建设目的是为了科室或医院的所有系统高效、智能化地处理整个工作流程和信息。整个系统建设是一个计划、标书制订、调研、评标、确定合作系统厂商、模拟运行、系统实施、正式上线、系统验收及对系统的应用进行评价的过程。系统优劣不是由系统验收来决定,而应该是由系统的应用评价来决定。PACS 的应用评价是在系统临床环境中实际应用数月至半年之后进行。系统的应用评价可分为信息技术和临床应用两部分。

第十一节 对 比 剂

一、X 线对比剂

X 线诊断是根据人体各组织器官对 X 线吸收的程度不同而形成的不同密度的影像进行评判。当某些组织器官的密度与邻近组织器官或病变的密度相同或相似时,则难以对成像区域的影像做出诊断。此时用人工的方法将高密度或低密度物质引入体内,使其改变组织器官与邻近组织的密度差,以显示成像区域内组织器官的形态和功能的检查方法,称为造影检查。所采用的能提高人体组织对比度的物质称为对比剂(contrast media)。

X 线对比剂一般分为阴性和阳性两大类。阴性对比剂原子序数低、吸收 X 线少,是一种密度低、比重小的物质,其使造影区域密度降低,该影像显示为低密度或黑色。在 X 线检查中简单的阴性对比剂为气体。阳性对比剂原子序数高、吸收 X 线多,是一类密度高、比重大的物质,影像显示为高密度或白色。常用的有钡制剂和碘制剂两大类。

二、MRI 对比剂

人体组织的对比度是磁共振成像的基础,组织与组织之间、组织与病灶之间的对比度越高,组织的形态结构越清晰,MRI 图像的信息含量就越大。MRI 具有优秀的软组织分辨力,但正常组织与病变组织的生物物理特性差距不大时,MRI 图像不能产生良好的对比,此时就需要使用 MRI 对比剂。MRI 对比剂是指能使 MRI 图像信息含量增加的药物制剂。目前临床应用广泛的 MRI 对比剂为钆 - 二乙烯三胺五乙酸(gadolinium diethylene-triamine pentaacetic acid,Gd-DTPA)。

三、超声对比剂

在超声检查中能改变成像区域器官组织对比差异的物质称为超声对比剂(ultrasound contrast agent,USAG)。超声造影(ultrasonic contrast)又称声学造影(acoustic contrast),是利用对比剂使回声增强,提高超声的显示能力和敏感性。声学对比剂的主要成分是微气泡,还有包裹微气泡的构成膜物质或吸附微气泡的微颗粒物质、溶剂及改进对比剂理化性能的增稠剂、稳定剂、抗氧化剂等辅助成分。

常用和有效的超声对比剂是含气体的封闭微泡形式。应用微泡超声对比剂的目的是通过提高血中背向散射回声信号提供改进的超声显像诊断方式。微泡超声造影的效果可能会受到成膜材料性质、血液流速、微泡浓度和声场压力等因素的影响。腔道对比剂的原理和作用与心血管对比剂不同,腔道对比剂是通过体腔内给药或者口服给药的方式,进入特定的腔隙,使之增强,如口服的胃肠超声对比剂、子宫腔的对比剂等。腔道对比剂的主要作用是消除腔道内的气体,扩大透声窗,从而提高肠道与其邻近器官、结构的显示质量。或者使腔道内液体产生强回声,从而鉴别腔道内液体与腔道外无回声区,亦可用于勾画低回声型腔壁肿块的轮廓与范围。

第十二节 医学影像检查的安全性

一、X线辐射防护

（一）X线对人体的危害

在X线应用于医学的早期，由于人们对X线的危害认识不足，一些从事X线的工作者和接受X线诊断或治疗的患者受到X线的损伤，之后人们逐渐认识到X线对人体的危害性，并加强了相应的预防。

机体受电离辐射的作用后，可产生近期效应，也可产生远期效应。人们把机体受电离辐射的作用后在几个月、几年甚至数十年出现的有害效应称为远期效应。远期效应分为随机效应和非随机效应（确定性效应）。随机效应是指效应发生的几率与受辐射剂量大小有关，但其效应的严重程度与受照剂量的大小无关，无剂量阈值，如恶性肿瘤和遗传性疾病。非随机效应是指效应的严重程度与剂量有关，且存在一个剂量阈值，也称确定性效应。常见的非随机性效应有放射性白内障。

（二）X线防护要求

现行放射防护基本标准，即《电离辐射防护与辐射源安全基本标准》采用了国际原子能机构（international atomic energy agency，IAEA）制订的新的国际基本安全标准（IBSS）格式和剂量限值。剂量限值包括有效剂量限值和当量剂量限值，有效剂量限值是限制随机效应的发生率，当量剂量限值是防止确定性效应的发生。该标准规定了职业照射和公众照射的剂量限值。

X线防护的基本三项原则：X线检查的正当化、X线防护最优化、个人受照剂量限值。

（三）常用辐射量及单位

1. 照射量与照射量率 照射量是指X线或γ线的光子在单位质量空气中释放出来的全部电子完全被空气阻止时，空气中产生同一种离子总电荷的绝对值。照射量的国际单位（SI）是库仑每千克，即库仑/千克（C/kg）。通常采用的照射量专用单位是伦琴（R）。

照射量率为单位时间内的照射量，照射量率的SI单位为库仑每千克秒，即库仑/（千克·秒）、C/（kg·s），其专用单位是伦琴或其分数除以适当的时间而得的商，如伦琴/秒（R/s）、伦琴/分（R/min）或毫伦琴/小时（mR/h）等。

2. 吸收剂量和吸收剂量率 电离辐射作用于机体而引起的生物效应，主要取决于机体吸收辐射能量的多少。为了衡量物质吸收辐射能量的多少，引进了"吸收剂量"。吸收剂量是电离辐射给予单位质量受照物质的能量。吸收剂量的SI单位是焦耳每千克（J/kg），专用单位是戈瑞（Gy）。

吸收剂量率表示单位时间内的吸收剂量，单位为戈瑞/秒（Gy/s）。也可用戈瑞或拉德的倍数或分数除以适当的时间而得的商表示，如毫戈瑞/小时（mGy/h）千拉德/小时（krad/h）等。

3. 比释动能 是不带电电离粒子（如X线、γ射线和中子）与物质相互作用时，在单位质量物质中产生的带电电离粒子的初始动能的总和。度量比释动能的单位与吸收剂量相同，比释动能的SI单位为焦耳每千克（J/kg），专用单位为戈瑞（Gy），1Gy的空气比释动能表示X线束在空气中的能量转移为每千克空气1焦耳。

4. 剂量当量与有效剂量当量 在辐射防护领域，采用辐射的品质因数来表示传能线密度对效应的影响，对吸收剂量进行修正，使得修正后的吸收剂量能够较好地表达发生生物效应的概率或生物效应的严重程度，这种修正后的吸收剂量就称为剂量当量。

在辐射防护标准中，所规定的剂量限值是以全身均匀照射为依据的。实际上，无论职业性照射还是医疗照射，都是一个组织的非均匀性照射。为了计算在非均匀照射情况下，所有受到照射组织的危险度与辐射防护标准相比较，对辐射随机效应（辐射遗传效应与致癌效应）引进了有效剂量当量，将它定义为加权平均器官剂量当量的和。

二、MRI检查安全性及生物学效应

（一）MRI检查安全性

MRI系统的激励源为短波或超短波段的电磁波，波长在1m以上（小于300MHz），无电离辐射损伤。从成像所用的频率看，尽管MRI系统的峰值功率可达千瓦数量级，但平均功率仅为数瓦，完全低于推荐的非电离辐射的安全标准。MRI是目前临床上普遍应用的影像检查手段。与X线及CT检查相比较，MRI无电离辐射，被认为是一种安全的影像检查方法。而事实上，MRI环境中也存在着许多潜在风险，可能对受检者、陪同家属、医务人员及其他出现在MRI场地中的工作人员造成伤害。

因此，所有进入磁共振检查区域的人员必须经过筛查，任何参与MRI检查的人员都必须去除所有金属附属物，如磁卡、手表、钥匙、硬币、发夹、眼镜、手机及类似电子设备、可移除的体表穿戴首饰、金属药物传导片、含金属颗粒的化妆品以及有金属饰物的衣服等。对于行动不便的受检者，建议提供MRI安全助步器、MRI安全轮椅或通过MRI安全担架搬运。输液架、血压计以及监护仪等都应为"MRI安全"或"有条件的安全"的装置。

1. 昏迷患者的MRI安全筛查 对于临床认为需要行MRI检查，却无意识或反应迟钝，不能提供可靠的有关手术史、创伤或金属异物信息，且不能通过他人了解到相关信息的患者需注意如下问题：①如条件允许，建议等待患者清醒后，先确认金属异物情况，再行MRI检查，不清醒者建议请MRI工作人员为其查体。有瘢痕或畸形的部位能从解剖学上提示此处曾做过手术，可拍摄X线平片进一步确认植入物情况。②对MRI扫描仪中的无意识患者进行密切观察。③尽量选择场强较低的MRI系统进行必要的检查，严格控制扫描时间。

2. 孕妇的MRI安全筛查 目前尚缺乏充足证据阐明MRI检查对于早孕期（12周以前，胎儿各系统器官的重要形成时期）妇女的影响。基于伦理学的要求，国家并未批准进行早孕期MRI检查。谨慎的观点是早孕期妇女应该酌情避免进行MRI检查。非早孕期妇女如确有MRI检查需要，可在1.5T（含）以下的MRI设备上进行检查。

3. 儿童的MRI安全筛查 因为儿童很难做到在扫描过程中保持静止不动，故常需要使用镇静剂。建议镇静实施时注意如下问题：①充分掌握每个受检者的病史及检查要求；②为不同年龄受检者提供相应的禁食指导；③采用恰当的观察方法（如窗口探视、摄像机录像等）进行监视；④保证急救设备（如输氧和吸氧装置等）完好齐全；⑤及时记录体温等重要信息，对受检者的病历资料进行规范保存；⑥对废弃物实行统一管理。

（二）MRI生物效应

由于梯度磁场是一种时变场，根据法拉第电磁感应定律，变化的磁场在导体中将产生感应电动势，从而产生电流。人体组织作为导体，当穿过它的磁通量发生变化时同样会产生电流。梯度场的感应电流是其生物效应的主要基础，感应电动势会引起外周神经刺激，MRI时变梯度场引发外周神经刺激已经被证实，一般的神经肌肉刺激症状没有明显伤害。通常认为，在解剖或功能敏感区（如大脑、心肌层或心外膜）植入或残留有金属导线的患者行MRI检查时风险很高，尤其是使用快速序列，如平面回波序列扫描时，在对高风险受检者成像时，应设置尽可能低的梯度磁场切换率和梯度场强等参数，并对扫描过程进行密切监控。

第十三节 医学影像质量管理及控制简介

一、医学影像质量管理

医学影像质量是成像链的各个质量环节的综合体现，任一环节出问题都会影响最终的图像质量。

医学影像质量是密度、对比度、模糊度、噪声、伪影等多种因素的综合体现，它取决于设备性能、摄影参数以及被检者配合等因素。不同的设备成像方法各异，最终形成的影像要通过显示器或图像反映出来。对此，评价的内容和标准也不尽相同。如普通X线图像的密度、对比度、清晰度、图像斑点等；CR、DR影像的分辨力、线性度、灵敏度、动态范围等；DSA影像质量取决于减影方式、电视链特性、蒙片选择、采集帧率、造影参数等；CT 影像的密度分辨力、空间分辨力、噪声与伪影、容积效应与周围间隙现象等；MRI 影像的信噪比、空间分辨力、均匀度及畸变率、对比度与对比噪声比等；PACS 虽然不直接产生影像，但它影响影像储存与传输的质量，取决于图像格式标准、存储设备容量、网络集成特性、系统的兼容性等。总之，医学影像质量的确定和评价是建立在信息理论及多种学科基础上的复杂的系统工程。

医学影像质量管理就是通过特定的方法和手段，对影像诊断设备及其附属设备的各项性能指标进行检测和维修，以及对影像制作过程进行监测和加以校正，从而保证获得高质量的影像。影像质量管理主要从以下几个方面开展：

（一）成立组织机构

为了有效地开展质量管理工作，应该成立相应规模的质量管理组织。质量管理组织人员应包括科室行政管理者、影像诊断医师、主管质量工作的技术人员、工程师和医学影像物理师等。

（二）建立质量信息系统

质量信息是质量保证体系的基础，据此作出决策、组织实施，并通过质量控制，达到提高影像质量的目的。

（三）制订质量保证计划

为执行质量保证（quality assurance，QA）所制订的一个详细计划，称 QA 计划（quality assurance plan，QAP），主要包括质量目标、功效研究、继续教育、质量控制、预防性维护、设备校准和改进措施等。

（四）实行管理工作的标准化、程序化

①科室全体人员参与，根据岗位责任制的内容，明确各级各类人员的责任分工及职责和权限；②对各类诊断设备及其附件必须实行质量控制，包括质量参数的选定及参数的评价标准，测试方法和频率，允许误差限，使用测试工具和记录表格等；③购买新设备的程序及验收要求；④对设备使用期间的检测和维修计划；⑤技术资料档案的保存和各种数据的收集与汇总分析；⑥规定各类专业人员的培训与考核；⑦对检测结果的评价及采取的行动；⑧制订相关影像质量标准与被检者的辐射剂量限值；⑨对质量保证计划实施情况的检查和效果的最终评价。

二、医学影像质量控制

质量控制的主要内容包括设备的检测、影像质量标准的监测、质量控制效果的评价几部分。

（一）设备检测的内容

设备检测主要包括以下三种检测：

1. 验收检测（acceptance test） 设备安装调试或大修后，应根据要求对设备的各项性能指标按设备的验收规范进行检测验收。

2. 状态检测（status test） 设备在使用过程中应对其基本性能进行确定，同时要进行状态检测，即对其现状定期进行各种性能指标的检测。

3. 稳定性检测（constancy test） 设备在影响放射诊断以前性能改变的判断，即在使用期对其稳定性进行检测（一致性检测）。

每一种检测都有一定的具体要求和适用范围及所需的测试工具。检测后，必须对设备性能的劣化原因进行分析并加以校正。

（二）影像质量标准的监测

制定医学影像质量标准的目的，是以最优的成像技术条件为保证，达到合理的最低辐射剂量水平，为临床提供满足诊断要求的高质量影像。

（三）质量控制效果的评价

通过检测发现设备性能超过了所规定的误差限，必须及时维修，重新检测，并对检测结果加以评价，使设备保持良好的稳定状态。

通过对人体各摄影部位影像质量标准的检验并加以评价控制，进行分析和总结，找出工作中的失误并加以改进，不断提高医学影像质量。

本章小结

　　本章以医学影像技术学的历史与发展为切入点,概况性的阐述了医学影像技术学的研究内容与研究方法;对比概括了不同医学影像成像技术的临床应用特点及临床应用范围;介绍了医学影像技术图像存储与传输方案、医学影像技术的安全应用及质量控制。本章节为医学影像技术学的总论,为同学们认识、了解、熟知医学影像技术学这门学科的总体框架提供导向。

案例讨论 1-2

案例讨论
1-2

　　磁共振成像技术作为目前临床上最重要的检查技术之一,其经过 50 多年的发展,已经在成像设备,成像方式,成像理论,成像新技术及新重建计算方法上有极大的突破。目前磁共振成像结果已经成为众多疾病诊疗规范指南中的重要评价指标。磁共振成像从过去的结构成像向功能成像发展,比如磁共振弥散成像、磁共振灌注成像等,能更加早期的诊断及评估疾病的发展转归过程。磁共振正迎来前所未有的发展速度与发展前景,在未来的医疗科研中将发挥越来越重要的作用,为人类的科学发展及健康作出更多贡献。

（雷子乔　刘小明）

思维导图　　　　扫一扫,测一测

思考题

　　1. 简述 CR 和 DR 的临床应用特点。

　　2. 简述 CT 的临床应用特点。

　　3. 简述 DSA 成像的临床应用特点。

　　4. 简述 MR 的成像特点。

　　5. 简述超声的临床应用特点。

　　6. 简述核医学的发展及临床应用特点。

　　7. 简述 X 线防护原则与安全。

课件

1. 掌握：X 线影像的形成及影响因素；X 线摄影位置与方向、摄影原则和步骤以及各部位 X 线摄影。
2. 熟悉：X 线摄影条件；CR、DR 的概念及应用优势；X 线图像质量控制。

第一节　X 线成像系统

一、X 线成像基础理论

X 线的本质是一种电磁波。它具有光的一切特性，波粒二象性是 X 线的客观属性。光子是中性粒子，电场和磁场对它不起作用，X 线在均匀的、各向同性的介质中沿直线传播。由于 X 线频率高、波长短、能量大，除具有电磁波的通性外，在物质中还可引起物理、化学及生物的各种效应。X 线的物理效应（穿透作用、荧光作用）和化学效应（感光作用、着色作用）是 X 线成像的基础；X 线的生物效应（电离、辐射损伤作用）是放射治疗及辐射损伤的依据；利用 X 线的电离作用亦可制作电离室测定 X 线的量；利用 X 线的热作用可用热释光法测定人体对 X 线的吸收剂量。

在医用诊断 X 线能量范围内，X 线属于低能粒子。低能粒子与物质相互作用的主要过程有光电效应、康普顿效应，次要过程有相干散射。高能粒子还可发生电子对效应和光核反应。

（一）X 线与物质的相互作用

X 线与物质相互作用的过程，实质上就是 X 线光子的能量在物质中的转移和吸收的过程，为此引入线性衰减系数和质量衰减系数。

1. 线性衰减系数　当 X 线通过物质时，X 光子与单位厚度物质发生相互作用的概率，称为线性衰减系数（linear attenuation coefficient），用符号"μ"表示，SI 单位是 m^{-1}。

即

$$\mu = \frac{-dN}{N} \cdot \frac{1}{d_x} \tag{2-1}$$

式中 N 为单位面积上的光子数，$-dN$ 为测量到的光子数目的变化。公式（2-1）也表示 X 线光子束穿过目标物质时单位厚度上入射 X 线光子数减少的百分数。线性衰减系数越小，X 线光子的穿透能力越强。公式（2-1）说明光子数的变化服从指数衰减规律，但必须满足单能窄束的前提条件。单能指由能量相同的光子组成的 X 线束，它具有单一的波长或频率；窄束指从射线源发出的射线，不含有其他的散射线，确保与目标物质相互作用后产生的散射光子不被探测器接收。

因此，在 X 线成像时，物体厚度越厚，密度越高，原子序数越大，吸收 X 线的能力越强，到达 X 线接收器的量越少；反之亦然。X 线的能量越大，物质对 X 线的吸收越小；反之亦然。

2. 质量衰减系数   由于线性衰减系数近似正比于吸收物质的密度,而物质的密度随着材料的物质状态(温度和气压)改变而变化,为了避开同吸收物质密度的相关性,故引入质量衰减系数(mass attenuation coefficient)。它定义为线性衰减系数除以物质密度,用符号"μ_m"表示,SI 单位是 m^2/kg。

即
$$\mu_m = \frac{\mu}{\rho} \tag{2-2}$$

公式(2-2)表示 X 线光子与单位质量厚度物质发生相互作用的概率。由于质量衰减系数与物质密度无关,无论物质的热力学状态如何,其质量衰减系数都相同。因此在多数情况下,使用质量衰减系数比线性衰减系数更方便。

(二)光电效应

1. 光电效应   能量为 $h\nu$ 的 X 光子通过物质时,与物质原子的内层轨道电子发生相互作用,把全部能量传递给这个电子,光子本身被原子吸收,获得能量的电子摆脱原子束缚成为自由电子(称为光电子),这个过程称为光电效应(photoelectric effect)也称光电吸收(图 2-1)。

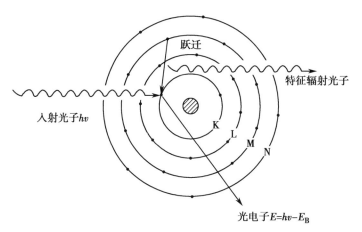

图 2-1   光电效应示意图

释放出光电子的原子变为正离子,原子处于不稳定的激发状态,内层电子的空位立即被外层电子填充,原子随即发出特征 X 线,其能量等于两能级之差。特征 X 线在离开原子前,又击出外层的轨道电子,即"俄歇电子"。俄歇电子的动能等于特征 X 线的能量减去该电子在原子中的结合能。在人体组织中,特征 X 线和俄歇电子的能量低于 0.5keV,低能光子和电子很快被周围组织吸收。光电效应的实质是物质吸收 X 线使其产生电离的过程,此过程中产生的次级粒子包括:①负离子(光电子、俄歇电子);②正离子(失去电子的原子);③特征辐射。

2. 光电效应发生概率   光电效应发生的概率受三方面因素的影响。

(1)物质原子序数:理论与实验证明光电效应发生的概率与原子序数(Z)的 4 次方成正比。
即   光电效应概率 $\propto Z^4$ (2-3)

公式(2-3)表明,随着原子序数的增大,光电效应发生的概率迅速增加。光电效应能扩大不同元素所构成组织间吸收 X 线的差别,增强组织的对比度。原子序数越大,电子在原子中被束缚越紧,参与光电效应的概率就越大。对于高 Z 物质,其轨道电子的结合能较大,不仅 K 壳层而且其他壳层上的电子也较容易发生光电效应。但对低 Z 物质,只有 K 壳层电子结合能较大,所以光电效应几乎都发生在 K 壳层。由原子的内层逸出光电子的概率较外层逸出光电子的概率要大。入射光的能量大于 K 壳层电子结合能,光电效应发生在 K 壳层的概率占 80%,比外层高出 4~5 倍。人体骨骼原子序数高,光电吸收概率高,故与其他组织产生良好的对比度。

(2)入射光子能量:光电效应发生的条件是入射光子能量必须等于或大于轨道电子结合能,但光子能量愈大光电效应的发生概率反而迅速减小。光电效应的概率与光子能量的 3 次方成反比。

即   光电效应概率 $\propto \dfrac{1}{(h\nu)^3}$ (2-4)

故高千伏摄影时图像对比度降低。

（3）原子边缘吸收限：如果测出某一种物质对不同波长射线的光电质量衰减系数，就可以绘出 μ_m 与入射光子能量 $h\nu$ 变化的关系图。用水代表类似于组织的低原子序数物质，铅代表高原子序数物质，水和铅的光电质量衰减系数与X线光子能量的变化曲线（图2-2）。质量衰减系数一般随X线光子能量的增大而降低，即波长短的射线穿透本领强。当X线光子能量增加到某一数值恰好等于某壳层电子的结合能时，此壳层电子才参与光电效应，使 μ_m 发生突升，吸收突然增加处称为边缘吸收限（edge absorption effect），然后随能量增加而下降。当光子能量等于K壳层结合能时，发生K壳层边缘吸收；等于L壳层结合能时，发生L壳层边缘吸收。光电效应主要发生在K壳层，以K壳层边缘吸收为主。

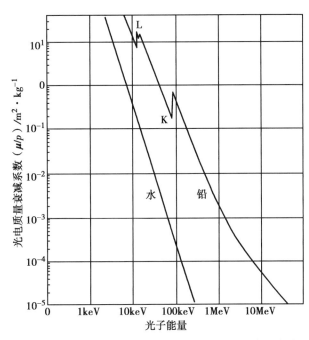

图2-2　水和铅的光电质量衰减系数与X线光子能量的关系

从图2-2中可知，铅的能量大约在14keV和88keV处出现突变折点，在88keV处，μ_m 由 $0.097m^2/kg$ 突然增加到 $0.731m^2/kg$，这种增加完全是由于2个K壳层电子突然参加所致。K壳层边缘吸收限使光电效应的发生几率增大了7倍。由于水分子中的氢原子和氧原子的K壳层电子结合能均小于1keV，因而图中水的光电质量衰减系数曲线未观察到突变现象。

物质原子的边缘吸收限特性有很大的实用价值，可在防护材料的选取，复合防护材料配方及阳性对比剂的制备等方面得到应用。

3．光电子的角分布　相对于X线光子的入射方向，光电子的角分布与光子的能量有关，即沿不同角度方向运动概率不同，形成光电子射出的角分布，（图2-3）所示，在0°和180°方向没有光电子，当入射光子能量很低时，光电子与入射方向成90°角射出的概率最大；随着入射光子能量的增加，光电子的分布逐渐倾向沿光子入射方向。

4．放射诊断学中的光电效应　放射诊断学中光电效应有利的方面是能产生质量好的影像。其原因：①不产生散射线，减少了照片的灰雾。②可增加人体不同组织的对比度。邻近组织吸收X线的差别愈大，对比度就愈高。低能X线产生光电效应的几率较大，不同组织的差别明显，图像对比高，软组织摄影（乳腺钼靶X线摄影）应用此原理成像。

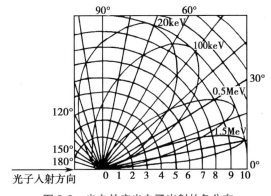

图2-3　光电效应光电子出射的角分布

有害的方面是,入射 X 线通过光电效应可全部被人体吸收,增加了被检者接收 X 线剂量,应尽量减少 X 线检查的次数及每次检查的剂量。由于光电效应的发生概率与光子能量的 3 次方成反比,利用这个特性,在实际工作中可采用高千伏摄影技术,以达到降低剂量的目的。但在乳腺 X 线摄影中,要注意对比度和剂量之间的矛盾问题。

（三）康普顿效应

1. 康普顿效应　能量为 $h\nu$ 的 X 光子通过物质时,与物质原子核外的电子（多为外层电子）发生非弹性碰撞,光子损失一部分能量,并改变运动方向,电子获得能量而脱离原子,这个过程称为康普顿效应（Compton effect）,又称康普顿散射。损失能量后的 X 线光子称为散射光子,与入射 X 线光子方向成 ϕ 角射出;获得能量的轨道电子称为反冲电子,其脱离原子束缚与入射 X 线光子方向成 θ 角射出,（图 2-4）所示。在入射 X 线光子能量一定的情况下,散射光子能量随散射角增大而减小,相应的反冲电子动能将增大;在散射角一定的情况下,散射光子能量随入射 X 线光子能量增大而增大,但增大的速度逐渐减慢;反冲电子动能随入射 X 线光子能量增大而同速增大。

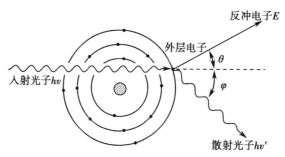

图 2-4　康普顿效应示意图

2. 康普顿效应发生概率

（1）物质的原子序数:康普顿效应是入射 X 线光子和吸收物质中的"自由"电子之间的相互作用,其发生的概率与原子序数 Z 无关;所有物质的每克电子数接近（氢元素除外）,物质的康普顿质量衰减系数几乎相同。

（2）入射光子能量:在医学诊断能量范围内康普顿效应发生概率与入射 X 线光子能量成正比:

$$康普顿效应概率 \propto h\nu \tag{2-5}$$

当入射 X 线光子的能量等于或稍大于电子的结合能时,光电效应发生的概率最大;随着入射 X 线光子能量的增加,光电效应发生几率降低,康普顿效应发生的概率相对提高,在图像上的表现是骨骼与软组织的对比度下降。超出医学诊断能量范围由于电子对效应的出现,康普顿效应发生概率逐渐下降。

3. 散射光子和反冲电子的角分布　康普顿散射光子的角分布依赖于入射 X 线光子的能量。散射光子可在 $0° \sim 180°$ 的整个空间范围内散射。

在康普顿散射中,散射光子仍保留了大部分的能量,传递给反冲电子的能量很少。小角度偏转的光子,几乎仍保留其全部能量。因此,小角度的散射线不可避免地到达胶片产生灰雾,从而降低照片的质量。能量大的散射线,滤过板不能将它滤除;偏转角度小的散射线,使用滤线器也不能把它从有用线束中全部去除。

4. 放射诊断学中的康普顿效应　在 X 线诊断过程（透视和摄片）中,受检者因康普顿效应产生的散射线,其能量较原射线相差很少。散射线比较对称地分布在整个空间,因此必须引起医生和技术人员的重视,并采取相应的防护措施。散射线增加了照片的灰雾,降低了影像对比度。但与光电效应相比,受检者接受的剂量相对较低。

（四）电子对效应

1. 电子对效应　一个具有足够能量的 X 线光子从原子核旁经过时,在原子核库仑场的作用下,光子突然消失,同时形成一对正负电子,这个过程称为电子对效应（electric pair effect）（图 2-5）所示:

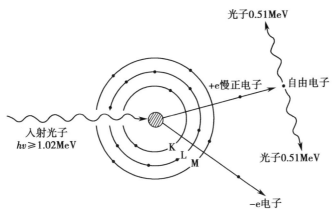

图2-5　电子对效应示意图

正电子与负电子的静止能量相等,所带电量一致,性质相反。一对正负电子的静止能量为 $2m_ec^2 =$ $2 \times 0.51\text{MeV} = 1.02\text{MeV}$。根据能量守恒定律,发生电子对效应,入射光子的能量必须等于或大于1.02MeV,光子的另一部分能量转变为正、负电子的动能 E_+、E_-。

即

$$hv = 2m_ec^2 + E_+ + E_-$$ (2-6)

式中正、负电子的动能并不一定相等,其能量是从0到最大值为 $E = hv - 2m_ec^2$ 的连续能谱。

获得动能的正负电子在物质中通过电离或辐射的方式不断损失能量,最后慢化的正电子在停止前,与物质中的一个自由电子结合,转变为两个飞行方向相反、能量各为0.51MeV的光子,此过程称为电子对湮灭(annihilation of electron pair)辐射。虽然正负电子在耗尽其动能之前也会发生湮灭辐射,但发生的几率很小。电子对效应和湮灭辐射是质量与能量相互转换的最好例证之一,同时也是核医学显像的物理基础。

正负电子的角分布与X线光子能量的关系和光电子与能量的关系相似,随入射X线光子能量的增加,正负电子的角分布趋向于光子的入射方向。

2. 电子对效应的发生概率　实验证明,电子对效应的发生概率与物质的原子序数和光子能量的关系为:

当 $hv > 2m_ec^2$ 时　　　　　　电子对效应概率 $\propto Z^2 hv$

当 $hv \gg 2m_ec^2$ 时　　　　　　电子对效应概率 $\propto Z^2 \ln(hv)$ (2-7)

上式得出,电子对效应的发生概率与物质原子序数的平方成正比;当光子能量较低时,随X线光子能量的变化线性增加;当光子能量较高时,随X线光子能量的变化增加逐渐变慢,即与光子能量的对数成正比。

除上述三种主要相互作用过程外,与辐射防护相关的还有相干散射和光核作用,其发生概率不足全部相互作用的5%。

(五)在诊断放射学中各种作用发生的概率

X线光子同物质相互作用的形式,与X线光子能量、吸收物质原子序数的关系各不相同。在诊断X线能量范围内,只有光电效应和康普顿效应两种作用形式,相干散射占比很少,电子对效应不可能产生。在20～100keV范围内,X线在水、骨和碘化钠三种物质中发生的两种主要作用概率的百分数见表2-1。

表2-1　诊断放射学中两种作用概率与 $\overline{Z}$ 和 hv 的关系

X线能量/keV	水($\bar{z}=7.4$)		骨($\bar{z}=13.8$)		碘化钠($\bar{z}=49.8$)	
	光电/%	康普顿/%	光电/%	康普顿/%	光电/%	康普顿/%
20	70	30	89	11	94	6
60	7	93	31	69	95	5
100	1	99	9	91	88	12

表中水代表低 Z 物质,如肌肉、脂肪、体液和空气;骨代表人体中的中等 Z 物质;碘化钠代表高 Z 物质,如钡等。表中数据说明,随 hv 增大,光电效应几率下降。对低 Z 物质的水呈迅速下降趋势,对高 Z 物质的碘化钠呈缓慢下降趋势,对中等 Z 物质的骨介于两者之间。20keV 低能 X 线,各种物质均以光电效应为主。在整个诊断 X 线能量范围内,引入体内的对比剂(碘剂和钡剂),光电效应占绝对优势。因此,在图像上始终产生良好对比度。充分理解 X 线与物质的相互作用将为进一步学习 X 线成像原理和辐射防护有关方面的知识打下坚实的物理基础。

二、X 线影像的形成及影响因素

X 线透过被照体时,因被不同的组织器官吸收、散射而减弱,但透过的射线仍按原方向前进,作用在某种探测器(信息接收器)上,经过转换形成可见的 X 线影像。如果把被照体作为信息源,X 线作为信息载体,那么 X 线影像形成的过程就是一个信息传递与转换的过程。信息载体、信息源、信息接收器称为医学影像成像三要素。

(一)影像的光学密度和灰度

1. 定义　光学密度是指透明性照片的暗度或不透明程度,也称黑化度或照片密度。若所获得的被检体影像不打印成 X 线照片,而是直接在影像显示器上显示,则显示器上显示的人体不同组织结构的黑化(亮暗)程度称为影像灰度。密度与灰度是组成医学影像的基本要素之一,在影像上能够分辨出不同组织结构的原因是影像具有足够的密度和对比度。

依影像诊断的要求,照片密度必须处于人眼观察的可视范围。一般适合人眼观察的 X 线照片密度范围在 0.25~2.0,最适于人眼观片的照片密度值是 1.0 左右,一般照片的影像密度值在 0.7~1.5 最宜于医生识别。

2. 影响照片密度的因素　影响照片密度的因素主要有管电流量(mAs)、管电压(kV)、摄影距离、屏 - 片组合、胶片的冲洗条件。数字影像打印照片的密度与胶片打印、影像后处理参数等相关。

(1)管电流量:在正常的 X 线摄影曝光范围内,密度与 X 线曝光量成正比。在数字成像系统,管电流量决定着探测器所探测的信息量,影响着影像的信噪比(signal to noise ratio, SNR)所以一定的管电流量是保证影像质量的基础。

(2)管电压值:用屏 - 片组合进行普通平片摄影时,管电压值和管电流量是影响密度的主要因素。管电压控制 X 线光子的平均能量,在其他因素不变时,改变管电压就改变了 X 线强度,也改变了 X 线照片密度。

(3)摄影距离:X 线强度与距离的平方成反比,随摄影距离增大,X 线的强度下降,照片密度减低。

(4)被照体厚度及密度:照片密度随着被照体的厚度和密度的增加而降低。人体除肺、骨皮质之外,在照片上各组织的密度大体接近于 1。肺不能单以厚度决定对 X 线的吸收程度。肺对 X 线的吸收,在吸气相与呼气相时不同,要获得相同照片密度,照射量相差 30% 左右。

(5)探测器:把屏 - 片组合作为探测器时,增感屏的增感率越高,X 线光子转换成荧光的能力越强,所获得的照片密度越大;X 线胶片的感光度越高,获得的照片密度越大。在数字 X 线系统中,CR 的探测器是 IP,DR 的探测器为 FPD,影响影像的显示信息量,与照片密度无关。

(6)图像处理参数:在数字成像系统,X 线的曝光与胶片打印分离,X 线的曝光量不能完全决定打印照片的影像密度,照片的密度值还受图像后处理参数、打印机及胶片处理因素的影响。通过调节这些因素,可以改变照片的密度、特征、显示细节等。

另外,照片密度还受胶片处理技术、X 线发生器的工作特性、滤过、阳极效应、X 线照射野、滤线栅、解剖部位及病理情况等因素的影响。

(二)影像对比度

对比度是组成 X 线照片影像的基本要素之一,照片对比度是照片上相邻组织影像的密度差。X 线照片影像的形成包含着五种对比度的基本概念,即物体对比度、X 线对比度、胶片对比度、光学(照片)对比度和人工对比度。前四种对比度在成像过程中相互关联。

1. 物体对比度　为使一个物体的组织结构在 X 线影像中可见,此物体与其相邻物体在物理特性(密度、厚度)或化学特性(组织的原子序数)等方面必须存在一定差异,这种源于物体固有的差异称为物体对比度。人体的解剖和生理情况非常复杂,可用气体、脂肪、肌肉和骨四种主要物质的物体对比度来表示。

2. X线对比度

(1)概念 X线本身是一束均匀的无信息的能源,当它透过人体时,X线被部分吸收和散射,高吸收区域透过的X线与低吸收区域透过的X线形成强度分布的差别,这种透过人体组织后形成的X线强度的差异称为X线对比度。

(2)影响X线对比度的因素 产生X线对比度的原因:①X线吸收系数;②物体厚度、密度。故人体组织的原子序数、X线的波长、人体组织密度、厚度四个因素均会影响X线对比度。此外,散射效应也影响X线对比度。

3. 胶片对比度 X线胶片对X线对比度的放大能力称为胶片对比度。由于X线透过被检体后强度差异值较小,如果按原始比例(1∶1)通过胶片转换为光学密度,远不能满足人眼分辨人体组织间差异的要求。屏-片组合作为X线接收器,将采集到的不同强度的X线转换为荧光,再通过胶片特性曲线,在X线照片密度范围内进行对比度放大。胶片对比度具有对X线对比度的放大能力,主要取决于胶片特性曲线的斜率(γ)或平均斜率($\overline{G}$)(图2-6)。平均斜率低的B比平均斜率高的A产生的照片对比度低。

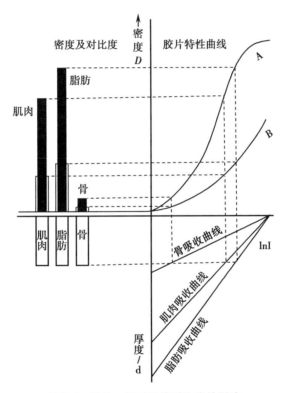

图2-6 胶片γ值对照片对比度的影响

4. 光学(照片)对比度

(1)概念:一张各像素密度值均相等的照片,是无影像的。但若照片上不同像素的密度值不同,眼睛就能辨认出来,故照片上的密度值差异是辨别物体影像存在的基础。一般把照片上相邻两处的密度之差称作光学对比度。照片影像就是由无数的对比度构成的。

对比度符合加法法则。医用X线胶片由两面药膜构成,所以观察到的对比度是两面药膜产生的对比度之和。乳腺摄影胶片、多幅相机胶片及激光打印胶片只有一面药膜,为一面药膜对比度之和。

照片对比度取决于物体对比度、X线对比度、胶片对比度、数字处理参数等。

(2)影响光学对比度的因素:对普通照片对比度影响最大的因素是X线质(管电压)、X线量、胶片γ值、灰雾和噪声;数字摄影时影像的后处理参数也影响光学对比度。

1）X线质：kV决定X线的质，即穿透能力，控制着影像对比度。诊断X线与人体组织作用时，主要发生光电吸收和康普顿效应。管电压升高时，光电吸收所占的比例下降，而康普顿效应增加，影像对比度下降，但获得的影像层次丰富。

2）X线量：一般认为X线量与对比度没有直接的影响，但随着X线量增加，探测器接受的能量（信息量）增加，高密度区照片的对比度会降低，低密度区对比度得到改善。

3）胶片γ值：应用γ值不同的胶片记录影像时，所得的照片对比度是不同的。用γ值大的胶片比用γ值小的胶片获得的照片对比度大。

4）灰雾和噪声：灰雾和噪声降低照片对比度。

5. 人工对比度 人体中一些软组织器官，如消化道、泌尿生殖系统、血管等的有效原子序数与周围组织器官的几乎相等。X线摄影时，X线吸收能力也几乎相等，在平片上不能把它们区分开来。必须利用高原子序数的物质（碘，钡等）或低原子序数的物质（空气）作为对比剂，引入到被检体内，如胃肠道钡剂检查、IVP、胃肠道低张双对比造影等，增大了X线吸收差异，显示人体内的某组织结构，人为地制造出一种反差，以获得照片对比度。这种采用人工注入对比剂的方法而获得人体内组织结构间的影像对比度称为人工对比度。

三、普通X线成像设备

（一）X线机的基本结构

诊断用X线机的基本结构由X线发生装置和外围装置两大部分组成。X线机发生装置也称为主机，由X线管装置、高压发生装置、控制装置构成，其主要任务是产生X线并控制X线的穿透能力、辐射强度和曝光时间。外围装置是根据临床检查需要而装配的各种机械装置和辅助装置。

（二）X线机的分类

X线机按最大输出功率、高压变压器工作频率、应用范围分为多种类型。

1. 按最大输出功率分类 按最大输出功率分类是指按X线管的标称功率分类，如10kW、20kW、30kW、50kW、80kW等。在我国，常以X线管允许通过的最大管电流来分类，如10mA、30mA、50mA、100mA、200mA、300mA、500mA、800mA等。

（1）小型：管电流小于200mA、最高管电压在90～100kV之间。

（2）中型：管电流在200～500mA、最高管电压在100～125kV之间。

（3）大型：管电流大于500mA、最高管电压在125～150kV之间。

2. 按高压变压器工作频率分类 分为工频X线机、中频X线机、高频X线机。工频等于供电电源频率（50Hz），中高频X线机采用直流逆变技术，中频频率400Hz～20kHz，20kHz以上为高频。

3. 按应用的范围分类 X线机可分为综合型和专用型两类。

诊断用X线机的分类除了以上分类外还有很多，如按结构形式不同可分为便携、移动式和固定式等；按固定X线管的装置分为落地式（立柱式）、悬吊式、C型臂式等；按使用目的可分为透视X线机、摄影X线机、胃肠X线机、心血管造影X线机等；按高压整流形式可分为单相全波整流X线机、三相全波整流X线机等。

（三）X线管装置

X线管是X线机的核心部件，主要有气体电离式X线管、固定阳极X线管、旋转阳极X线管和各种特殊X线管等。固定阳极X线管是基础，旋转阳极X线管与固定阳极X线管不同之处是发射X线时阳极是旋转的。

1. 固定阳极X线管 固定阳极X线管主要由阳极（anode）、阴极（cathode）和玻璃管壳三部分组成（图2-7），其结构特点是阳极固定不动。

（1）阳极：阳极由靶面、铜体、阳极罩、阳极柄等组成。靶面一般为钨，阳极罩、阳极柄是铜。

阳极的主要作用是阻挡高速运动的电子流而产生X线并把产生的热量传导出去，其次是吸收二次电子和散射线。

（2）阴极：阴极由灯丝（filament）、集射罩（阴极罩、聚焦罩）、阴极套、玻璃芯柱等组成，其主要作用是发射热电子和聚焦，使撞击阳极靶面的电子束具有一定的形状和大小，形成X线管的焦点。

2. 旋转阳极 X 线管 旋转阳极 X 线管因产生 X 线时阳极是旋转的而得名,它与固定阳极的不同主要在于阳极部分由圆环靶面、转子、定子、转轴、轴承等组成,此外,其阴极灯丝设计为偏离 X 线管纵轴中心对准阳极环形靶面(图 2-8)。

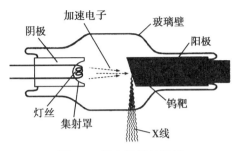
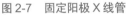
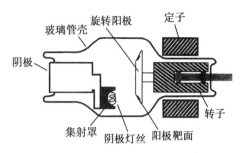

图 2-7 固定阳极 X 线管　　　　图 2-8 旋转阳极 X 线管结构示意图

旋转阳极 X 线管的最大优点是瞬时负载功率大(实际焦点大)、有效焦点小,大大地提高了影像的清晰度。

3. 软 X 线管 软 X 线管一般采用钼作为靶物质,金属铍作为 X 线窗口材料,且阳极和阴极之间的距离较短。

4. X 线管冷却 固定阳极 X 线管的功率较小,阳极靶面产生的热量通过铜体传导给阳极柄,再由绝缘油进行冷却。普通旋转阳极 X 线管也采用类似的冷却方法。

热交换器法在大功率 X 线管中广泛使用,热交换器由油泵、散热器、风扇、弹性软管等组成,并配有温度传感器。油泵、散热器、风扇等用软管和 X 线管连接,一进一出,当 X 线管温度高于设定值时,热交换器开始工作,循环泵将 X 线管套件中的热绝缘油抽出,将已经冷却的绝缘油送回管套内,如此反复循环,以保证 X 线管的正常工作。

5. X 线管的焦点 高速电子流撞击在阳极靶上的区域称为 X 线管的焦点,固定阳极 X 线管撞击的是一个固定的区域,旋转阳极管撞击的是阳极靶的环形区域,但瞬间为一个面区域,称为实际焦点;实际焦点在 X 线投射方向上的投影被称为有效焦点。实际焦点决定 X 线机的容量,有效焦点决定 X 线机成像质量。实际焦点越大,X 机容量越大;有效焦点越小,成像质量越好。

X 线为锥形线束,不同投射方向上有效焦点的大小、形状不同,在 X 线管的长轴方向上,投射方向愈靠近阳极,有效焦点尺寸愈小,X 线的量也小;愈靠近阴极,有效焦点尺寸愈大,X 线的量亦大;这就叫做阳极端效应。在 X 线摄影时要注意正确应用。有效焦点的宽度不变,X 线的量分布对称。

6. X 线管的参数

(1)最大管电压:施加在 X 线管两极之间,最大可容许的安全管电压值,称为最大管电压。

(2)最大管电流:在一定管电压和曝光时间下,X 线管的最大额定电流,称为最大管电流。

(3)最长曝光时间:是指在一定管电压和管电流条件下,X 线管所允许的最长曝光时间。

(4)X 线管的容量:X 线管的容量是指管电压的有效值和管电流的有效值两者之间的乘积。通常将一定整流方式和一定曝光时间下,X 线管的最大容量(负荷)称为 X 线管的标称功率,也称代表容量、额定容量。曝光时间为数毫秒到数秒的单次摄影曝光称为瞬时负载;曝光时间为 10 秒以上的透视曝光称为连续负载。

(5)X 线管的热容量:X 线管允许的最大热负荷量即为热容量。

(四)X 线高压发生装置

高压发生装置通常被称为高压发生器(high voltage generator),也称为油箱,它是 X 线发生装置的重要组成部分。

它的作用:①把 X 线管灯丝初级电路输入的交流电压降低,为 X 线管灯丝提供加热电压,电压低但次级电位高,须装入高压发生器内。②把自耦变压器输入的交流电压升高数百倍,再经整流,为 X 线管提供产生 X 线所需的直流高压,高压次级中点接地,以降低绝缘要求并可将毫安表接入中点安装在控制台内。③对配有两只以上 X 线管,还要完成灯丝加热电压和管电压的切换。

单图:大功率X线管的冷却

它的结构包括X线管灯丝加热变压器、高压变压器、高压整流器、高压交换闸(配两只以上X线管时用)。

工频高压变压器,体积大,重量可达数百千克;而高频高压发生装置的高压变压器,体积较小,重量减轻,便于移动和安装在控制台或扫描机架内。

(五)X线机控制台及辅助装置

X线控制台内装有自耦变压器组成的电源电路、灯丝加热控制电路、高压发生控制电路、旋转阳极启动及保护电路及中心控制器(CPU)等。以控制并调节X线的发生及各种辅助设备的运动和工作。

(六)X线影像接受器

传统X线影像接受器有透视用荧光屏、影像增强电视系统和摄影用的屏-片系统;现代有CR系统、DR系统等。

第二节 X线摄影基础知识

一、X线摄影解剖学基础与体表标志

X线摄影时,必须掌握体表标志,摄影术语,X线摄影命名原则,X线摄影体位,X线摄影方向,熟悉人体标准知识与方位,人体体轴与基准平面,才能正确的摆好摄影体位,获得优质的X线照片。

(一)人体标准姿势与方位

1. 人体标准姿势 人体直立,两眼向正前方平视,两上肢下垂置于躯干两侧,掌心向前,两下肢并拢,足尖向前。在X线摄影和阅片时,无论受检者处于何种体位,都以标准姿势作为定位和描述的依据(图2-9)。

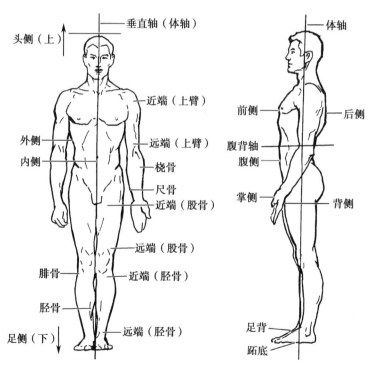

图2-9 人体标准姿势与方位

2. 解剖学方位 近头侧为上,近足侧为下;近正中矢状面者为内侧,远正中矢状面者为外侧;近心脏的为近端,远心脏的为远端;近身体腹面为腹侧(前面),近身体背面为背侧(后面);距体表近者为浅,远离体表者为深;以骨为定位依据的,上肢有尺侧(近尺骨)和桡侧(近桡骨),下肢有胫侧(近胫骨)和腓侧(近腓骨)。趾骨上部为足背侧,下部为足底侧等。

（二）人体体轴与基准面线

1. **人体体轴** 垂直轴是从头顶至足底的连线，亦称人体长轴；冠状轴是人体左右两侧同高点的连线，与矢状轴垂直交叉；矢状轴（短轴）是自腹前至背后同高点的连线，与垂直轴和冠状轴直角交叉（图 2-10）。

2. **基准面线** 矢状面是将人体纵切为左右两部分的面；正中矢状面是将人体左右等分的面；水平面是与地平面平行且将人体横断为上下两部分的断面；冠状面是将人体纵切为前后两部分的断面，矢状面、水平面、冠状面相互垂直；构成人体的三维平面（图 2-10）。

（三）解剖学关节运动

1. **屈伸运动** 关节沿矢状面运动，组成关节的上下骨骼相互靠近或远离，靠近为"屈"，远离为"伸"。

2. **内收、外展运动** 关节沿冠状面运动，向正中矢状面靠近为"内收"，远离正中矢状面为"外展"。

3. **旋转运动** 关节环绕矢状轴或冠状轴做回旋运动时称旋转运动。

4. **旋内** 肢体的前面向内旋转时为旋内。

5. **旋外** 肢体的前面向外旋转时为旋外。

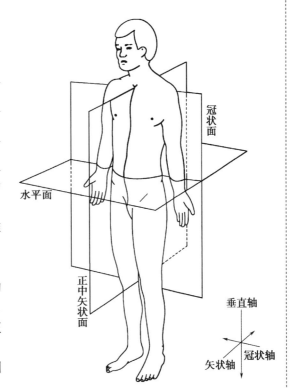

图 2-10　人体体轴与基准面线

（四）体表解剖标志

体表解剖标志是指在人体的表面上看到或触摸到的固定标志点，这些标志点与体内的某一解剖部位或脏器有对应的关系。摄影时根据人体体表的固定标志点，可以确定肉眼不可见的人体内部的解剖部位。

1. 头颅体表定位线（图 2-11）。

（1）听眶线（ABL）：即人类学的基准线（ABL），同侧外耳孔上缘与眼眶下缘的连线。

（2）听眦线（OMBL）：同侧外耳孔中点与眼外眦的连线，听眦线与听眶线约呈 12°～15° 角。

（3）听鼻线：外耳孔中点与鼻前棘的连线，听鼻线与听眦线约呈 25° 角。

（4）瞳间线（IPL）：两侧瞳孔间的连线，与水平面平行。

（5）听眉线（SML）：外耳孔中点与眶上缘的连线，听眉线与听眦线约呈 10° 角。

（6）眶下线（IOL）：两眼眶下缘的连线。

（7）听口线：外耳孔中点与口角间的连线。

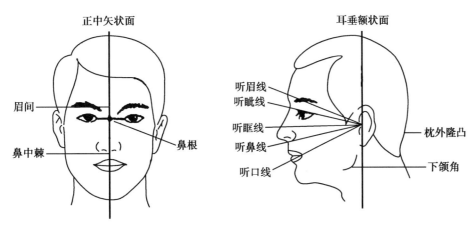

图 2-11　头颅摄影基准点、线、面

2．颈部

（1）舌骨：位于颈部中线最上方，相当于第 4 颈椎水平。

（2）甲状软骨：成人男性在上缘处构成高突的喉结，其后方正对第 5 颈椎。

（3）环状软骨：位于甲状软骨下方。临床上常在此处作急救气管切开或用粗针头穿入，以解救窒息。它的后方对第 6 颈椎，是喉与气管、咽与食管的分界点。

（4）胸骨颈静脉切迹：相当于第 2、3 颈椎水平；锁骨上窝位于锁骨中 1/3 分界处上方（表 2-2）。

表 2-2　脊柱体表定位标志

部位	前面观对应平面	侧 / 背面观对应平面
第 2 颈椎	上颚牙齿咬合面	
第 3 颈椎	下颚角	
第 5 颈椎	甲状软骨	
第 7 颈椎		颈根部最突出的棘突
第 2、3 胸椎间	胸骨颈静脉切迹	
第 4、5 胸椎间	胸骨角	肩胛上角
第 6 胸椎	男性双乳头连线中点	
第 7 胸椎	胸骨体中点	肩胛下角
第 11 胸椎	胸骨剑突末端	
第 1 腰椎	剑突末端与肚脐连线中点	
第 3 腰椎	脐上 3cm	肋弓下缘（最低点）
第 4 腰椎	脐	髂嵴
第 5 腰椎	脐下 3cm	髂嵴下 3cm
第 2 骶椎	髂前上棘连线中点	
尾骨	耻骨联合	

3．胸部体表标志　胸骨角相当于第 4、5 胸椎水平，后方对着气管分叉处；胸骨柄中分处相当于主动脉弓的最高点；剑突关节相当于第 9 胸椎水平，肋骨的最低点相当于第 3 腰椎水平。男性乳头对第 4 肋骨，相当第 6、7 胸椎水平；女性乳头位置低，个体差异较大，不宜做体表定位点。肩胛骨下角对第 7 胸椎。

4．腹部体表标志　骨性标志有剑突、肋弓、第 11 肋前端。在下方有耻骨联合、坐骨结节、髂前上棘、髂嵴。脐的位置不恒定，相当第 3、4 腰椎间隙高度（表 2-2）。

二、X 线摄影位置与方向

（一）摄影术语

1．中心线　在 X 线束中，居中心部分的那一条线称"中心线"。

2．斜射线　在 X 线束中，中心线以外的线称"斜射线"。

3．源 - 像距（source to image-receptor distance，SID）　即焦 - 像距，是指 X 线管焦点到探测器的距离，通常代表摄影距离。

4．源 - 物距　即焦 - 物距，是指 X 线管焦点到被照体的距离。

5．物 - 像距　是指被照体到探测器的距离。

（二）X 线摄影位置命名原则

1．根据中心线入射被照体的方向命名，如中心线经胸部后方第 6 胸椎水平，垂直射入探测器的体位称为胸部后前正位。

2．根据被照体与探测器的位置关系命名，如左前胸部紧贴探测器的体位称左前斜位。

3．根据被照体与摄影床的位置关系命名，如人体的左侧紧贴摄影床称为左侧卧位。

4．根据被照体与摄影床的位置关系及中心线入射被检体时与探测器的关系命名，如人体仰卧于摄影床，中心线经人体一侧水平射入探测器的体位称为仰卧水平侧位等。

5．根据被照体姿势命名，如胸部前弓位，小儿双髋的蛙式位。

6．根据某部位的功能命名 如颈椎的过伸、过屈位，颞颌关节的张口位与闭口位。

7．根据摄影体位创始人的名字命名，如乳突许氏位、髋关节谢氏位、鼻旁窦瓦氏位等。

（三）X 线摄影方向

中心线入射被照体时的方向称为 X 线摄影方向。

1．矢状方向 为中心线与身体矢状面平行的入射方向，如前后方向为中心线经被照体的前方射入，从后方射出；腹背方向为中心线经被照体的腹侧射向背侧。

2．冠状方向 为中心线与身体冠状面平行的入射方向，如左右方向是中心线经被照体的左侧射向右侧的方向；右左方向是中心线经被照体的右侧射向左侧的方向。

3．斜射方向 为中心线从被检体的矢状面与冠状面之间入射，从另一斜方向射出的方向。如左前斜方向是中心线经被照体的右后方射向左前方的方向；右后斜方向是中心线经被照体的左前方射向右后方的方向。

4．上下方向（轴） 为中心线经被照体的头侧射向足侧的方向，或从足侧射向头侧的方向。

5．切线方向 为中心线入射被照部位时与病灶边缘或器官边缘相切的方向。

6．内外方向 为中心线经被照体的内侧射向外侧的方向。

7．外内方向 为中心线经被照体的外侧射向内侧的方向。

8．背底方向 为中心线经被照体的足背射向足底的方向。

9．掌背方向 为中心线经被照体的手掌射向手背的方向。

10．前后方向 为中心线经被照体的前方射向被照体后方的方向。

11．后前方向 为中心线经被照体的后方射向被照体前方的方向

（四）X 线摄影体位

X 线摄影体位很多，根据命名原则衍生出多种位置。

1．正位 被照体矢状面与探测器垂直，中心线经被照体的前方或后方入射，同时从后方或前方射出的体位。

2．侧位 被照体冠状面与探测器垂直，中心线经被照体的一侧入射，从另一侧射出的体位。

3．斜位 被照体与探测器呈一定的摄影角度，中心线经被照体的左、右后方入射，从右、左前方射出的体位。

4．轴位 中心线与被照体长轴平行的摄影体位，如髌骨轴位、跟骨轴位等。

5．特殊位 顶枕位、鼻颏位、额鼻位、前弓位、切线位等。

6．一般体位

（1）后前位（postero-anterior）和前后位（antero-posterior）：被照体矢状面与探测器垂直。

（2）侧位（lateral position）：身体左侧或右侧靠近探测器，冠状面与探测器垂直。

（3）仰卧位（supine）：摄影台水平，被检者平卧台上，背侧在下，腹侧在上。

（4）俯卧位（prone）：与仰卧位相反，腹侧在下，背侧向上，头部可偏向一侧。

（5）立位（erect）：身体直立，分站立位和坐立位两种。

（6）卧位（recumbent）：摄影台水平，被检者以任何姿势卧于台面上，包括仰卧、俯卧和侧卧。

（7）头低足高位（trendelenburg）：被检者仰卧或俯卧于台面上，台面倾斜使头侧比足侧低。

7．专用体位

（1）斜位（oblique position）：身体左、右前部或左、右后部贴近探测器，冠状面或矢状面不与探测器平行或垂直而呈一定角度。

（2）右前斜位（right anterior oblique position，又称第一斜位）：身体右前部贴近探测器。

（3）左前斜位（left anterior oblique position，又称第二斜位）：身体左前部贴近探测器。

（4）右后斜位（right posterior oblique position）：身体右后部贴近探测器。

（5）左后斜位（left posterior oblique position）：身体左后部贴近探测器。

（6）水平位（horizontal direction）：被检者仰卧、俯卧、侧卧于台面上，X线水平方向摄影。

（7）左侧卧水平正位（left lateral decubitus position with horizontal direction）：被检者左侧卧于台面上，X线水平方向摄影。

（8）右侧卧水平正位（right lateral decubitus position with horizontal direction）：被检者右侧卧于台面上，X线水平方向摄影。

（9）仰卧水平侧位（dorsal decubitus position with horizontal direction）：被检者仰卧于台面上，X线水平方向摄影。

（10）俯卧水平侧位（ventral decubitus position with horizontal direction）：被检者俯卧于台面上，X线水平方向摄影

三、X线摄影的原则和步骤

（一）摄影原则

1．X线焦点的选择　摄影时，在不影响X线管负荷的原则下，尽量采用小焦点，以提高X线图像的清晰度。小焦点一般用于四肢、鼻骨、头颅的局部摄影。大焦点一般用于胸部、腹部、脊椎等较厚部位的摄影。

2．源-像距、物-像距的选择　摄影时应尽量使肢体贴近探测器，并且与探测器平行。肢体与探测器不能靠近时，应根据X线机负荷相应增加源-像距，同样可收到放大率小、清晰度高的效果。肢体与探测器不能平行时，可运用几何学投影原理采取倾斜X线等措施，尽量避免影像变形。在进行X线摄影时，应注意掌握"五字原则"，即"平、避、直、远、立"。平：被照体长轴应与探测器平面平行且紧贴探测器，使被照体不失真。避：注意避开相邻高密度的组织器官，不与被检部位重叠。直：X线中心线对准被照部位并与之垂直。远：使高密度、不需显示的组织器官远离探测器，被检查部位靠近探测器。立：需显示液、气平面时摄取立位，X线水平投射，必要时根据液、气的不同理化性质采取不同卧位水平投射。

3．中心线及斜射线的应用　一般中心线应垂直于探测器摄影，并对准摄影部位的中心。当摄影部位不与探测器平行而成角时，中心线应垂直肢体和探测器夹角的分角线，利用斜射线进行摄影。

4．滤线设备的应用　按照摄片部位的厚薄和焦-片距离，选用合适的遮线器。体厚超过15cm或应用60kV以上管电压时，需加用滤线器，并按滤线器使用的注意事项操作。

5．X线管、肢体、探测器的固定　X线管对准摄影部位后，固定各个旋钮，防止X线管移动。为避免肢体移动，在使肢体处于较舒适的姿势后给予固定。同时向受检者解释，取得密切配合，保持肢体不动。探测器应放置稳妥，位置摆好后迅速曝光。

6．千伏与毫安秒的选择　摄影前，必须了解受检者的病史及临床诊断，根据摄影部位的密度和厚度等具体情况，选择较合适的曝光条件。婴幼儿及不合作受检者应尽可能缩短曝光时间。

7．呼气与吸气的应用　受检者的呼吸动作对摄片质量有一定影响。一般不受呼吸运动影响的部位，如四肢骨，不需屏气曝光；受呼吸运动影响的部位，如胸腹部，需要屏气曝光。摄影前应训练受检者。

（1）平静呼吸下屏气：摄影心脏、上臂、肩、颈部及头颅等部位，呼吸动作会使胸廓肌肉牵拉以上部位发生颤动，摄影时可平静呼吸下屏气。

（2）深吸气后屏气：用于肺部及膈上肋骨的摄影，这样可使肺内含气量加大，对比更鲜明，同时膈肌下降，肺野、肋骨暴露于膈上。

（3）深呼气后屏气：深吸气后再呼出屏气，这样可以增加血液内的氧气含量，延长屏气时间，达到完全不动的目的。此法常用于腹部或膈下肋骨位置的摄影，呼气后膈肌上升，腹部体厚减薄，影像较为清晰。

（4）缓慢连续呼吸：在曝光时，嘱受检者做慢、浅的呼吸动作，目的是使某些重叠的组织因呼吸运动而模糊，而需要显示部位可较清楚的显示。例如胸骨正位摄影。

（5）平静呼吸不屏气：用于下肢、手及前臂躯干等部位。

8. 照射野的校准　摄影时，尽量缩小照射野，照射面积不应超过探测器面积，在不影响获得诊断信息前提下，一般采用"高电压、低电流、厚过滤"，可减少 X 线辐射量。

（二）摄影步骤

1. 阅读会诊单　认真核对受检者姓名、年龄、性别，了解病史，明确摄影部位和检查目的。

2. 摄影位置的确定　一般部位用常规位置进行摄影，遇特殊病例可根据受检者的具体情况加其他位置，如切线位，轴位等。

3. 摄影前的准备　摄影腹部、下部脊柱、骨盆和尿路等部位平片时，注意清除肠道内容物，否则影响诊断。常用的方法有口服泻药法，如口服番泻叶或 25% 甘露醇；或清洁灌肠。

4. 衣着的处理　摄影前除去衣物或身体部位上可能影响图像质量的任何异物，如发卡、纽扣、胸罩、饰物、膏药等。

5. 肢体厚度的测量　摄影部位的千伏是依据人体厚度决定的，根据人体厚度选择摄影条件。

6. 训练呼吸动作　摄胸部、头部、腹部等易受呼吸运动影响的部位，在摆放位置前，做好吸气、呼气和屏气动作的训练。

7. 摆位置、对中心线　依摄片部位和检查目的摆好相应的体位，尽量减少受检者的痛苦。中心线一般对准摄影部位的中心，切线位对准检查部位边缘。

8. 辐射防护　做好受检者局部 X 线的防护，特别是儿童、孕妇及性腺的辐射防护。

9. 选择源 - 像距离　按部位要求选好 X 线焦点至探测器的距离。如胸部为 150～180cm，心脏为 180～200cm，其他部位为 90～100cm。

10. 选定曝光条件　根据摄片部位的位置、体厚、生理、病理情况和机器容量条件，选择大小焦点、千伏、毫安、时间（秒）、距离等，或者使用自动曝光程序。

11. 曝光　以上步骤完成后，再确认控制台各曝光条件无误，然后曝光。曝光时注意关好防护门。

12. 数字图像处理与传输　曝光完成后及时查看图像质量及图像相关信息，确认无误后，调节窗宽和窗位，使图像的密度和清晰度、对比度符合临床要求，必要时对图像进行裁剪，以适合打印的要求。图像处理满意后，将图像传到 PACS 供医生判读。

13. 告知受检者领取检查结果的时间和地点。

四、X 线摄影条件

X 线摄影条件是指在 X 线成像过程中的相关成像因素。广义的 X 线摄影条件包括影像设备、受检者、探测器、摄影距离等。狭义的 X 线摄影条件是管电压、管电流、曝光时间、摄影距离。受检者受检部位组织密度和厚度、成像探测器的性能、X 线管靶物质的原子序数是相对固定的摄影条件，这些可以通过 X 线的感光效应理论来体现。感光效应是指有效照射距离内成像探测器对透过人体组织的 X 线照射的感光效率。X 线摄影所得的影像质量除了操作技术外，还由探测器的感光效应所决定。与感光效应相关的因素都不同程度影响摄影条件，包含管电压、管电流、摄影曝光时间、探测器感光效率、靶物质原子序数、摄影距离、被检体密度、厚度等。X 线摄影时，X 线束经不同密度和不同厚度的人体组织吸收衰减，透过不同强度的 X 线使成像探测器感光，其感光量用 E 表示，可用如下感光效应公式计算：

$$E = K \frac{V^n \cdot i \cdot t \cdot s \cdot z}{d \cdot Z \cdot \rho \cdot r^2} \tag{2-8}$$

其中 V 代表管电压，i 代表管电流，t 代表摄影时间，s 代表探测器的感光效率，Z 代表靶物质的原子序数，ρ 代表被检体的密度，r 代表摄影距离，d 代表被检部位的厚度，n 代表管电压的指数，k 为常数。

从以上公式不难看出，影响感光效应的因素众多。根据是否具有可变性，可大致分为相对固定的因素与经常变动的因素。探测器的感光效率、靶物质的原子序数、被检体的密度与厚度是相对固定的因素。管电压、管电流、曝光时间及摄影距离则需要根据检查受检者的生理和病理情况等灵活调节，属于经常变动的因素。将相对固定的因素包含在感光效应公式的 K 内，感光效应公式可简化为：

$$E = K \frac{V^n \cdot i \cdot t}{r^2} \tag{2-9}$$

将相对固定的因素包含在感光效应公式的 K 内后,因 K 对感光效应的影响相对不变,故影响感光效应的主要因素就只有管电压、管电流、曝光时间和摄影距离,这就是狭义的 X 线摄影条件。在这四个感光因素中,如果某一因素改变,要使成像探测器达到与原来相同的感光效应,就必须对其他因素作相应的调整,才能确保所需的感光效应基本不变,这就是摄影条件的选择。

（一）摄影条件的影响因素

1. 管电压　X 线摄影中管电压用千伏(kV)表示,kV 决定 X 线波长的长短,也代表 X 线的穿透能力。kV 越高,产生的 X 线波长越短,穿透能力越强。kV 是影响图像对比度、图像层次、图像信息量多少的主要因素,也是影响图像密度值的因素。感光效应与 kV 的 n 次方成正比,这一指数函数关系反映了 kV 在 X 线摄影中的重要作用。kV 越高,成像探测器的感光量增加,产生影像的层次越丰富,影像上组织结构信息量越多;kV 越高,所需要的管电流和曝光时间相应减小和缩短,可减少肢体抖动导致的图像运动性模糊。同时,kV 升高,散射线含有率升高,影像灰雾增加,图像对比度下降。X 线摄影时,应根据检查部位病理生理情况及临床需要和肢体部位厚度等来选择 kV 值(表 2-3,表 2-4)。

表 2-3　X 线摄影管电压参考值

管电压 /kV	摄影部位
25～35	乳腺、甲状腺
40～50	四肢、肩关节
60～70	颈椎、乳突、胸部(床旁)
80～120	头颅、胸椎、腰椎、腹部
125～150	胸部、心脏大血管

表 2-4　病理情况管电压和管电流调整参考值

病理情况	管电压与管电流量调整
成骨性骨质改变	+5kV
骨硬化	+8kV
脓胸、液气胸、胸腔积液	+6kV
肺实质病变、肺不张	+5kV
胸廓成形术	+8kV
肺气肿、气胸	−5kV
溶骨性骨质改变	−5kV
骨萎缩	−30% 原管电流量
骨囊肿	−5kV
结核性关节炎、类风湿关节炎	−5kV
脑积水	−20% 原管电流量
骨质疏松或脱钙病变	−25% 原管电流量

2. 管电流量　管电流量是管电流与摄影曝光时间的乘积,用 mAs 表示。管电流量与感光量成正比。管电流量是决定 X 线图像密度的主要参数,管电流量的大小直接影响成像探测器接受的 X 线光量子数的多少。管电流量增加成像探测器检测到的光量子数增多,影像的密度增大,噪声减少;管电流量减少则成像探测器检测到的光量子数减少,影像的密度降低,噪声增加。

3. 摄影距离　即源 - 像距(SID),在有效的摄影距离内,探测器上得到的 X 线的量与 SID 的平方成反比。当其他条件不变时,摄影距离 r 和管电流量 Q 之间的关系,可用下式来表示:

$$r_2^2 = Q_2 \cdot r_1^2 / Q_1 \tag{2-10}$$

式中的 r_2 代表新 SID,r_1 代表原来的 SID,Q_2 代表新管电流量(mAs),Q_1 代表原管电流量。从式

（2-10）可以看出，当新摄影距离 SID 增加一倍时，要得到原摄影距离 SID 同样的感光效果，则新管电流量需增加4倍。

4. **摄影时间**　也称曝光时间。摄影时间长短的选择，一般由被检部位的情况决定，固定不动部位的检查可选择较长的曝光时间，容易运动部位的检查选择短的时间，以减少检查部位图像的运动性模糊。

5. **X线成像探测器**　X线成像探测器是指透过人体组织后的X线接收装置。模拟成像探测器主要指由增感屏与胶片组成的屏-片系统，现在少用。数字成像探测器有 CR 的成像板和 DR 的平板探测器。数字X线成像探测器的功能是将摄影的信息接受并转换为数字信号，经过计算机进行图像后处理而获得可见影像。

6. **滤线器**　滤线器是为了消除散射线的影响，降低X线图像的灰雾度，提高影像质量而设计的一种摄影辅助装置。滤线栅是滤线器的主要组件，也称为滤线板，有平行式、聚焦式和交叉式三种。目前X线设备所用滤线栅多为聚焦式。

（1）滤线栅的参数

1）焦距：聚焦式滤线栅的铅条延长线相聚于空间一点（一线），该点与滤线栅中心的垂直距离称滤线栅的焦距。X线摄影时，SID 应与滤线栅的焦距相等或接近，X线则可顺利通过滤线栅，否则将被吸收。常用滤线栅的焦距有 100cm、120cm、150cm、180cm 几种（图2-12）。

2）栅比：是滤线栅铅条高度和铅条间距离之比。栅比越大，吸收散射线的能力越强。目前常用的滤线栅栅比有 8∶1、10∶1、12∶1、14∶1 等（图2-13）。

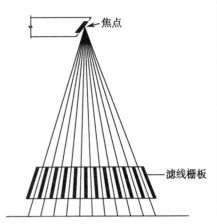

图2-12　聚焦式滤线栅焦距示意图

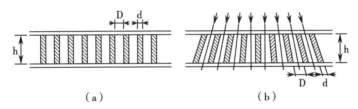

（a）　　　　　　　　　　（b）

图2-13　滤线栅栅比示意图

3）栅密度：是指每 1cm 中所含铅条数目。常用滤线栅的栅密度为 40～80 条/cm。栅密度越大，越不易出现铅条影，成像质量越好；但制造难度增加。

4）滤线栅的曝光系数 B：是应用和不应用滤线栅时照片上获得同一密度值所需曝光量的比值。同一性能的滤线栅的 B 值越小越好，B 值一般在 2～6 之间。

（2）滤线栅的种类：根据曝光时是否运动分为活动式和静止式。

（3）使用滤线器的注意事项：①使用滤线栅的基本原则是当被照体厚度超过 15cm、管电压高于 60kV 时就有必要使用滤线栅。②使用聚焦式滤线栅时，要避免滤线栅反置；否者出现切割效应，大量原发射线被吸收（图2-14）。③X线中心线应该对准滤线栅中线，左右偏移不超过 3cm。④需要倾斜X线管摄影时，倾斜方向应该与铅条排列方向一致。⑤使用聚焦式滤线栅时，SID 应与滤线栅的焦距一致，在允许的范围内使用。⑥使用调速活动滤线器时，预调运动速度一般比曝光时间长 1/5 以上。⑦根据所用管电压的高低来选择合适的滤线栅，一般原则是 60kV 选 6∶1，80kV 选 8∶1，以此类推；高 kV 摄影选择栅比在 12∶1 以上的滤线栅。

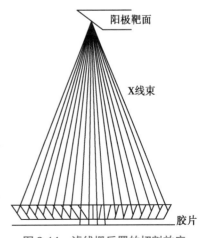

图2-14　滤线栅反置的切割效应

7. 照射野 照射野为X线束所照射的范围,照射野的大小将影响图像的对比度与光学密度。模拟X线摄影时,照射野应比影像接收器尺寸略小,使影像接收器周围不接受X线,提高图像质量。

8. 其他因素 模拟X线摄影时,屏-片匹配情况将影响影像的密度、对比度、清晰度及信息量的多少。显影液性能主要取决于溶液的配方、pH和温度。冲洗操作时,显影液浓度、显影温度、显影时间与影像效果关系密切,一般来说,高浓度配方、高pH,高温显影效果好。

数字X线摄影时,因可进行图像后处理,X线摄影条件的宽容度较大,且可适当降低X线摄影条件,以降低辐射剂量。但是降低X线剂量时应考虑量子斑点、图像噪声对影像质量的影像。不同厂家的探测器感光率略有不同。总体上模拟X线摄影和数字X线摄影X线使用条件的范围基本一致。

(二)X线摄影条件的制订

制订合适的X线摄影条件表,要综合考虑被检部位的密度、厚度、有效原子序数、病变的病理类型、年龄、发育情况等身体因素,还要考虑增感屏、胶片、滤线栅、显影液、IP及FPD性能等感光因素,其中X线摄影中需要经常灵活调整的感光因素为管电压、管电流、曝光时间和摄影距离。

X线摄影条件表的制订方法可分为四类:

1. 变动管电压法 变动管电压法是将感光因素中除被检体厚度和管电压之外所有因素固定不变,作为常数,然后根据被检体厚度来调整管电压的一种方法。美国X线摄影技师Jermey在1926—1947年介绍了这种摄影方法,之后被广泛应用,也称为“美国法”,我国在数字影像设备出现之前也普遍应用该法。其被检体厚度与管电压之间的相互关系式为:

$$V = 2d + c \qquad\qquad (2-11)$$

式中V为管电压(kV),d为被照体厚度(cm),c为常数。此方法简单易行,被检体厚度每增减1cm,管电压就增减2kV。常数c因部位不同而不同,四肢骨c值取30,腰椎c值取26,头部c值取24。

2. 固定管电压法 固定管电压法是在保证对被检部位有足够穿透力的前提下,将管电压值固定,通过选择管电流或曝光时间来达到合适的感光效应的一种方法。固定管电压法1955年由法国技师提出,又称法国法。

固定管电压法操作简单,减少了较厚部位的曝光量,有利于降低被检者的X线剂量,有利于提高X线图像质量。现代X线机常采用的电离室或光电计自控曝光摄影技术,其原理属于固定管电压法。

3. 对数率法 对数率法能恰当地选择、处理X线摄影时各感光因素的平衡关系,是一种使X线影像能获得恰到好处的光学密度值和最大信息量的方法。该方法是由西门子公司的F. Claalen研究并提出了一份条件表,故又称西门子条件表或点数法。

该方法是利用电子计算机数据存储量大、运算迅速准确的特点,将影响X线感光效应的感光因素转换成相应的对数值,即“点数”,然后通过应用程序进行运算得出规范化的摄影条件。由于影响X线感光效应的感光因素很多,常把管电压kV、管电流量mAs、摄影距离r三大因素先变换成相对应的对数率点数,而其他感光因素统一用系数K的对数率点数表示。即:

$$E = K \cdot \frac{V^n \cdot mA \cdot s}{r^2} \qquad\qquad (2-12)$$

式中K为常数,n为管电压指数,取值在2～6之间。对上式两边进行常用对数运算,得:

$$\lg E = \lg K + n\lg V + \lg mAs - 2\lg r \qquad\qquad (2-13)$$

上式将X线感光效应看作是管电压kV、管电流量mAs、摄影距离r三大因素和其他感光因素K的对数值之和,从而将获得合适X线感光效应需进行的乘法、除法、指数等复杂运算简化为加减运算。lgK代表了三大因素之外所有的感光因素,因此其中任何感光因素发生变化,尤其是组织病理类型、厚度、重要器材性能发生变化时,lgK必须作相应修正,因此还需要引入修正点数。

4. X线自动曝光技术 自动曝光控制这个概念始于20世纪的20年代,至40年代随着自动负载设备的产生逐步应用于胸部X线摄影,到50年代通用型X线摄影自动控制装置的出现而运用于全身各部位。自动曝光控制是指在X线摄影时,将传感器置于被检部位与探测器之间,实时监测X线通过被检部位到达探测器的X线,当X线量满足传感器的设置值时,启动控制台电路切断高压,实现自动控制摄影时间。

自动曝光系统分为荧光效应控制的光电管AEC和以X线对空气的电离效应为基础的电离室AEC

系统。其机制是采用对X线敏感的探测器，把X线剂量转换成电流或电压并正比于X线剂量率，在时间积分后的电压也就正比于所接受的X线剂量。将积分电压与一个正比于图像密度的设定电压进行比较，由一个门限探测器给出剂量到达设定值的曝光终止信号，即切断高压，形成了AEC系统。

（三）数字化X线摄影条件的应用

CR及DR等数字化X线摄影已普及，数字化X线摄影条件中有关管电压、管电流量、摄影距离、滤线栅、照射野等感光因素与模拟X线摄影技术相同。但因数字X线设备中接受透过被检体的X线介质不同，且有图像后处理功能，故数字化X线摄影条件的选择有其独特特点。

CR中的IP、DR中的FPD，与模拟X线成像的屏-片系统在性能上有较大差异，且其信息转换的过程、效率也不同，对感光效应的影响程度也就不同。CR设备的图像后处理设施与X线机设备是相对独立的两个系统，而DR设备的图像后处理设施与X线机设备匹配连接在一起，成为一个成像系统，故CR与DR的曝光条件也有较大差异。

CR、DR等数字化X线摄影条件及后处理参数均处于自动处理模式或半自动处理模式，点击计算机的图像处理界面，可显示根据探测器的性能及检查部位的要求确定摄影条件具体数值，以获得符合诊断的影像。针对当前图像可曝光后图像后处理。

虽然数字化X线摄影有图像后处理功能，可对曝光不足或曝光过度的图像作矫正处理，但正确把握被检部位的密度、厚度、病变类型，充分考虑CR设备中的IP、阅读器系统的性能和DR设备中FPD的性能，选择合适的管电压、管电流、曝光时间及摄影距离仍然很重要，需认真对待。

（四）优质图像标准

确定X线摄影条件时，应根据被检者身体状况、组织类型、病理类型来选择恰当的管电压、管电流量、摄影距离等参数，获得一幅具有诊断价值的优质图像。

1. 符合临床诊断要求　评价一幅图像的质量，不仅要从影像质量的标准上来看是否优质，更重要的是看该图像是否符合临床诊断的要求。符合临床诊断要求的X线图像，必须具备两个方面：①从X线成像的角度上看，几何投影正确，微小的图像失真度；②照片影像显示部位符合诊断要求，清晰显示组织的细微结构；③照片标记正确、清晰、整齐，照片无伪影、刮痕、污染。

2. 图像质量标准

（1）适当的密度：光学密度是观察X线图像的基础。光学密度单一的图像不能反映任何信息，光学密度过高或光学密度过低的图像人眼无法识别，阅读者获得的信息量严重降低。

（2）良好的对比度：X线图像具有适当的光学密度很重要，是图像优质参数的前提，在此基础上兴趣区图像必须具有良好的对比度，人眼才能识别组织差别。一幅图像最基本的表现形式是图像显示出了被检部位正常组织与病变组织吸收X线差异所形成的相对应的光学密度差，这是观察被检部位正常组织与病变组织的最重要的依据。光学密度差大的图像对比度高；反之，光学密度差小时图像对比度低。图像上对应于肢体内部组织和异常变化处必须有密度差来引起医生眼睛的感觉，重点观察，思考病变性质。自然对比度较大的部位，如骨骼与肌肉之间，其图像对比度自然较大，而对于自然对比度较差部位，如乳腺与软组织之间，放射技师就必须采用特殊技术提高其对比度，比如造影技术、软组织摄影技术等。

（3）丰富的层次：一幅图像除具有适合的密度、良好的对比度外，应尽量全面显示组织结构或病变特点，尽可能多地反映诊断信息，即层次要丰富。影像对比度和层次均是光学密度的差异，但层次强调的是这种差异等级数的多少，图像上对比度差异等级数越多，层次就越丰富。在人眼可识别的有限密度范围0.25～2.0内，两者是相互制约的，影像对比度大，层次欠丰富；反之，层次丰富的图像，则对比度减小。实际工作中必须针对临床诊断目的，处理好层次与对比度两者间的关系，通常通过调节管电压的高低来控制对比度与层次，厚部位与致密组织选用高kV摄影术，薄部位及软组织则选用软X线摄影技术，临床诊断需要突出对比度差异时降低kV值，临床诊断需要突出层次丰富的图像时升高kV值。此外对一些缺乏自然对比的组织器官或病变，通过采用造影技术来改善影像的对比与层次，提高影像显示的信息量。

数字X线设备的图像后处理程序中也有调节对比度和层次的软件，是否调整得当直接影响图像对比度与层次。总之图像上尽可能多地显示出人眼能识别的正常和异常组织的变化，使图像具有良好的对比与丰富的层次是临床诊断对X线图像最基本的要求。

（4）良好的清晰度（锐利度）：一幅优质图像对于两种组织或毗邻器官的影像界限应清晰显示，若因器官运动或摄影设备精度不佳等原因，会造成两个毗邻组织影像边界模糊。

在实际X线摄影工作中，影像模糊现象是无法完全避免的，但应尽量减小技术性模糊，如通过缩短曝光时间、固定被检部位、采用小焦点、减小被检部位到IR（胶片、IP、探测器等）距离、选用高质增感屏、屏‑片接触紧密、控制照片斑点等相应措施，均可降低影像技术性模糊，提高影像锐利度。数字X线设备有专门提高影像锐利度的后处理技术软件，应充分利用。

（5）尽量少的噪声：美国芝加哥大学的Rossmann教授首先提出X线照片斑点（mottle）的概念，又称噪声（noise），在其1963年研究报道中将照片斑点定义为"光学密度上的随机涨落"。在物理声学中把无规则的、紊乱的、断续的一种干扰信号称为噪声；在无线电通讯中所出现的传输信号以外的干扰称为噪声；在数字信号处理中把不需要的、无确定性、不可预测的干扰信号称为随机信号；Rossmann教授把X线照片上由于X线量子分布不均形成的淹没微小病灶的无规则微小密度差称为照片斑点。由此可见照片斑点与声学、无线电中的噪声及数字信号处理中的随机信号，从物理本性上讲是一样的，即都是无规则的、随机的、无用的信号。噪声会淹没影像中的微小病灶信息，影响影像质量。

在模拟X线摄影中，屏‑片系统形成照片噪声的原因主要有三个：①增感屏结构斑点噪声，系主要原因；②胶片粒状度；③量子斑点。量子斑点的多少是可控的技术性因素，mAs减少X线量子显著减少，形成的照片斑点显著增多。

数字X线摄影中形成影像噪声的环节多，原因比屏‑片系统复杂。

（五）高千伏摄影

1. 成像原理　当选择90kV以下管电压（常规摄影）进行X线摄影时人体对X线的吸收以光电效应为主，各组织影像密度的高低受原子序数和身体厚度的影响较大，骨骼、软组织、脂肪和气体有明显的影像密度差异，图像的对比度好。但各种组织结构重叠在一个平面时，影像密度低的组织将会被影像密度高的组织所掩盖。当选择120kV及以上管电压（高千伏摄影）进行X线摄影时，人体组织对X线的吸收以康普顿散射为主，各部分结构影像密度的高低受原子序数和身体厚度的影响减少。骨骼、软组织、脂肪和气体的密度差异相应减小，各种组织间相互重叠的影像就能显示，高密度组织内的低密度组织也可在影像上表现出来，产生层次丰富和细节清晰的图像。胸部高千伏摄影可以显示被心脏、肋骨和膈肌遮盖的肺组织、肺纹理及病变等影像。

0205
组图：高KV胸片与低KV胸片对比

2. 应用评价　高千伏摄影要求是中、高频大容量的X线机，管电压必须在120kV以上，X线管的窗口附加滤过3mm～5mm铝板，或使用铜铝复合滤过板，使用12∶1以上高栅比滤线栅。使用铜铝复合滤过板时必须注意铜面朝向X线管，铝面朝向受检者。

高千伏摄影的优点：①可获得层次丰富的影像，提供更多的诊断信息；②降低毫安秒，减少受检者接受的X线辐射剂量；③缩短曝光时间，减轻因受检者运动造成的影像模糊；④减轻X线管的负荷，延长X线机的使用寿命；⑤曝光宽容度提高，有利于管电流和曝光时间等摄影条件的选择。

高千伏摄影的缺点：主要是散射线增多，影像的灰雾度增加，影像的对比度下降。所以，实施高千伏摄影需在X线管窗口使用厚滤过板和使用高比值滤线栅。选择厚滤过板是为了吸收低能射线，减少光电效应，减少患者的辐射剂量；使用高比值滤线栅是为了吸收人体产生的散射线，降低影像产生的灰雾，从而获得高质量的X线影像。

第三节　CR成像技术

计算机X线摄影是以成像板（IP）作为信息接收器，经X线曝光及信息读出处理形成数字影像的成像技术。1983年由日本富士公司研制成功并应用于临床。经过不断地发展和完善，CR系统将模拟X线摄影的模拟信息转化为数字信息，不仅实现了各种图像后处理功能，还可将获得的数字信息通过图像存档与传输系统（picture archiving and comunication system，PACS）实现远程医学。但是CR系统的时间和空间分辨力还有待提高，不能实时动态观察器官结构，显示细微结构（空间分辨力）能力也不及传统的屏‑片成像。

一、CR系统的结构

CR系统主要由X线机、IP、影像阅读器、后处理工作站和存储装置等构成（图2-15）。

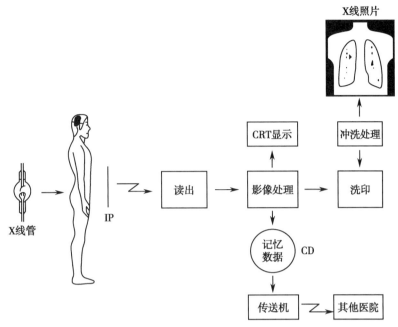

图2-15 CR系统结构示意图

（一）X线机

CR系统使用的X线机与传统的X线机兼容，不需要单独配置。但无暗盒型影像阅读装置并将IP与阅读装置组合为一体时，则需要单独配置X线机。

（二）成像板

IP是CR成像系统的关键部件，是CR系统信息采集的设备，是记录人体影像信息、实现模拟信息转化为数字信息的介质，IP只具有记录功能，不具备影像显示功能。IP有正反之分，从外观上看，正面就如同增感屏一样，反面为黑色。

1. IP的基本结构 IP由保护层、成像层、支持层和背衬层组成（图2-16）。

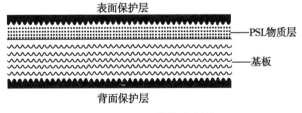

图2-16 IP结构示意图

（1）保护层：由一层非常薄的聚酯树脂类纤维制成。能弯曲、耐磨、透光率高。保护荧光层不受外界温度、湿度和辐射的影响及使用过程中防止荧光层受到损伤。

（2）成像层：又称光激励发光物质层，主要是由"光激励发光物质"组成。一般的PSL物质的荧光非常微弱，难以利用。经研究发现，只有掺入2价铕离子（Eu^{2+}）的氟卤化钡（$BaFXEu^{2+}$，$X=Cl, Br, I$）的结晶，在已知的PSL物质中光激励发光作用最强，因此被选为IP的荧光材料。

这些PSL物质晶体的平均尺寸为4～7μm，晶体直径越大，PSL现象越强，但影像清晰度、分辨力随之下降。

（3）支持层：又称基板，用于支持和固定成像物质，是由聚酯树脂纤维胶制成。该材料具有较好的平面性、适中的柔韧性及良好的机械强度。为了避免激光在成像层和支持层之间发生界面反射,提高图像的清晰度,故将支持层制成黑色。

（4）背衬层：又称背面保护层,其材料与保护层相同。主要是防止使用过程中与IP之间的摩擦损伤。

2. IP的规格与类型 IP常用的规格同传统的增感屏暗盒,有35cm×43cm（14英寸×17英寸）、35cm×35cm（14英寸×14英寸）、25cm×30cm（10英寸×12英寸）和20cm×25cm（8英寸×10英寸）等规格。IP的类型根据不同的摄影技术分为标准型（standard,ST）和高分辨力型（high resolution,HR）两种。ST多用于常规摄影而HR则主要用于乳腺摄影。

3. IP的特性

（1）IP具有"光激励发光现象"：IP中PSL物质在受到第一次激励光照射时,能将第一次激励光所携带的信息贮存下来,当受到第二次激励光照射时,能发出与第一次激励光所携带信息相关的荧光,这种现象被称为"光激励发光现象",这种物质就被称之为光激励发光物质。

这种"光激励发光现象"是由于PSL物质受到第一次激发光（如X线、γ射线及紫外线等）照射时,物质中的电子吸收能量呈半稳定状态散布在成像层内,即形成潜影；当第二次激发（如激光）照射时,半稳定状态的电子就会以可见光的形式将能量释放出去。

IP发射荧光的量依赖于第1次激发时的X线量,在$1:10^4$的范围内具有良好的线性。故IP用于X线摄影时,具有良好的动态范围,可精确地检测组织结构间极小的X线吸收差别。

（2）IP可重复使用：IP可替代胶片,作为信息的采集部件重复使用。IP重复使用是PSL物质中微量Eu^{2+}形成的发光中心发挥的作用。当IP受到第一次激励时,由于吸收X线而发生电离形成电子/空穴对,一个电子/空穴对（陷阱）将一个Eu^{2+}跃迁到激发态Eu^{3+},以俘获电子的形式存储的能量形成潜影。当IP受到第二次激励时,激发态Eu^{3+}再返回到基态Eu^{2+},同时将俘获的能量以可见光的方式释放出来。

IP在正常条件下的使用寿命可达10 000余次。

（3）IP的激励光谱与发射光谱不同：IP的激励光谱是激光阅读器中激光发出的波长为600nm左右的光谱（氦氖激光器600nm、红外激光器800nm左右）。IP的发射光谱（光致发光）是PSL物质在激光阅读器中被激光激励时释放出的可见光光谱,峰值为390～400nm。该光谱的峰值恰是光电倍增管吸收光谱的范围,因而信息检测效率最高。

（4）IP的时间响应：光发射寿命期是发射荧光的强度达到初始值的1/e（e=2.718）时所用的时间。IP受到第二次激发后产生的可见光,可见光会迅速衰减直至消失,PSL发光寿命期为0.8微妙,由于这个时间极短,致使光电倍增管吸收IP上不同位置产生的可见光信息不发生重叠。

（5）IP存储信息易消退：X线激励IP后,模拟影像被存储在IP内。随着时间的推移,俘获的信号会通过自发荧光呈指数规律消退。一次曝光后,典型的成像板会在10分钟至8小时之间损失25%的存储信息,这个时间段之后逐渐变慢。时间越长、存储的温度越高,消退速度越快。因此,曝光后的IP,需要在8小时内读出信息。

（6）IP易受天然辐射的影响：IP是高敏感性的光敏材料,不仅对X线敏感,对其他形式的电磁波也敏感,如紫外线、γ射线及粒子射线等。因此,长期存放未使用的IP,使用前应先采用强光（来自激光阅读器）消除天然辐射产生的伪影。

4. IP使用注意事项

（1）避免IP受到X线照射和天然辐射,IP须放置于检查室外（或铅箱内）,已照与未照的IP有明显区别标记或放置在不同区域,避免在摄影过程中混淆。

（2）闲置超过8小时的IP,使用时需先清除IP上的残存影像或者环境辐射造成的本底灰度。

（3）X线摄影时,应严格规范IP的放置方向,确保原始CR图像与实际受检者被检部位左右相一致。

（4）为了保证X线摄影的图像质量,应一张IP采集一幅图像。摄影后的IP上的潜影会因光的照射而消退,所以必须避光,并尽快读取信息。

（5）不同于屏-片系统X线摄影,CR选择IP的尺寸对成像特性有明显的影响。与较大IP相比,较小 IP 具有较小的像素尺寸和较高的空间分辨力。因此,应根据不同检查部位对解剖结构细节的显示要求,选择相应尺寸的 IP。

（6）在对带有血迹及其他污染的受检者进行摄影时,需将 IP 放入一次性塑料袋内,再放置在受检者检查部位进行检查。

（7）定期用柔软的清洁纱布蘸取专用清洁剂清洁 IP,清理 IP 上的灰尘和污点,以降低图像噪声和伪影。

（8）在使用中,应注意避免 IP 出现擦伤,及时淘汰有损伤和超过使用期限的 IP,避免造成伪影和严重噪声干扰诊断,同时可有效降低 X 线照射剂量。

（三）影像阅读器

CR 系统的影像阅读装置分为暗盒型和无暗盒型两种,暗盒型的较多。

影像阅读器主要是通过激光扫描读取成像板中的记录信息,并可通过曝光数据识别进行影像的初步处理,之后将影像数据输出到影像后处理工作站。此外,还负责对成像板的潜影进行擦除处理。

（四）影像处理工作站

影像处理工作站有影像处理软件,可提供不同解剖成像部位的多种预设影像处理模式,实现影像的最优化处理和显示,并可进行影像数据的存储和传输。还可以进行影像的查询、显示与处理(如放大、局部放大、窗宽窗位调节、旋转、边缘增强、添加注解、测量和统计等),并可把处理结果输出。

存储装置用于存储经影像阅读处理器处理过的数据,如服务器、光磁、硬盘等。

单图:CR 阅读器外观图

二、CR 系统成像过程

CR 系统成像过程也就是影像信息的形成过程,主要包括影像信息采集、影像信息转换、影像信息处理和影像信息存储四部分(图 2-17)。

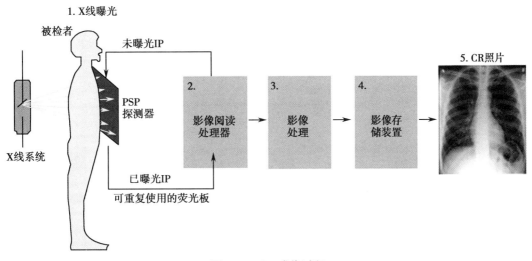

图 2-17　CR 成像过程

1. 影像信息采集（acquisition of information）　CR 系统采用 IP 作为 X 线信息采集的接收器。将未曝光的 IP 经穿过被照体的透射线照射后,X 线光子就被 IP 的 PSL 物质层中的荧光颗粒吸收,释放出电子,其中一部分电子散布在成像层内呈半稳定状态,形成潜影,X 线信息以潜影的形式被记录下来。

2. 影像信息转换（transformation of information）　指存储在 IP 上的 X 线模拟信息转化为数字信号的过程。它主要由激光扫描读出装置（PSL 扫描仪）、光电倍增管和模数（A/D）转换器完成。其过程是储存着潜影的 IP 置入到 CR 阅读器内,IP 被自动取出并经过激光扫描仪扫描,潜影信息以可见光的形式被读取出来,同时,释放的可见光被光电倍增管检测收集,并将接收到的光信号转换成为相应强弱的电信号,放大并由模数（A/D）转换器转换为数字信号(图 2-18)。

现代的 CR 可整页读取,大大提高了效率。

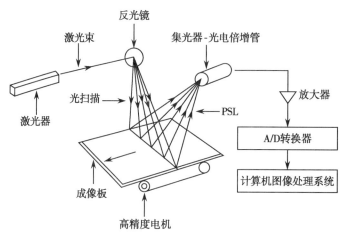

图 2-18　CR 的影像读取转换过程

3. 影像信息处理（processing of information）　是指在 CR 系统的后处理工作站采用不同的影像处理技术实施处理，以达到影像质量的最优化，满足临床诊断的需求。它主要包括谐调处理、空间频率处理和减影处理等。

4. 影像信息存储与输出（archiving and output of information）　CR 系统影像信息的存储方式有两种：一种是通过激光打印机打印成照片的形式进行存储；另一种是采用光盘或大容量的硬盘的方式存储。光盘或硬盘的储存方式可大大减小储存的空间，并能够长久保存。

CR 系统的成像原理是以上过程的四象限理论（图 2-19）。

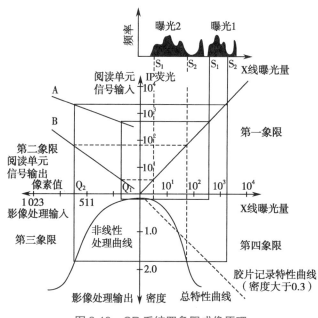

图 2-19　CR 系统四象限成像原理

三、CR 的图像处理

CR 系统实施图像处理时，其功能分为三个主要环节：第一个环节是与系统的检测功能有关的处理环节，即第二象限功能。（图 2-19）该环节基于适当的影像读出技术，保证整个系统在一个很宽的动态范围内自动获得具有最佳密度和对比度的影像，即采用最佳阅读条件，并使之数字化。这个处理环节称为曝光数据识别（exposure data recognizer，EDR）。第二个环节是与显示的影像特征有关的处理环节，即第三象限功能。该环节通过各种特定处理（如谐调处理、频率处理、减影处理等）为医生提供可满足不同诊断要求的、具有高诊断价值的影像。第三个环节是与影像信息的存储和传输功能有关的处理环节,即第四象限功能。该环节获得质量优良的照片记录,并在不降低影像质量的前提下实施影像数据的压缩,以达到高效率的存储与传输。

(一)与检测功能有关的处理

本环节通过曝光数据识别器(EDR)检测到IP上所携带的信息并以最佳的阅读条件读出该信息,并形成具有最佳密度与对比度的数字影像。EDR采用了先进的图像识别技术,如曝光区识别、分割标记范围和直方图分析等方法控制影像的质量。

(二)与显示功能有关的处理

为提高诊断的准确性及扩展诊断范围,其显示功能的处理包括动态范围压缩处理、谐调处理、空间频率处理、能量减影和多灰阶对比度增强(multi-scale contrast amplification)。

1.动态范围压缩处理 能够提供较宽的影像诊断范围,可将曝光不足或曝光过度的影像置于最适宜处显示,获得优质的影像照片,主要用于具有高密度的胸部和四肢。

通过CR的动态范围压缩处理,在胸部影像中可以清楚地显示出纵隔内的细微结构。在胃肠道双重对比造影检查的影像中,对高密度区域的动态范围控制处理有利于显示充满空气部位组织结构的细节。在乳腺摄影中,对高密度区域的动态范围压缩处理可以良好显示邻近皮肤边缘部分的结构。

2.谐调处理 也叫层次处理,主要用来改变影像的对比度、调节影像的整体密度。CR系统中,以16种谐调曲线类型(gradation type,GT)作为基础,以旋转量(gradation amount,GA)、旋转中心(gradation center,GC)、移动量(gradation shift,GS)作为调节参数,来实现对对比度和光学密度的调节,从而达到影像的最佳显示。CR系统利用IP很宽的曝光宽容度,通过谐调处理技术,能把读出的曝光偏高或偏低的影像调节为符合诊断要求的图像。

3.空间频率处理(spatial frequency processing) 是指系统对空间频率响应的调节,影响影像的锐利度。

4.减影处理(subtraction processing) CR系统也可完成血管造影与非造影影像的减影功能。CR系统中减影的方式有两种:时间减影和能量减影。时间减影通常不具备较高的时间分辨力。能量减影的方式又分为两次曝光法和一次曝光法,前者是在曝光中切换X线管输出的能量,得到两幅不同能量的照片进行减影;后者是在暗盒中放置两块IP,中间放一块铜板,两块IP在同一时间曝光,但两幅影像的曝光能量不同,两块IP的影像加权相减实现能量减影。

5.灰阶的处理 CR系统中,读取影像时将影像信号在需要的范围内变成数字信号,从而可以调整某一数字信号以黑白密度再现,这一过程即为灰阶处理。灰阶的处理即为窗口调节技术:指通过对窗宽(WW)、窗位(WL)的调节,使显示的影像符合诊断需要。窗口调节技术是数字化影像所共有的。

四、CR系统的评价

影响CR系统成像质量的因素有很多,主要在于信息采集、读出、处理与显示四个环节中,而IP的特征和阅读器的性能对成像质量的影响尤为重要。

(一)决定CR系统响应性的因素

1.进入IP的散射线 IP的荧光层在吸收入射X线的同时,吸收了部分散射线,使影像变模糊。散射线比例很小,对CR系统响应性产生相对轻微的影响。

2.激光束在IP荧光层上的散射 在IP的阅读器中,CR的响应特征很大程度上是由激光粒子的扩散决定的。其扩散依赖于IP的响应特征(激光在荧光层的散射特征)和激光束的直径。根据CR系统响应特征的需要,阅读器使用了两种类型的IP:ST型(标准型,抑制X线量子的噪声)和HR型(高分辨力型,增进响应特征)。

3.电子系统的响应特征 从光电倍增管输出的信号经滤过后传送到ADC,这些电路的响应特征一定要设计为高效率,以便不降低整个系统的响应性。

(二)CR系统的噪声

系统噪声是影响影像质量的重要因素,噪声不能完全消除。CR影像中,主要有X线量子噪声、光量子噪声和固有噪声(非X线量依赖性噪声)。

1. X线量子噪声 在X线被IP吸收的过程中产生。噪声与IP检测到的X线量成反比，即入射的X线剂量越大，噪声越小。

2. 光量子噪声 是光电倍增管把PSL转换为电信号时产生的，它与入射的X线剂量、IP的X线吸收效率、PSL、PSL光导器的集光效率以及光电倍增管的光电转换效率成反比。在激光阅读器中，增加激光束输出功率，可以增加IP的PSL，使用集光效率更高的光导系统及光电转换效率更高的光电倍增管，都是降低光量子噪声的有效措施。

3. CR系统中的固有噪声 包括IP的结构噪声、激光噪声、模拟电路噪声和A/D转换过程中的噪声。其中，IP的结构噪声由PSL物质中荧光体分布的随机性产生，是最重要的起支配作用的噪声。

CR成像中，在低剂量区RMS值对X线辐射量响应呈直线样递减，该区域主要是量子噪声。在高剂量区，RMS近似为一定值，几乎不依赖于X线剂量，该区域的噪声主要是固有噪声。因此，当入射X线剂量恒定时，CR影像噪声主要由IP的吸收特性决定，提高IP对X线量子的检测能力，可提高CR的影像质量。

（三）空间分辨力

CR影像的空间分辨力主要取决于PSL物质晶体的颗粒大小和影像读出系统的电、光学特性。由于二次激发的激光是以点扫描的方式来激发荧光，因此激光光点的直径、激光及PSL在IP中的散射程度会对CR影像的模糊度产生影响，进而影响其对比度和空间分辨力。散射程度越大，空间分辨力越差（表2-5）。因此，在实际工作中，在可以容纳检查部位的前提下，尽可能使用小的IP以提高图像分辨力。

表2-5 IP的信息容量和空间分辨力

IP	分辨率LP/mm	像素尺寸/mm	像素数	位	容量/MB
14×17	2.5	0.2	1 760×2 140	10	4.5
14×14	2.5	0.2	1 760×1 760	10	3.8
10×12	3.3	0.15	1 670×2 010	10	4.0
8×10	6.0	0.10	2 000×2 510	10	6.0

（四）图像的处理与显示

CR图像处理类型影响视觉，如显示骨质细微结构的高分辨力显示感觉图像噪声大。平滑显示时感觉噪声小。应用专业高矩阵显示器比普通显示器分辨力好。激光打印设备和不同的打印胶片也影响图像分辨力。

第四节 DR成像技术

数字X线摄影指计算机控制下，用X线平板探测器把X线影像信息转换为数字信号的技术。DR可根据临床需要进行各种图像后处理，如图像自动处理，边缘增强清晰、放大漫游、图像拼接，兴趣区窗宽、窗位调节，以及距离、面积、密度测量等。另外，由于DR技术动态范围广，X线光量子检出效能（DQE）高，具有较宽的曝光宽容度，即使曝光条件稍差，也能获得很好的图像。DR的出现实现了模拟X线图像向全面数字化X线图像的转变。

与CR相比，DR具有更大的优越性：①曝光剂量进一步降低，被检者辐射剂量更小；②时间分辨力明显提高，在曝光后几秒内即可显示图像；③具有更高的动态范围，DQE和调制传递函数（modulation transfer function，MTF）性能好；④对比度范围更大，图像层次更丰富；⑤操作快捷方便，工作效率高。

DR主要分为直接成像和间接成像两大类。成像方法主要有非晶硅间接FPD、非晶硒直接FPD、CCD和多丝正比室（MWPC）技术等。

一、非晶硅平板探测器X线成像

非晶硅平板探测器，其外形类似于X线胶片暗盒，在X线摄影时，能够接收X线并输出数字化的影像信号。它是以非晶硅(a-Si)光电二极管阵列为核心的X线影像间接转换探测器。它在X线照射下,FPD的闪烁体或荧光体先将X线光子转换为可见光,然后再由具有光电二极管作用的a-Si阵列转变为电信号,最后通过外围电路检出及A/D转换,获得数字图像。由于其经历了X线-可见光-电荷-数字图像的成像过程,因此通常称间接转换型FPD。

(一) 基本结构

非晶硅平板探测器(a-Si FPD)基本结构由碘化铯(CsI)闪烁体、a-Si光电二极管阵列、行驱动电路以及图像信号读取电路四部分构成(图2-20)。

1. 荧光材料(CsI闪烁体)　闪烁体通常是高原子序数的物质,具有较高的X线接收能力。闪烁体是一种吸收X线并把能量转换为可见光的化合物。对于每个X线光子闪烁体可以产生许多个可见光光子,每1keV X线可以输出20~50个可见光光子。

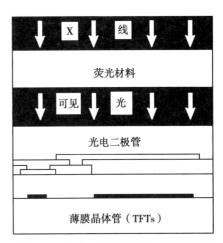

图2-20　非晶硅平板探测器结构示意图

(1) CsI晶体的X线吸收特性:CsI的X线吸收系数是X线能量的函数。随着X线能量的增加,CsI材料的吸收系数逐渐降低;材料厚度增加吸收系数升高。从理论上讲,增加材料的厚度可提高材料的吸收系数,但增加材料的厚度会导致图像分辨力的降低。在常规诊断X线能量范围内,CsI材料具有优于Se材料及其他X线荧光体材料的吸收性能。

(2) 碘化铯晶体的发射光谱特性:CsI发射光谱与a-Si光电二极管波长峰值均为550nm,具有很好的匹配关系,具有良好的X线-电荷转换特性。

2. 探测元阵列层　每个探测元包含一个a-Si光电二极管和起开关作用的TFD。a-Si光电二极管阵列完成可见光图像向电荷图像转换的过程,同时还实现了连续图像的点阵化采样。作为FPD的核心部件,其性能特征是决定FPD成像质量的关键因素。

(1) a-Si光电二极管阵列:典型的FPD阵列由间距为143μm的a-Si光电二极管按行列矩阵式排列,17吋×17吋(1吋=2.54cm)的FPD阵列由3 000行×3 000列共900万个像素构成,根据临床应用的不同要求也可采用不同的像素尺寸以及不同的阵列大小。每一像素由a-Si光电二极管、不能感光的开关二极管、行驱动线和列读出线构成。

(2) 探测器像素:每一像素由负极相连的一个光电二极管和一个开关二极管对构成,通常将这种结构称作双二极管结构(2XD),作TFD阵列。有采用光电二极管-薄膜晶体管对构成FPD像素的结构形式,称作TFT阵列。双二极管结构FPD是通过检出每一像素的充电电荷量而获取图像信息。

3. 探测器外围电路　由时序控制器、行驱动电路、读出电路、A/D转换电路、通信及控制电路组成。在时序控制器的统一指挥下,行驱动电路将像素的电荷逐行检出。读出电路由低功耗CMOS模拟集成电路构成,该芯片集成多路开关,将并行的列脉冲信号转换为串行脉冲信号。读出电路上包含的A/D转换电路将脉冲信号转换为数字信号,并通过数字接口发送到图像处理器。

4. 探测器系统接口　①图像数据光纤接口,图像数据被编码为160Mbit/s串行数据流,通过光电转换器发送给数据光纤,900万像素图像矩阵的读出时间为1.2秒,图像采集循环的典型时间间隔为5秒;②双向通讯接口用于控制及状态信息的传输。

(二) 工作原理

间接型FPD顶层的CsI闪烁晶体先将入射的X线图像转换为可见光图像。而位于CsI层下的a-Si光电二极管阵列再将可见光图像转换为电荷图像,每一个像素的电荷量变化与入射X线的强度成正比。同时该阵列还将空间上连续的X线图像转换为一定数量的行和列的点阵式图像,点阵的密度决定了图像的空间分辨力。在中央时序控制器的统一控制下,居于行方位的行驱动电路与居于列方位的读取电路将电荷信号逐行取出,转换为串行脉冲序列并量化为数字信号。获取的数字信号经通信接口电路传送至图像处理器,从而最终形成X线数字图像。

二、非晶硒平板探测器 X 线成像

非晶硒探测器 X 线成像称直接数字化 X 线成像（direct digital radiography，DDR）指 X 线探测器直接把 X 线影像信息转化为数字图像信息的技术。

狭义上的 DDR 通常指采用平板探测器直接转换技术进行的数字摄影。DDR 系统由电子暗盒、扫描控制器、系统控制器、影像监视器等组成。电子暗盒（electronic casserole）（图 2-21），其外形类似于 X 线胶片暗盒，能把入射的 X 线能量直接转换为数字信号。

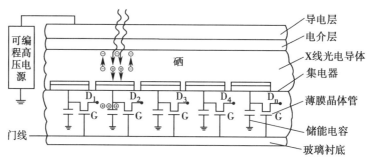

图 2-21　电子暗盒截面结构示意图

（一）基本结构

直接型 FPD 由 X 线转换单元、探测元阵列单元、高速信号处理单元和数字影像传输单元四部分组成。

1. X 线转换单元　应用光电材料 a-Se 将 X 线转换成电子信号。当 X 线照射 a-Se 光电材料层时，由于光电导性产生一定比例的正负电荷。通过几千伏的高压电压，使电荷以光电流的形式沿电场移动，探测元阵列的存在使电荷无丢失或散落的聚集起来。

2. 探测元阵列单元　用薄膜晶体管（thin film transistor，TFT）在一玻璃基层上组装几百万个探测元的阵列，每个探测元包含一个电容和一个 TFT。每个探测元对应数字图像的一个像素，TFT 的几何尺寸直接决定探测器的空间分辨力。

3. 高速信号处理单元　首先产生地址信号，随后激活探测元阵列单元中探测元的 TFT。作为对这些地址信号的响应而读出的电子信号被放大后送到 ADC。

4. 数字影像传输单元　主要是对数字信号的固有特性进行补偿，并将数字信号传送到主计算机。在 X 线透视中，动态影像的采集达到 30 幅/s，相应的数据传输速度应超过 10^9 位。

（二）工作原理

直接转换 FPD 是直接将 X 线光子通过 a-Se 层的电子流直接转换为数字图像。当 X 线照射 a-Se 层时，由于光电导性产生一定比例的电子 - 空穴对，在顶层电极与集电器矩阵间外加高压电场的作用下，电子与空穴朝相反的方向移动形成电流，TFT 的极间电容将空穴（正电荷）无丢失或散落地聚集起来形成贮存电荷，其电荷量与入射光子的能量成正比。在扫描控制电路的触发下，每个像素区域内起"开关"作用的场效应管（field effect transistor，FET）把每个像素的贮存电荷按顺序逐一传送到外电路，实现像素中信号的读出。像素信号经读出放大器放大后被同步地转换成数字信号，在系统控制台内完成数字图像信息的贮存与处理，并在影像监视器上显示。

三、CCD X 线成像

电耦合器件（charge-coupled device，CCD）X 线成像原理是 X 线曝光时，碘化铯闪烁晶体探测器将携带人体信息的透射线转换为可见光，采用阵列技术，在同一平面上近百个性能一致的 CCD 摄像机摄取荧光影像，通过光学传导系统，投射到小面积的 CCD 器件上并转换为电信号，再通过模数（A/D）转换成数字信号，进入计算机系统进行图像处理，将图像拼接，形成一幅完整的图像（图 2-22）。

（一）基本结构

X 线 CCD 成像系统由闪烁体或荧光体加上光学镜头再加上 CCD 构成。X 线经过闪烁体（碘化铯）

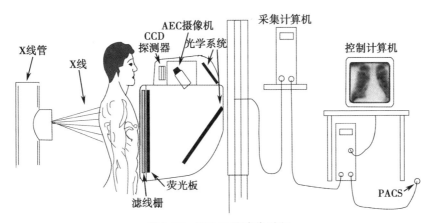

图 2-22 CCDX 线成像过程

产生可见光,可见光经光学系统传输,再由 CCD 经光电转换为电荷。CCD 是由按照一定规律紧密排列起来的金属氧化物(绝缘体)和半导体(MOS)电容阵列组成。可以将景物图像通过感光面阵上逐单元的光电信号转换、电荷存储及传输,在其输出端产生对应的视频信号。

(二)工作原理

CCD 芯片将可见光信号转换成电信号,经 A/D 转换器转换为数字信号,送入计算机进行处理。CCD 探测器数字化 X 线成像大致分为下面 4 个基本过程:①采用碘化铯或硫氧化钆等发光晶体物质做 X 线能量转换层,入射 X 线光子被晶体物质吸收后转换为可见荧光;②采用反射镜/透镜或光纤进行缩微和光传导,将光信号按确定的方向导入 CCD;③光生电子产生,光生电子的数目与每个 CCD 吸收的光子数成正比,光生电子被检出形成电信号,迅速存入存储装置,存储装置积累的电荷代表感光单元接受的光照射强度;④存储的电荷按像素矩阵的排列方式被移位于寄存器转移、放大,接着进行 A/D 转换,将模拟电信号转化为数字信号,最后计算机处理后行 D/A 转换显示图像。CCD 型 X 线成像属间接 X 线摄影,它与数字平板 X 线摄影装置的主要区别是在 X 线能量转化过程中增加了光学信号传输系统。

四、多丝正比电离室 X 线成像

多丝正比电离室(multi-wire proportional chamber,MWPC)的成像原理是 X 线管发射的锥形 X 线束经水平狭缝准直后形成了平面扇形 X 线束。通过患者的透射线射入水平放置的多丝正比室窗口,被探测器接收后,扫描器使 X 线管、水平狭缝及探测器沿垂直方向作均匀的同步平移扫描,到达新位置后再作水平照射投影;如此重复即完成了一幅图像的采集(图 2-23)。多丝正比室的每根金属丝都与放大器相连,经 A/D 转换器数字化后,输入计算机进行图像处理。

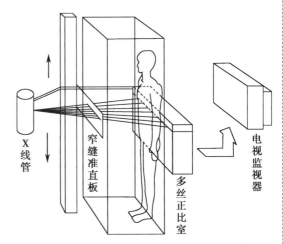

图 2-23 多丝正比电离室工作原理示意图

多丝正比室(MWPC)探测器由许多单元组成阵列。每个单元构成一个像素,大小为 0.5mm×0.5mm。探测器阵列的高压极板与收集极平面平行,相距 1.0cm,其间充以特定成分的惰性气体。收集极是一组蚀刻在印刷电路板上的金属丝,沿 X 线入射方向排列分布,线宽 0.4mm、间隔 0.1mm、长度为 10cm,每个收集电极丝都与一个放大器相连。

MWPC 探测器是唯一获得诺贝尔物理学奖的高性能探测器。这种探测器对应的扫描剂量低、动态范围宽、重建图像快、具有当今数字化 X 线摄影装置中最大的探测面积(120cm×40cm),实现了实质上的直接数字化成像。

MWPC 型直接数字 X 线摄影的主要优点：①无本底干扰的线扫描成像技术；②低照射剂量，采用高效的探测器和线扫描成像方式，以 1～3mR 的剂量即可得到清晰的图像，特别适合于孕妇和儿童的 X 线检查；③动态对比度强，可清晰地在一次摄影中同时再现密度相差很大的软组织和骨组织。

五、DR 系统的评价

（一）DR 图像特点

1. 图像信息　数字 X 线摄影成像环节明显减少，从而减少了图像信息的丢失。

2．对比度与细节可见度

（1）对比度：数字化 X 线成像技术中探测器系统的动态范围可达到 1:5 000 乃至 1:10 000（理论上），所以，X 线数字影像可分辨组织密度差别小于 1% 的物体，具有很高的对比度及较大的曝光宽容度。

（2）细节可见度：X 线数字影像的细节可见度（空间分辨力）一般不及普通 X 线胶片，但其对低对比度物体检测性好，并可用图像处理技术，对低对比度物体影像进行灰度变换，将这种微小的灰度差异突显出来。

3．摄影条件　数字化 X 线成像技术可以实现脉冲透视，无需连续辐射，并有图像冻结功能，可选取最佳时机冻结图像，可在无 X 线辐射的情况下观察和分析图像。数字化 X 线成像系统宽容度大，自动剂量控制，可避免因参数选择失当而重拍，有利于提高诊断效率。

4．数字图像后处理　可以根据临床需要进行各种计算机图像后处理。另外，数字化 X 线摄影不仅可以拍摄各种平片，还可以进行体层摄影、胃肠道双重造影及数字减影（造影减影与非造影减影、时间减影与能量减影），临床应用范围广。

5．图像存储与传输

（1）图像存储：数字图像可以利用大容量的磁、光盘存贮技术长时间存储，且信噪比特性不会受影响。通过计算机对数字图像进行管理、显示、打印和输出，可高效、低耗地调阅有关影像。

（2）图像传输：数字影像的另一个优势是便于传输，可实现数据共享。数字影像可以通过图像存档与传输系统与医院信息系统、放射信息系统及个人健康档案等联网，还可通过网络实现影像的远距离传送，进行远程会诊。

（二）影响 DR 影像质量的因素

1．空间分辨力　指在高对比度的情况下，分辨细微结构的能力。平板探测器的空间分辨力由探测器单元的大小和间距决定。目前多数 a-Se 平板探测器的像素大小为 139μm，空间分辨力为 3.6LP/mm，其像素矩阵为 2 560×3 072；而多数 CsI + 非晶硅平板探测器的像素大小为 143μm，空间分辨力为 3.5LP/mm，其像素矩阵可达 3 001×3 001。乳腺平板最高分辨力可达 25μm，光的散射或电荷的扩散也影响空间分辨力。

2．密度分辨力　直接、间接转换型平板探测器的灰度级都可达 2^4。数字图像通过后处理功能，可使全部灰阶分段分时得到充分显示。使密度分辨力提高，扩大信息量。

3．噪声　平板探测器系统的噪声主要有两个来源：① X 线量子噪声；②探测器电子学噪声。间接转换型平板探测器在由 X 线转换成数字信号过程中，经过了多次转换，而每次转换都会引入噪声，与直接转换型平板探测器相比，探测器电子学噪声有所增加。

4．量子检出效率（detective quantum equivalence，DQE）　是成像系统的有效量子利用率，平板探测器的 DQE 被定义为输出信噪比的平方与输入信噪比的平方之比，通常用百分数来表示，用以表征探测器对于图像信噪比的传递性能。量子检出效率（DQE）综合了空间分辨力和图像噪声等各种因素，描述了将入射 X 线转换为数字信号的曝光效率，提供了在不同分辨力情况下的测量图像信噪比的方法。

$$DQE = (SNRout)^2 / (SNRin)^2 \qquad (2-14)$$

其中 SNR 代表图像的信噪比，表明系统检测 X 线光子的能力，是系统噪声与对比度的综合评价指标，噪声是影响 DQE 的主要因素。如果系统的 DQE 低，就妨碍了细小的低对比物体的检出，就没有好的分辨力的图像质量。DQE 越高，图像质量越好。因而 DQE 是全面评估 DR 系统的一个最重要参数，是衡量平板探测器图像质量的金标准。

目前市场上的DR产品其极限DQE大约为60%～70%，有的探测器的极限DQE甚至达到了75%～77%。

5．曝光宽容度　直接、间接转换型平板探测器的辐射剂量和像素电荷在$1:10^4$动态范围内都是线性的。因此，可大大降低了由于曝光条件不当而造成的废片。

6．敏感度　直接转换型平板探测器的敏感度取决于非晶硒层的X线吸收效率。间接转换型平板探测器的灵敏度是由四个因素决定：X线吸收率、X线—可见光转换系数、填充系数和光电二极管可见光—电子转换系数。两者在很宽的X线曝光范围内都显示了良好的线性，因此，都具有高的敏感度。

7．调制传递函数　直接转换型平板探测器是直接将捕获到的X线光子转换成电信号，其间没有中间步骤，其MTF性能较好。间接转换型平板探测器则需把X线转换成可见光，再由光敏元件将可见光信号转换成电信号，再经模数（A/D）转换成数字信号。由于经过多次转换，每次转换过程中都会造成能量、信息损失、引入噪声及非线性失真，因此，间接转换型平板探测器的MTF下降，图像的锐利程度不及直接转换型。

第五节　人体各部位X线摄影技术

一、颅脑与五官X线摄影

（一）头颅后前位

1．摄影要点　被检者俯卧于检查床上，两臂内旋置于身体两旁；下颌内收，使听眦线与床面垂直，两侧外耳孔与床面等距；头颅正中矢状面与探测器垂直并与探测器中线重合；探测器上缘超出头顶上方3cm，下缘包括部分下颌骨。摄影距离90～100cm（图2-24A）；被检者平静呼吸下屏气曝光。

2．中心线　对准枕外隆凸，经眉间垂直入射探测器。

3．标准图像显示　颅骨呈正位影像，照片包括全部脑颅骨及双侧下颌骨升支。矢状缝及鼻中隔居中，双侧眼眶、上颌窦、筛窦等左右对称显示；颞骨岩部投影于眶内，内听道显示于眶正中；顶骨及两侧颞骨对称显示且距影像边缘对称。（图2-24B）

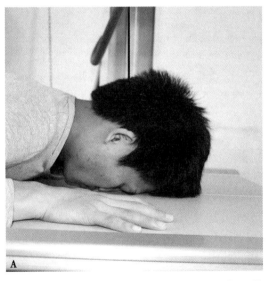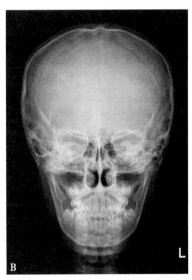

图2-24　头颅后前位摄影
A：体位图；B：X线图像。

（二）头颅侧位

1．摄影要点　被检者俯卧于检查床上，头部侧转，下颌稍内收，使被检侧贴紧于床面，头颅矢状面平行于床面，瞳间线垂直于床面；探测器上缘超出头顶上方3cm，下缘包括部分下颌骨（图2-25A）。

摄影距离90～100cm,被检者平静呼吸下屏气曝光。

2. 中心线　对准外耳孔前、上各2.5cm处,垂直入射探测器。

3. 标准图像显示　颅骨呈侧位影像(图2-25B),照片包括全部脑颅骨及下颌骨升支;照片上缘为顶骨,后方为枕骨,后下方突出部位为枕外隆凸,前方为额骨,双侧颞骨重叠;蝶鞍呈标准侧位,蝶鞍各缘呈单线的半月状阴影,无双边影;后颅窝显示颞骨岩部后缘和枕骨包绕的侧位骨板;颅骨内、外板和板障及颅缝影显示清晰。

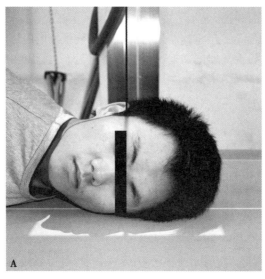
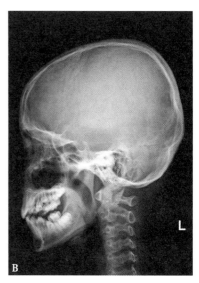

图2-25　头颅侧位摄影

A: 体位图; B: X线图像。

(三) 颅底轴位

1. 摄影要点　被检者仰卧检查床上,腰背部用棉垫或沙袋垫高约10cm,髋及膝屈曲,足踏摄影床上以支撑身体。头后仰,顶部贴近床面,尽可能使听眦线平行于床面,头部正中矢状面垂直于床面,并与探测器中线重合。两外耳孔至床面等距。探测器上缘超出额部5cm,下缘包括枕外隆凸。摄影距离90～100cm,被检者平静呼吸下屏气曝光。

2. 中心线　向头侧倾斜5～10°角,对准两下颌角连线中点入射探测器。

3. 标准图像显示　为颅底轴位影像,照片包括全部脑颅骨及面颅骨,鼻中隔与齿突连线位于照片正中,头颅诸骨左右对称显示;下颌轴位为弓形,颏部与额部重叠,体部、齿列和上颌窦重叠,下颌支部投影短小,与下颌角重合;颞骨岩部呈"八"字形,投影于枕骨大孔的前外方,为轴位影像;颅底诸孔、颈动脉管及蝶鞍边缘均能清楚显示。

(四) 汤氏位

1. 摄影要点　被检者仰卧检查床上,下颌稍内收,正中矢状面垂直于床面并与探测器中线重合;听眦线垂直于床面,两侧外耳孔至床面距离等高;探测器上缘平颅顶。摄影距离90～100cm,被检者平静呼吸下屏气曝光。

2. 中心线　向足侧倾斜30～40°角,经两外耳孔连线中点入射探测器。

3. 标准图像显示　为头颅前后半轴位影像,照片包括完整的枕骨鳞部、顶骨后部、人字缝、枕大孔后半部的影像;蝶鞍鞍背和后床突投影于枕大孔中;颞骨岩部位于枕大孔影两侧,其内可见内听道影。

(五) 颧骨弓轴位

1. 摄影要点　被检者俯卧检查床上,颏部前伸并紧贴床面,头部向后仰且向对侧偏10～15°角,使头部正中矢状面与床面夹角呈75～80°角;摄影距离90～100cm;被检者平静呼吸下屏气曝光。

2. 中心线　向足端倾斜使中心线与听眦线垂直,经被检侧颧突入射探测器。

3. 标准图像显示　为颧骨弓轴位影像,颧弓较大限度的突出在同侧颞骨外部,骨质可显示清晰。

组图:颅底
轴位摄影

组图:颅底
汤氏位摄影

组图:颧骨
弓轴位摄影

（六）柯氏位

1．摄影要点　被检者俯卧于检查床上，额部、鼻尖紧贴床面，两侧外耳孔与床面等距，听眦线垂直于床面，正中矢状面与探测器中线重合，将鼻根置于探测器中心。摄影距离 90～100cm，被检者平静呼吸下屏气曝光。

2．中心线　向足端倾斜 23° 角，经鼻根入射探测器。

3．标准影像显示　两侧眼眶对称显示于照片的中部，其内可见眶上裂，眶缘骨质清晰。额窦投影于眼眶的内上方，前组筛窦显示于两眼眶影之间，影像清晰。

组图：柯氏位摄影

（七）瓦氏位

1．摄影要点　被检者俯卧于检查床上，下颌颏部紧贴床面，正中矢状面与探测器中线重合；头部后仰，听眦线延长线与床面夹角呈 37° 角。鼻尖置于探测器中心。摄影距离 90～100cm，被检者平静呼吸下屏气曝光。

2．中心线　经鼻尖垂直入射探测器。

3．标准影像显示　两侧上颌窦对称显示于眼眶之下，呈倒置的三角形，颞骨岩部投影于上颌窦影的下方，额窦及后组筛窦显示良好。

组图：瓦氏位摄影

（八）鼻骨侧位

1．摄影要点　被检者俯卧于检查床上，头颅侧转，呈标准的头颅侧位，鼻骨置于探测器中心。摄影距离 75～100cm，被检者平静呼吸下屏气曝光。

2．中心线　经鼻骨中心垂直入射探测器。

3．标准影像显示　显示鼻骨侧位影像，鼻骨显示在眼眶前方，呈条形，密度较淡，上缘可见鼻额缝。

组图：鼻骨侧位摄影

（九）许氏位

1．摄影要点　被检者俯卧检查床上，头颅侧转，呈标准的头颅侧位，被检侧耳廓向前折，乳突紧贴摄影床，外耳孔置于探测器中心。摄影距离 50～60cm，被检者平静呼吸下屏气曝光。

2．中心线　向足端倾斜 25° 角，经被检侧乳突入射探测器。

3．标准影像显示　乳突侧位影像，内外耳道基本重叠，为椭圆形低密度影，位于颞颌关节后方。乳突气房显示清晰，乳突尖投影于下方。耳道稍上方为鼓室上隐窝及鼓窦。岩部上缘、乙状窦壁及窦硬膜角清晰可见。

组图：许氏位摄影

（十）梅氏位

1．摄影要点　被检者仰卧检查床上，被检侧耳廓前折，头转向被检侧，使头颅正中矢状面与床面夹角呈 45° 角。乳突位于探测器中心，头部保持稳定。摄影距离 50～60cm，被检者平静呼吸下屏气曝光。

2．中心线　向足端倾斜 45° 角，经被检侧乳突入射探测器。

3．标准影像显示　显示颞骨岩部轴位像，乳突岩部显示较直而长，不变形，不扭转放大，颞下颌关节切线与外耳道底部的高度平行。乳突气房和颞下颌关节影像清楚。颞下颌关节影像的后方为外耳道与鼓室上部的复合影，向后为鼓窦的投影影像。

组图：梅氏位摄影

（十一）下颌骨侧位

1．摄影要点　被检者仰卧或俯卧于检查床上，头颅侧转呈侧位，下颌前伸，颈伸直；头部垫高 15° 角（头顶低下颌高）或平放；下颌骨体部紧贴探测器。摄影距离 75～100cm，被检者平静呼吸下屏气曝光。

2．中心线　若头部垫高 15° 角，则中心线向头端倾斜 15° 角；若头部未垫高，则中心线向头端倾斜 30° 角，均经被检侧下颌骨体部中心入射探测器。

3．标准影像　显示下颌骨侧位影像，下颌骨体部及支部影像清晰。

组图：下颌骨侧位摄影

二、胸、腹部 X 线摄影

（一）站立胸部后前位

1．摄影要点　被检者面向摄影架前站立，双足稍分开，前胸紧贴探测器；头稍后仰，双肩放松下垂，探测器上缘超出双肩约 3cm，下缘包括两侧肋膈角，两侧包括侧胸壁皮肤；身体正中矢状面与探

笔记

测器中线垂直并重合,双手背放于髂部,上臂及肘部尽量内旋(图2-26A)。摄影距离150~180cm,被检者深吸气后屏气曝光。

2.中心线 经第5~6胸椎水平射入探测器。

3.标准影像显示 胸部后前位片显示双侧肺野、纵隔、横膈及肋骨的正位影像,是胸部X线摄影常规位置(图2-26B)。两胸锁关节对称,第1~4胸椎清晰可见,下部胸椎隐约可见,肩胛骨投影于肺野之外,肺门阴影结构可辨,肺纹理清晰可见,乳腺和左心影内可见肺纹理,膈肌包括完全且边缘清晰,肋膈角锐利,心脏纵隔边缘清晰锐利。

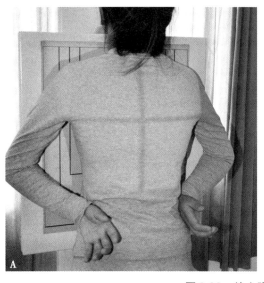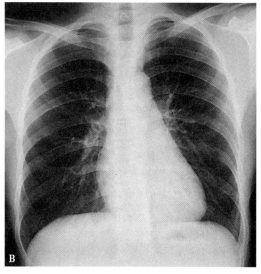

图2-26 站立胸部后前位摄影
A:体位图;B:X线影像。

（二）仰卧胸部前后位

1.摄影要点 被检者仰卧于摄影台上,探测器置于被检者背部,后背部紧贴探测器;探测器上缘包括肩部皮肤,下缘包括两侧肋膈角,两侧包括侧胸壁皮肤;身体正中矢状面与探测器长轴正中线垂直并重合。双手背放于髂部,上臂及肘部尽量内旋。摄影距离90~100cm,被检者深吸气后屏气曝光。

2.中心线 经第5~6胸椎水平射入探测器。

3.标准影像显示 仰卧胸部前后位片显示影像除膈肌位置较高、心影较大外,大致同站立后前位影像。

（三）站立胸部侧位

1.摄影要点 被检者侧立于摄影架前,被检侧紧贴探测器,探测器上缘平第7颈椎,下缘包括肋膈角,前后缘包括前胸壁及后背皮肤;两臂上举,交叉抱头,身体正中矢状面与摄影架面板平行(图2-27A)。摄影距离150~180cm,被检者深吸气后屏气时曝光。

2.中心线 经第5~6胸椎水平侧胸壁中点射入探测器。

3.标准影像显示 显示胸部侧位影像,是胸部X线摄影常规位置(图2-27B)。照片包括肺尖、膈肌及前后胸壁,胸骨及胸椎呈侧位像。膈肌前高后低,心脏大血管居中偏前,心前、后间隙肺野清晰,食管吞钡显影时位于心影后方。

（四）站立胸部前凸前后位

1.摄影要点 被检者背向探测器站立,站立于摄影架前30cm处,两足分开,探测器横放,上缘超出锁骨6~7cm。身体后仰,使肩部紧贴探测器。胸部冠状面与探测器呈45°角,肘部弯曲内旋,双手背放于髂部,上臂及肘部尽量内旋。摄影距离150~180cm,被检者深吸气后屏气曝光。

2.中心线 经胸骨柄下缘水平射入探测器。

3.标准影像显示 显示胸部半轴位影像。肺尖肺野(锁骨上下区)、右肺中叶显示清楚,锁骨投影在胸廓上方,肋骨呈水平位显示,肋间隙变宽。

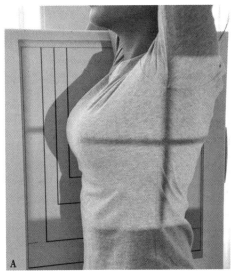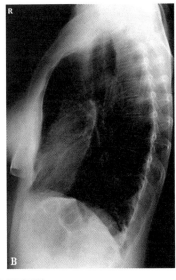

图 2-27　站立胸部侧位摄影
A:体位图；B:X线影像。

（五）胸骨正位

1. 摄影要点　探测器位于摄影床下方，被检者站立于摄影床外侧，俯身使胸骨紧贴摄影床，颌部前伸紧贴床面，支撑头部，两臂内旋180°置于身旁，保持身体稳定；身体正中矢状面与床面长轴垂直，探测器上缘包颈静脉切迹，下缘包括剑突，胸骨中点置于床面中线上。摄影距离45～50cm，被检者连续均匀浅慢呼吸时曝光。

2. 中心线　向左侧倾斜18～20°，经胸骨中点入射探测器。

3. 标准影像显示　显示胸骨倾斜的正位影像，胸骨位于照片中央，不与胸椎重叠，胸骨边缘锐利，骨质和关节间隙清晰，肋骨影像模糊。

（六）胸骨侧位

1. 摄影要点　被检者侧立于摄影架前，双手向后相互拉紧，胸部前挺；身体正中矢状面与探测器平行，探测器上缘超过胸骨颈静脉切迹，下缘超过剑突。摄影距离150cm，被检者平静呼吸下屏气曝光。

2. 中心线　经胸骨颈静脉切迹与剑突连线中点水平入射探测器。

3. 标准影像显示　显示胸骨侧位影像，全部胸骨不与肺组织及肋骨重叠，胸骨前后缘骨皮质显示清晰，胸锁关节重叠，胸前壁软组织清晰可见。

（七）膈上肋骨正位

1. 摄影要点　被检者仰卧于摄影床上或背向摄影架站立，探测器上缘超出双肩，下缘包括两侧肋膈角，两侧包括侧胸壁皮肤；身体正中矢状面与床面中线垂直并重合，双肩内收。摄影距离100～150cm，被检者深吸气后屏气曝光。

2. 中心线　向足端倾斜10°～15°角，经环状软骨与剑突连线中点入射探测器。

3. 标准影像显示　显示1～8肋骨的正位影像，肋骨清晰显示，腋中线部肋骨弯曲重叠。

（八）膈下肋骨正位

1. 摄影要点　被检者仰卧于摄影床上或背向摄影架站立，探测器上缘超过肩胛下角，下缘超过脐，两侧包括侧胸壁皮肤；身体正中矢状面与床面中线垂直并重合。摄影距离90～100cm，被检者深呼气后屏气曝光。

2. 中心线　向头端倾斜10°～15°角，经剑突与脐连线中点入射探测器。

3. 标准影像显示　显示9～12肋骨的正位影像，肋骨清晰显示。

（九）心脏后前位

1. 摄影要点　被检者面向摄影架前站立，双足稍分开，前胸紧贴探测器；头稍后仰，双肩放松下垂，探测器上缘超出锁骨5～6cm，下缘包括两侧肋膈角，两侧包括侧胸壁皮肤；身体正中矢状面与探测器中线垂直并重合，双手背放于髂部，上臂及肘部尽量内旋（图 2-28A）。摄影距离180～200cm，被

组图:胸骨
正位摄影

组图:胸骨
侧位摄影

组图:膈上
肋骨正位摄
影

组图:膈下
肋骨正位摄
影

检者平静呼吸中屏气曝光。

2. 中心线 经第6胸椎水平高度垂直入射探测器。

3. 标准影像显示 显示心脏正位影像(图2-28B),心影居中,两侧肺野及胸壁完整显示,其余显示同胸部后前位。用于观察右心房、左心房、左心室、主动脉、肺动脉和肺门血管的形态及其相互关系。可以进行心脏测量,是心脏大血管X线摄影的常规体位。

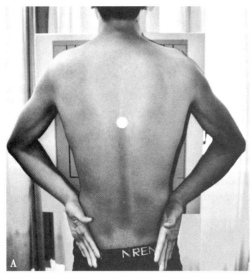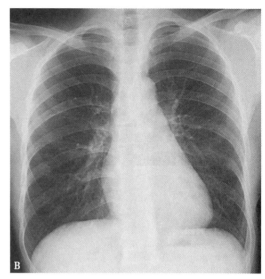

图2-28 心脏后前位摄影

A:体位图;B:X线影像。

(十)心脏左侧位

1. 摄影要点 被检者侧立于摄影架前,左侧侧胸壁紧贴探测器,探测器上缘平第7颈椎,下缘包括第12胸椎,前后缘包括前胸壁及后背皮肤;两臂上举,交叉抱头,身体正中矢状面与摄影架面板平行(图2-29A)。曝光前被检者预先口含一大口浓硫酸钡,曝光过程中吞服,摄影距离180~200cm,被检者平静呼吸中屏气曝光。

2. 中心线 经第6胸椎间隙高度水平与腋中线交点垂直入射探测器。

3. 标准影像显示 显示心脏左侧位像(图2-29B),心影居中,肺野、肋膈角及胸壁完整显示,其余同胸部左侧位。用于观察左心室、右心室、主动脉、肺动脉的形态及其相互关系。可以进行心脏测量,是心脏大血管X线摄影的常规体位。

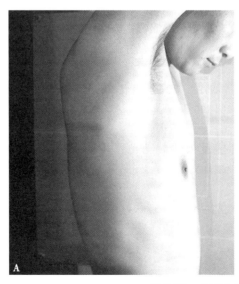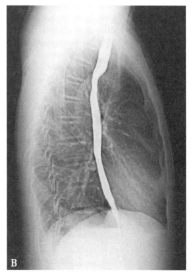

图2-29 心脏左侧位摄影

A:体位图;B:X线影像。

（十一）心脏右前斜位

1．摄影要点　被检者立于摄影架前，探测器上缘包括第 7 颈椎，下缘包括第 12 胸椎，左右两侧分别包括左前及右后胸壁；右前胸壁紧贴摄影架，身体冠状面与探测器呈 45～55° 角。左臂上举，屈肘环抱头部，右臂内旋伸向后下，手背置髋后。曝光前预先口含一大口浓硫酸钡，曝光过程中吞服，摄影距离 180～200cm，被检者平静呼吸中屏气曝光。

2．中心线　经第 6 胸椎高度水平垂直入射探测器。

3．标准影像显示　显示为心脏右前斜位像，心影居中，两侧肺野及胸壁完整显示，用于观察心脏左心房、肺动脉干和右心室漏斗部的增大、扩张以及右心房增大。是心脏大血管 X 线摄影的常规体位。

组图：心脏右前斜位摄影

（十二）心脏左前斜位

1．摄影要点　被检者立于摄影架前，探测器上缘包括第 7 颈椎，下缘包括第 12 胸椎，左右两侧分别包括右前及左后胸壁；左前胸壁紧贴摄影架，身体冠状面与探测器呈 60～65° 角。右臂上举，屈肘环抱头部，左臂内旋伸向后下，手背置髋后。摄影距离 180～200cm，被检者平静呼吸中屏气曝光。

2．中心线　经第 6 胸椎高度水平垂直入射探测器。

3．标准影像显示　显示为胸部左前斜位像，心影居中，两侧肺野及胸壁完整显示，用于观察心脏左心室、右心室、右心房、降主动脉、左心房、左肺动脉、左支气管间的关系，以及左锁骨下动脉的情况。

组图：心脏左前斜位摄影

（十三）仰卧腹部前后位

1．摄影要点　被检者仰卧于摄影床上，探测器上缘（头端）平胸骨剑突，下缘（足端）包括耻骨联合，两侧包括侧腹壁皮肤；两上肢放于身体两侧或上举放于头的两侧，两下肢伸直，身体正中矢状面与探测器中线重合并垂直（图 2-30A）。摄影距离 90～100cm，被检者深呼气后屏气曝光。

2．中心线　经剑突至耻骨联合连线中点处垂直入射探测器。

3．标准影像　显示腹部正位影像，是腹部 X 线摄影常规位置（图 2-30B）。要求显示双侧膈肌、腹壁软组织及骨盆呈对称性地投影于照片内，椎体棘突位于片正中；膈肌边缘锐利，肾、腰大肌轮廓，腹壁脂肪线及骨盆阴影显示清晰。

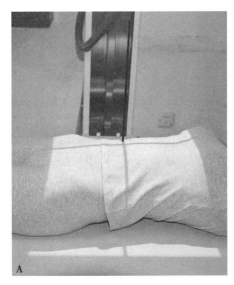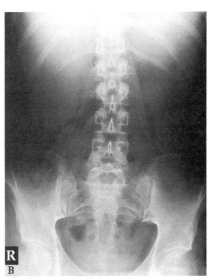

图 2-30　仰卧腹部前后位摄影
A：体位图；B：X 线影像。

（十四）站立腹部前后位

1．摄影要点　被检者背向摄影架站立，双足分开，保持身体平衡；探测器上缘平肩胛下角（包括全部膈肌），下缘超过耻骨联合，两侧包括侧腹壁皮肤；正中矢状面探测器正中线重合并垂直（图 2-31A）。摄影距离 100cm，被检者深呼气后屏气曝光。

2．中心线　经剑突与耻骨联合连线中点水平入射探测器。

3．标准影像显示　腹部站立正位影像（图 2-31B）。要求显示双侧膈肌、腹壁软组织及骨盆呈对

笔记

称性地投影于照片内，椎体棘突位于片正中；膈肌边缘锐利，胃内液平面及可能出现的肠内液平面、膈下游离气体均应辨认明确；肾、腰大肌轮廓、腹壁脂肪线及骨盆阴影显示清晰。

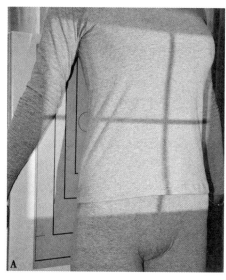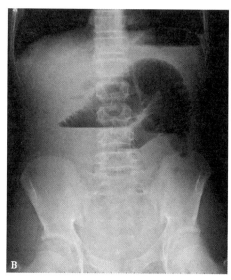

图 2-31 站立腹部前后位摄影
A：体位图；B：X线影像。

组图：腹部侧位摄影

（十五）腹部侧位

1. 摄影要点 被检者侧卧于摄影床上或侧立位于摄影架前，患侧紧贴探测器，两上臂屈肘上举抱头，探测器上缘超过剑突，下缘超过耻骨联合，前后缘应将腹壁及背侧包括在内；身体正中矢状面与床面或探测器平行。摄影距离100cm，被检者深呼气后屏气曝光。

2. 中心线 经胸骨剑突与耻骨联合连线中点高度与腹部前后缘连续点的交点垂直入射探测器。

3. 标准影像显示 显示腹部侧位影像。要求显示下部肋骨、下部胸椎、全部腰骶椎呈侧位，两侧髂骨重叠；软组织可见肠曲影像、上腹肝区较致密影，或见异物、结石、钙化斑、挤压肠曲的肿物影等。

（十六）倒立腹部正、侧位

组图：倒立腹部正、侧位摄影

1. 摄影要点 摄影前需在患儿肛门处贴一高密度金属物做标记，倒立位摄影时，由护理人员或婴儿家属用一手提住婴儿两腿，另一手托住婴儿头部，使患儿呈倒立姿势，身体保持平稳。①正位：患儿背部紧贴摄影架面板，探测器上缘应超过肛门金属标记上方3~4cm，两侧应包括两侧腹壁，正中矢状面垂直于探测器中线。②侧位：患儿侧腹壁紧贴摄影架面板，探测器上缘应超过肛门金属标记上方3~4cm，两侧应包括前腹壁、臀部和背部。正中矢状面与探测器平行。摄影距离100cm，被检者哭声停止瞬间快速曝光。

2. 中心线 经耻骨联合上缘垂直射入探测器。

3. 标准影像显示 倒立腹部正、侧位影像。要求能显示臀部皮肤，可见扩张的肠曲；金属标记影显示清晰，可以测定直肠盲端内气体距肛门皮肤表面金属标记间的距离。

4. 摄影时间选择 空气自口腔到达肛门一般需要12~24小时，故第一张照片应在婴儿出生后12~18小时摄取，以后每隔3小时摄取一张，直至见到气柱不下降，肠管下端开始膨胀为止。

（十七）仰卧盆腔前后位

组图：仰卧盆腔前后位摄影

1. 摄影要点 被检者仰卧于摄影床上，两手臂放于身旁，两下肢伸直且稍内旋；探测器上缘平髂骨嵴，下缘超过耻骨联合下缘的坐骨支。身体正中矢状面与床面或探测器正中线重合并垂直。摄影距离90~100cm，被检者深呼气后屏气曝光。

2. 中心线 经耻骨联合上缘约5cm处垂直入射探测器。

3. 标准影像显示 盆腔膀胱区正位影像。要求：①盆腔平片包括全部小骨盆腔，其内无明显气体、粪渣，能清晰显示钙化及结石等影像；②结合膀胱造影检查，显示膀胱的前后位像，影像上缘包括膀胱顶，两侧缘包括膀胱侧壁，下缘包括后尿道；③结合子宫输卵管造影检查，显示子宫和输卵管的正位像。

三、脊柱与骨盆X线摄影

（一）第1~2颈椎张口位

1. 摄影要点　被检者仰卧于检查床上或背向探测器站立，后颈部紧贴床面或探测器，头稍上仰，使上颌切牙咬合面与乳突尖之间连线垂直于检查床或探测器，颈椎正中矢状面垂直且重合于探测器中线，上、下颌切牙连线中点对探测器中点。曝光时被检者将口尽量张大。摄影距离90~100cm，被检者平静呼吸下屏气曝光。

2. 中心线　经上、下颌切牙连线中点垂直入射探测器。

3. 标准影像显示　显示第1、2颈椎正位影像。第1、2颈椎及寰枢关节清晰地显示在上、下牙列之间。第2颈椎位于照片正中，齿突显影清晰。寰枢关节间隙左右对称。

（二）3~7颈椎前后位

1. 摄影要点　被检者仰卧于检查床上或背向探测器站立，后颈部紧贴床面或探测器，头稍后仰，使听鼻线垂直床面或探测器，探测器上缘超外耳孔上3cm，下缘包括第1胸椎。颈椎正中矢状面垂直且重合于探测器中线（图2-32A）。摄影距离90~100cm，被检者平静呼吸下屏气曝光。

2. 中心线　向头端倾斜10°角，经甲状软骨入射探测器。

3. 标准影像显示　显示第3~7颈椎正位影像（图2-32B）。第3~7颈椎与第1胸椎显示于照片正中。颈椎棘突位于椎体正中，横突左、右对称显示。颈椎骨质、椎间隙与钩椎关节显示清晰。

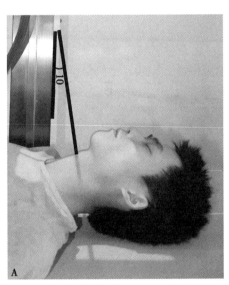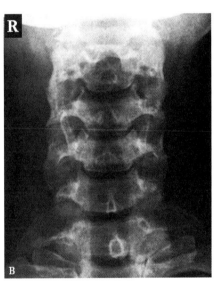

图2-32　3~7颈椎前后位摄影
A：体位图；B：X线影像。

（三）颈椎侧位

1. 摄影要点　被检者双足稍分开侧立于探测器前，双肩自然下垂，头稍后仰，使听鼻线与地面平行；探测器上缘超外耳孔上3cm，下缘包括第1胸椎；颈椎正中矢状面平行于探测器（图2-33A）。摄影距离150cm，被检者平静呼吸下屏气曝光。

2. 中心线　经甲状软骨平面，颈部前后缘连线的中点垂直射入。

3. 标准影像显示　全部颈椎侧位像（图2-33B）。椎体呈前弓形居中排列，各椎体左、右缘重叠，无双边影，各关节间隙显示清晰。

（四）颈椎左前（右前）斜位

1. 摄影要点　被检者双足稍分开站立于摄影架前，双肩自然下垂，头稍后仰，使听鼻线与地面平行；颈部左前（或右前）贴紧摄影架，使身体冠状面与摄影架成45°角；探测器上缘超外耳孔上3cm，下缘包括第1胸椎。摄影距离100cm，被检者平静呼吸下屏气曝光。

2. 中心线　向足倾斜10°角，通过甲状软骨平面斜位的颈部中点入射探测器。

组图：第1~2颈椎张口位摄影

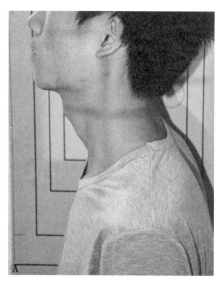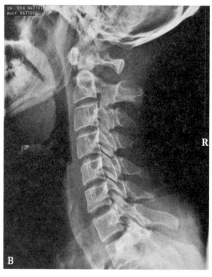

图 2-33　颈椎侧位摄影
A：体位图；B：X线影像。

3.标准影像显示　显示颈椎斜位影像。第1～7颈椎显示于照片正中。近胶片侧椎间孔、椎弓根显示清楚。诸椎体骨质清晰，椎间隙清晰。

颈椎斜位也可采用前后斜位摄影，此时中心线应向头端倾斜，远胶片侧椎间孔、椎弓根显示清楚。

（五）胸椎前后位

1.摄影要点　被检者仰卧于摄影床上，中、下部胸椎置于X线管阴极端；两臂置于身旁，身体正中矢状面垂直并重合探测器中线，下肢伸直或屈髋屈膝两足平踏床面（图2-34A）；探测器上缘平第7颈椎，下缘包括第1腰椎。摄影距离100cm，被检者平静呼吸下屏气曝光。

2.中心线　经第6胸椎垂直入射探测器。

3.标准影像显示　胸椎正位影像（图2-34B）。椎体、两侧横突、椎弓根对称显示。各椎间隙清楚，椎骨结构清晰。

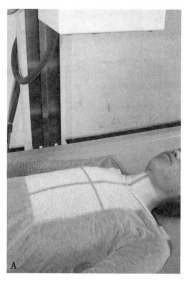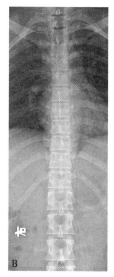

图 2-34　胸椎前后位摄影
A：体位图；B：X线影像。

（六）胸椎侧位

1.摄影要点　被检者侧卧于摄影床上（胸椎侧弯畸形者凸侧靠近床面）。两臂上举抱头，头枕于近床侧的手臂上，下肢屈髋屈膝，身体冠状面与床面垂直，矢状面与床面平行；棘突后缘垂线置于探

 笔记

测器中线后约 4cm 处（图 2-35A）；探测器上缘包括第七颈椎，下缘包括第一腰椎。摄影距离 100cm，被检者平静呼吸下屏气曝光。

2．中心线　经第七胸椎水平棘突前方约 5cm 处垂直入射探测器。

3．标准影像显示　显示胸椎侧位影像（图 2-35B）。第 3～12 胸椎呈侧位显示于照片正中，椎间隙显示清楚，各椎体及附件结构清晰显示。膈顶平面上下的胸椎分别与胸、腹部组织重叠，组织密度差异较大。

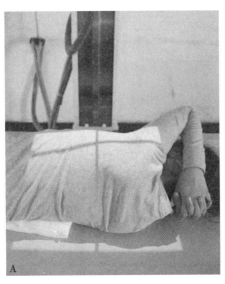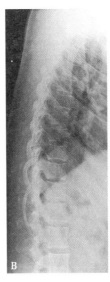

图 2-35　胸椎侧位摄影
A：体位图；B：X 线影像。

（七）腰椎前后位

1．摄影要点　被检者仰卧于摄影床上，将上部分腰椎置于 X 线管阴极端；两臂置于身旁，身体正中矢状面垂直并重合探测器中线，下肢屈髋屈膝，两足平踏床面（图 2-36A）；探测器上缘达第 12 胸椎，下缘达上部骶骨。摄影距离 100cm，被检查者深呼气后屏气曝光。

2．中心线　经第三腰椎垂直入射探测器。

3．标准影像显示　显示腰椎正位影像（图 2-36B）。第 1～5 腰椎、腰骶关节及两侧腰大肌对称显示在照片中。椎体棘突居于照片正中。两侧横突、椎弓根对称显示。

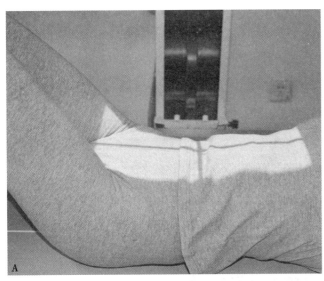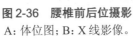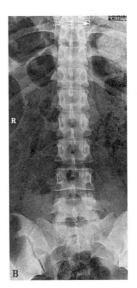

图 2-36　腰椎前后位摄影
A：体位图；B：X 线影像。

（八）腰椎侧位

1. 摄影要点 被检者侧卧于摄影床上(腰椎侧弯畸形者凸侧靠近床面),两手抱头,下肢屈髋屈膝,身体冠状面与床面垂直,矢状面与床面平行。棘突后缘垂线置于探测器中线后约5cm处(图 2-37A);腰细臀宽者可在腰下垫棉垫,使脊柱与床面平行。探测器上缘达第12胸椎,下缘达第一骶骨。摄影距离 100cm,被检者深呼气后屏气曝光。

2. 中心线 经第三腰椎水平棘突前方约5cm处垂直入射探测器。

3. 标准影像显示 显示腰椎侧位影像(图 2-37B)。下部胸椎、各腰椎及腰骶关节侧位影像显示于照片中,椎体两侧缘重合无双边影。椎体骨质、椎间孔、椎间隙清晰显示。

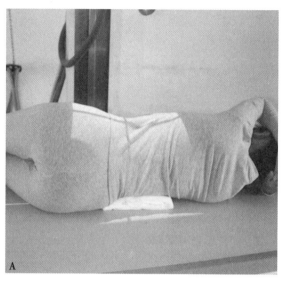
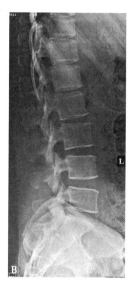

图 2-37 腰椎侧位摄影
A:体位图;B:X 线影像。

（九）腰椎前后斜位

1. 摄影要点 被检者仰卧于摄影床上,双手抱头,臀背部抬高,使身体冠状面与床面呈45°角,头、背及臀部用棉垫支撑。近床面侧下肢屈曲,远床面侧下肢伸直。棘突后缘的垂线距探测器中线外约4cm处。探测器上缘平第12胸椎,下缘包括部分骶骨;摄影距离 100cm,被检者深呼气后屏气曝光。

2. 中心线 经第三腰椎垂直射入。

3. 标准影像显示 腰椎斜位影像。第1～5腰椎及腰骶关节影像位于照片中,近片侧各椎弓根、椎弓峡部投影于椎体正中,椎间小关节间隙呈切线状,投影于椎体后部,椎间隙及骨结构显示良好;棘突及对侧附件投影于椎体后方。

（十）骶椎前后位

1. 摄影要点 被检者仰卧于摄影床上,身体正中矢状面垂直并重合探测器中线,两臂置于身旁或放胸前,下肢伸直;探测器上缘达下部腰椎,下缘达耻骨联合。摄影距离 100cm,被检者深呼气后屏气曝光。

2. 中心线 向头倾斜15°～20°角,经两髂前上棘连线的中点与耻骨联合上缘连线中点入射探测器。

3. 标准影像显示 显示骶骨正位影像。骶中嵴位于照片正中,诸椎骨骨质结构清晰。

（十一）尾椎前后位

1. 摄影要点 被检者仰卧于摄影床上,身体正中矢状面垂直并重合探测器中线,两臂置于身旁或放胸前,下肢伸直;探测器上缘达骶骨下部,下缘达耻骨联合。摄影距离 100cm,被检者深呼气后屏气曝光。

2．中心线　向足倾斜 15°角，经耻骨联合上缘上 3cm 处入射探测器。

3．标准影像显示　显示尾骨正位影像。尾骨显示于照片正中，骨质结构清晰，不与耻骨重叠。

（十二）骶尾椎侧位

1．摄影要点　被检者侧卧于摄影床上，两手抱头，双下肢屈曲，身体冠状面与床面垂直，骶后嵴垂线置于探测器中线后约 3cm 处，腰细者在腰下垫棉垫，使脊柱长轴与床面平行；探测器上缘达下部腰椎，下缘达尾骨。摄影距离 100cm，被检者深呼气后屏气曝光。

2．中心线　经骶骨中部垂直射入探测器。

3．标准影像显示　显示骶骨侧位影像。腰骶关节、骶骨和尾骨显示清晰。

组图：骶尾椎侧位摄影

（十三）骨盆前后位

1．摄影要点　被检者仰卧于摄影床上，身体正中矢状面与床面垂直并重合探测器中线，双下肢伸直，双足稍内旋，两足趾相互靠拢呈"八字形"；探测器超出髂嵴最高点上 2cm，下缘达耻骨联合下缘下 5cm。摄影距离 100cm，被检者深呼气后（或平静呼吸下）屏气曝光。

2．中心线　通过两侧髂前上棘连线中点与耻骨联合上缘连线中点垂直入射探测器。

3．标准影像显示　显示骨盆正位影像。骨盆诸骨对称显示。两侧髂骨翼、耻骨骨结构显示清晰。

组图：骨盆前后位摄影

（十四）骶髂关节前后位

1．摄影要点　被检者仰卧于摄影床上，身体正中矢状面垂直并重合探测器中线，两臂置于身旁或放胸前，下肢伸直；探测器上缘达第 5 腰椎，下缘达耻骨联合。摄影距离 100cm，被检者深呼气下屏气曝光。

2．中心线　向头端倾斜 15°～20°角经耻骨联合上缘入射探测器。

3．标准影像显示　显示骶髂关节正位影像。两侧骶髂关节对称显示，骶骨位于照片正中，骶髂关节的耳状面的边缘显示清晰，诸骨结构显示清晰。

组图：骶髂关节前后位摄影

（十五）骶髂关节斜位

1．摄影要点　被检者仰卧于摄影床上，用沙袋垫于腰背部使被检侧垫高；身体冠状面与床面成 25°～30°，被检侧髂前上棘内侧 2.5cm 处置于探测器中线。探测器上缘达第 5 腰椎，下缘达耻骨联合。摄影距离 100cm，被检者深呼气后屏气曝光。

2．中心线　经过被检侧髂前上棘内侧 2.5cm 处垂直入射探测器。

3．标准影像显示　显示骶髂关节切线位影像。骶骨和髂骨呈斜位，骶髂关节面与骨结构显示清晰。

组图：骶髂关节斜位摄影

四、四肢骨与关节 X 线摄影

（一）手正位

1．摄影要点　被检者侧坐于摄影床旁或床末端，被检侧上肢外展，肘部弯曲，掌心向下平放于探测器上，五指伸直且略分开，第三掌骨头置于探测器中心。摄影距离 90～100cm（图 2-38A）。

2．中心线　经第三掌骨头垂直入射探测器；

3．标准影像显示　全部掌指骨及腕关节包括在照片内，第三掌指关节位于照片正中；五个指骨以适当的间隔呈分离状显示；第二至第五掌指骨呈正位，拇指呈斜位投影；掌骨至指骨远端，骨纹理清晰可见，并能呈现出软组织层次（图 2-38B）。

（二）手后前斜位

1．摄影要点　被检者侧坐于摄影床旁或床末端，被检侧上肢外展，肘部弯曲，将小指和第五掌骨贴紧探测器外缘，手掌向内倾斜，使手掌面与探测器成 45°角，各指均匀分开（图 2-39A）。摄影距离 90～100cm。

2．中心线　经第三掌骨头垂直入射探测器。

3．标准影像显示　第二至第五掌、指骨呈斜位像，掌骨的基底部有不同程度的重叠，第一掌、指骨呈侧位像；掌、指骨的前、内缘及后、外缘的骨皮质呈切线位像；大多角骨与第一掌骨关节间隙清楚（图 2-39B）。

笔记

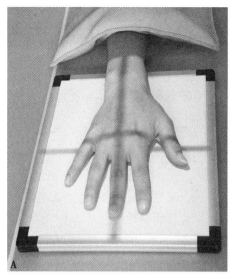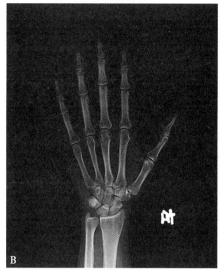

图 2-38　手正位摄影

A：体位图；B：X线影像。

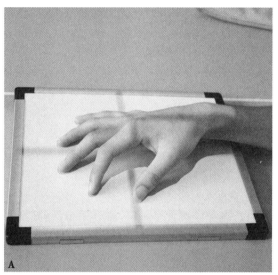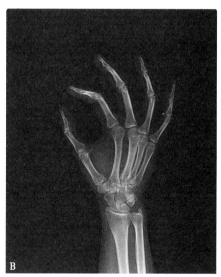

图 2-39　手后前斜位摄影

A：体位图；B：X线影像。

组图：手侧
位摄影

（三）手侧位

1. 摄影要点　被检者侧坐于摄影床旁或床末端，被检侧上肢外展，肘部弯曲，腕部及手指伸直，拇指位于其余四指前方；第五掌骨紧贴探测器，手掌与探测器垂直，第五掌骨位于探测器中心。摄影距离 90～100cm。

2. 中心线　经第二掌骨头垂直射入探测器。

3. 标准影像显示　拇指和第一掌骨为正位像，其余各指骨和掌骨呈侧位并相互重叠，周围软组织层次分明。

（四）腕关节后前位

1. 摄影要点　被检者面向摄影床坐于床旁或床末端，被检侧上肢外展，肘部弯曲，腕关节置于探测器中心，手呈半握拳状，拳面向下，使腕部掌侧与探测器紧贴（图2-40A）。摄影距离 90～100cm。

2. 中心线　经尺、桡骨茎突连线中点垂直射入探测器。

3. 标准影像显示　腕关节各骨位于照片正中，呈正位显示，掌腕关节及桡腕关节间隙显示清晰；软组织影对称，对比良好，骨纹理清晰（图2-40B）。

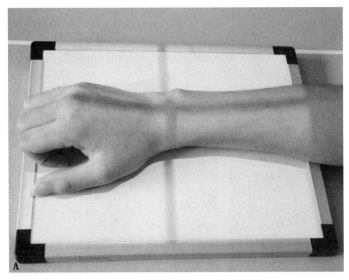
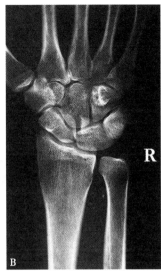

图 2-40　腕关节后前位摄影
A：体位图；B：X 线影像。

（五）腕关节侧位

1. 摄影要点　被检者面向摄影床坐于床旁或床末端，被检侧上肢外展，肘部弯曲，掌心内旋，使腕部及手部转呈侧位，腕关节内侧与探测器紧贴，腕关节置于探测器中心（图 2-41A）。摄影距离 90～100cm。

2. 中心线　经桡骨茎突垂直入射探测器。

3. 标准影像显示　腕骨、掌骨近端、尺桡骨远端的侧位影像，腕关节呈侧位显示，位于照片正中，月骨及桡腕关节清晰显示，其余互相重叠，软组织影对称，对比良好，骨纹理清晰（图 2-41B）。

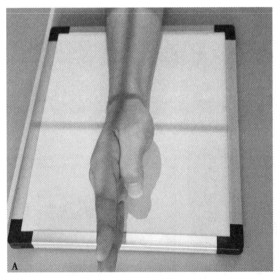
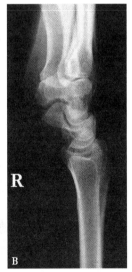

图 2-41　腕关节侧位摄影
A：体位图；B：X 线影像。

（六）腕关节尺偏位

1. 摄影要点　被检者面向摄影床坐于床旁或床末端，前臂伸直，掌面向下，腕关节尽量向尺侧偏，远端垫高 20° 角，腕关节中点置于探测器中心。摄影距离 90～100cm。

2. 中心线　经尺、桡骨远端茎突连线中点垂直入射探测器。

3. 标准影像显示　腕骨、掌骨近端、尺桡骨远端像，舟骨呈长轴像，与相邻腕骨重叠少，并与其他骨的邻接面清晰显示。

组图：腕关节尺偏位摄影

67

（七）前臂前后位

1. 摄影要点 被检者坐于摄影床一侧，被检侧前臂外展，掌心向上，前臂伸直，背侧紧贴暗盒，前臂长轴与探测器长轴一致；肩部放低，确保整个被检侧上肢处于同一水平面，成像野内包括腕关节和肘关节，前臂中点置于探测器中心（图 2-42A）。摄影距离 90～100cm。

2. 中心线 经前臂中点垂直射入探测器。

3. 标准影像显示 为前臂尺、桡骨的正位影像并呈弯曲显示，桡骨头、桡骨颈及桡骨粗隆与尺骨有少量重叠，并可显示部分腕、肘关节间隙，骨皮质和骨小梁显示清楚，周围软组织对比良好（图 2-42B）。

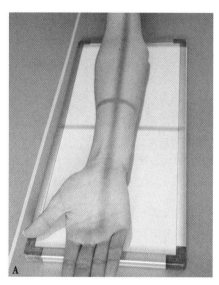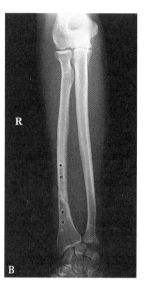

图 2-42 前臂前后位摄影
A：体位图；B：X 线影像。

（八）前臂侧位

1. 摄影要点 被检者坐于摄影床一侧，被检侧前臂外展，肘部弯曲成直角，手掌内旋，尺侧紧靠探测器，肱骨内、外上髁上下垂直；前臂长轴与探测器长轴一致；肩部放低，确保整个被检侧上肢处于同一水平面，成像野内包括腕关节和肘关节，前臂中点置于探测器中心（图 2-43A）。摄影距离 90～100cm。

2. 中心线 经前臂中点垂直入射探测器。

3. 标准影像显示 尺骨、桡骨呈侧位像，轴关节屈曲成 90～100° 角，尺骨、桡骨平行，近端与远端有部分重叠，骨皮质和骨小梁显示清楚，周围软组织对比良好（图 2-43B）。

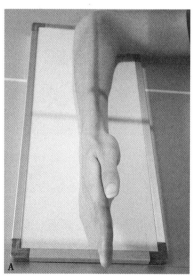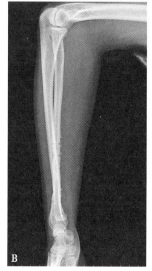

图 2-43 前臂侧位摄影
A：体位图；B：X 线影像。

（九）肘关节前后位

1. 摄影要点 被检者侧坐于摄影床旁，被检侧前臂外展，肘关节伸直，掌心向上；尺骨鹰嘴紧贴探测器；肱骨内、外上髁连线中点置于探测器中心；肩部放低，力求肘、肩关节位于同一水平面（图 2-44A）。摄影距离 90～100cm。

2. 中心线 经肱骨内、外上髁连线中点垂直射入探测器。

3. 标准影像显示 照片包括肱骨远端及尺桡骨近端，其关节间隙位于照片正中显示；肘关节面呈切线位显示，明确锐利；鹰嘴窝位于肱骨内、外髁正中稍偏尺侧；骨皮质和骨小梁显示清楚，周围软组织对比良好（图 2-44B）。

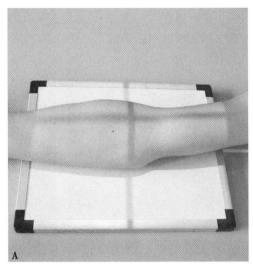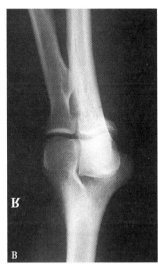

图 2-44 肘关节前后位摄影
A：体位图；B：X 线影像。

（十）肘关节侧位

1. 摄影要点 被检者侧坐于摄影床旁，被检侧前臂外展，肘关节屈曲约呈 90° 角，手掌内旋，尺侧在下；肱骨内上髁置于探测器中心；肩部放低，力求肘、肩关节位于同一水平面（图 2-45A）。摄影距离 90～100cm。

2. 中心线 经肱骨外上髁垂直射入探测器。

3. 标准影像显示 肱骨远端与尺桡骨近端呈 90° 角；尺骨与肱骨的关节间隙显示明确，锐利；肱骨外髁重叠，呈圆形投影；骨皮质和骨小梁显示清楚，周围软组织对比良好（图 2-45B）。

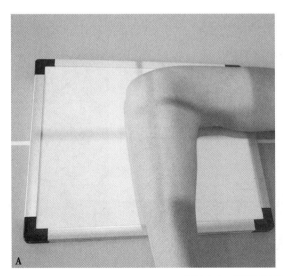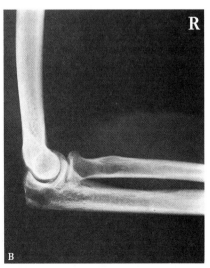

图 2-45 肘关节侧位摄影
A：体位图；B：X 线影像。

（十一）肱骨前后位

1. 摄影要点　被检者仰卧摄影床上，被检侧上肢伸直稍外展 20～30°，手掌向上；对侧肩部可适当垫高，使被检侧上臂紧靠探测器，探测器上缘包括肩关节，下缘包括肘关节，肱骨长轴与探测器长轴一致，并将肱骨中点置于探测器中心（图 2-46A）。摄影距离 90～100cm。

2. 中心线　经肱骨中点垂直入射探测器。

3. 标准影像显示　照片包括整个肱骨、肩关节和肘关节，均呈正位像显示；长轴与成像野长轴平行；肱骨大结节投影于外侧，肱骨头与关节盂少量重叠；骨皮质和骨小梁显示清楚，周围软组织对比良好（图 2-46B）。

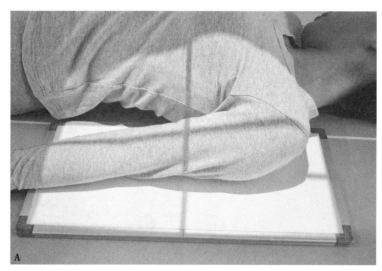
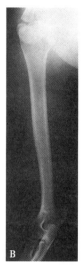

图 2-46　肱骨前后位摄影
A：体位图；B：X 线影像。

（十二）肱骨侧位

1. 摄影要点　被检者仰卧于摄影床，被检侧上臂稍外展，肘关节屈曲呈 90° 角，手掌放于腹前；对侧肩部可适度垫高，使被检侧上臂内侧靠探测器；探测器上缘包括肩关节，下缘包括肘关节，肱骨长轴与探测器长轴平行。肱骨中点置于照射野中心（图 2-47A）。摄影距离 90～100cm。

2. 中心线　对准肱骨中点垂直入射探测器。

3. 标准影像显示　肘关节呈 90°～120° 角；尺骨与肱骨的关节间隙显示明确，锐利；肱骨外髁重叠，呈圆形投影；骨皮质和骨小梁显示清楚，周围软组织对比良好（图 2-47B）。

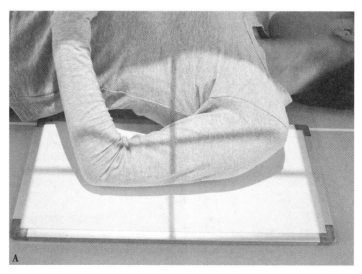
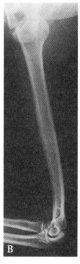

图 2-47　肱骨侧位摄影
A：体位图；B：X 线影像。

（十三）肩关节前后位

1.摄影要点　被检者背向站立于摄影架前或仰卧于摄影床上；被检侧上肢稍外旋且与躯干分开，掌心向前，对侧肩部向患侧倾斜或垫高 20～30°，使被检侧肩部背面紧贴暗盒，探测器上缘超出肩部软组织 3cm，下缘包括肩胛下角；肩胛骨喙突置于探测器中心（图 2-48A）。摄影距离 90～100cm。被检者平静呼吸下屏气曝光。

2.中心线　经肩胛骨喙突垂直入射探测器。

3.标准影像显示　包括肩关节诸骨，其关节位于照片正中或稍偏外显示；肩关节盂前后重合，呈切线位显示，不与肱骨头重叠，关节间隙显示清晰明了；肱骨小结节位于肱骨头外 1/3 处显示；肱骨头、肩峰及锁骨纹理显示清晰，周围软组织层次可辨（图 2-48B）。

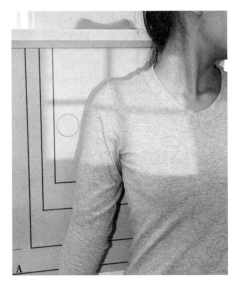
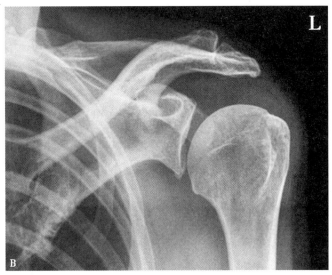

图 2-48　肩关节前后位摄影
A：体位图；B：X 线影像。

（十四）肩胛骨正位

1.摄影要点　被检者背向站立于摄影架前或仰卧于摄影床上；患侧肘部弯曲上举，使上臂与躯干成直角，被检侧肩胛骨紧贴探测器，探测器上缘超出肩部上方软组织 3cm，下缘包括肩胛下角；被检侧肩胛骨喙突下方 5cm 置于探测器中心。摄影距离 100cm。被检者平静呼吸下屏气曝光。

2.中心线　经肩胛骨喙突下方 5cm 垂直入射探测器。

3.标准影像显示　成像范围包括肩胛骨和肩关节诸骨，肩胛骨外缘与躯体部分无重叠，外侧轮廓和骨纹理显示良好；内缘则与肺野和肋骨重叠，对比较低，但边缘仍可显示。

（十五）足正位

1.摄影要点　被检者坐于摄影床上；被检侧膝关节屈曲，足底部紧贴探测器；上缘包括足趾，下缘包括足跟，第三跖骨基底部置于探测器中心（图 2-49A）。摄影距离 90～100cm。

2.中心线　经第三跖骨基底部垂直入射探测器。

3.标准影像显示　照片包括跗骨、趾骨及跖骨，第 3 跖骨基底部位于照片正中；跗骨到趾骨远端密度适当，骨纹理清晰可见；舟距关节与骰跟间隙清晰可见（图 2-49B）。

（十六）足内斜位

1.摄影要点　被检者坐于摄影台上，被检侧膝关节屈曲，足底内侧缘紧贴探测器，外缘抬高，足底与探测器呈 30～45°，上缘包括足趾，下缘包括足跟，第三跖骨基底部置于探测器中心（图 2-50A）。摄影距离 90～100cm。

2.中心线　经第三跖骨基底部垂直入射探测器。

3.标准影像显示　为足内斜位象，骰骨呈正位象，其余诸骨呈斜位象，骰骨与周围邻近关节显示清晰（图 2-50B）。

组图：肩胛
骨正位摄影

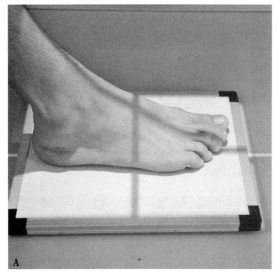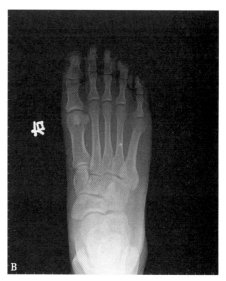

图2-49　足正位摄影

A：体位图；B：X线影像。

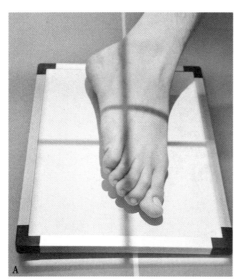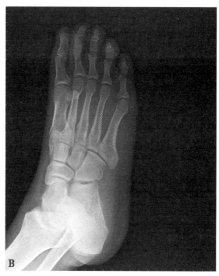

图2-50　足内斜位摄影

A：体位图；B：X线影像。

（十七）足侧位

1. 摄影要点　被检者坐于摄影台上，被检侧足部外侧缘紧贴探测器，足底与探测器垂直，足长轴与探测器长轴一致，上缘包括足趾，下缘包括足跟，第五跖骨基底部置于探测器中心。摄影距离90～100cm。

2. 中心线　经第一跖骨基底部垂直入射探测器。

3. 标准影像显示　为足侧位象，趾骨、跖骨、跗骨大部分重叠，跟、距骨呈侧位象，骨纹理显示清晰，并与足底软组织具有一定对比。

（十八）跟骨侧位

1. 摄影要点　被检者坐于摄影床上；被检侧外踝紧贴探测器并置于探测器中心；踝关节矢状面与探测器平行。摄影距离90～100cm。

2. 中心线　经内踝下2cm垂直射入探测器。

3. 标准影像显示　照片包括距骨、踝关节及跗骨，跟骨位于照片正中，呈侧位显示；距骨下关节面呈切线位显示，其关节间隙清晰可见；跟骨纹理显示清晰。

（十九）跟骨轴位

1. 摄影要点　被检者坐于或仰卧于摄影床上，被检侧下肢伸直，足尖向上稍内旋，踝关节极度向足背侧屈曲（必要时可用布带等牵拉足前部），足跟紧贴探测器并置于探测器中点下1/3处。摄影距离90～100cm。

2. 中心线　向头端倾斜35～45°，从足底经内、外踝连线的中点射入探测器。

3. 标准影像显示　从跟骨粗隆至距跟关节前方在内的跟骨全部显示，跟骨长轴位于照片正中，无偏曲和旋转，内缘的载距突显示清楚，骨皮质和骨小梁对比良好，并与足底软组织形成一定的对比。

（二十）踝关节前后位

1. 摄影要点　被检者坐于摄影床上；被检侧下肢伸直，足尖向上并稍内旋10～15°角；内、外踝连线中点上1cm置于探测器中心（图2-51A）。摄影距离90～100cm。

2. 中心线　经内、外踝连线中点上1cm垂直入射探测器。

3. 标准影像显示　踝关节位于照片下1/3中央，关节面呈切线位，其间隙清晰可见；胫腓联合间隙不超过0.5cm；踝关节诸骨纹理清晰锐利，周围软组织层次可见（图2-51B）。

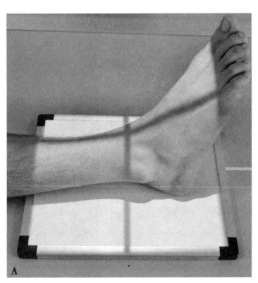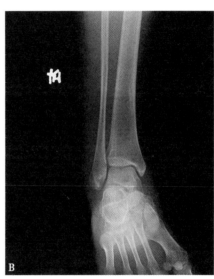

图 2-51　踝关节前后位摄影
A：体位图；B：X线影像。

（二十一）踝关节侧位

1. 摄影要点　被检者侧卧摄影台，下肢伸直，腓侧在下呈侧位，外踝紧贴探测器，踝关节矢状面与探测器平行，对侧小腿屈曲置于被检侧大腿后方（图2-52A）。摄影距离90～100cm。

2. 中心线　对准内踝上1cm垂直入射探测器。

3. 标准影像显示　距骨滑车面内外缘重合良好；腓骨小头重叠于胫骨正中偏后；踝关节位于照片下1/3正中显示；踝关节诸骨纹理及周围软组织清晰可见（图2-52B）。

（二十二）小腿前后位

1. 摄影要点　被检者坐于摄影床上；被检侧下肢伸直，足尖向上并稍内旋10～15°角；小腿后部紧贴探测器，探测器上包括膝关节，下包括踝关节；小腿中点置于探测器中点，长轴与探测器长轴一致（图2-53A）。摄影距离90～100cm。

2. 中心线　经小腿骨中点垂直射入探测器。

3. 标准影像显示　为胫、腓骨正位象，胫骨在内，腓骨在外，二者平行排列，胫骨、腓骨近端、远端部分稍有重叠（图2-53B）。

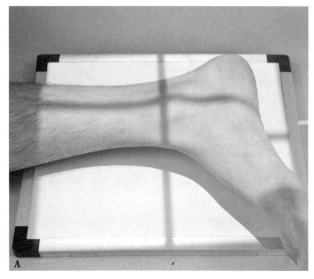
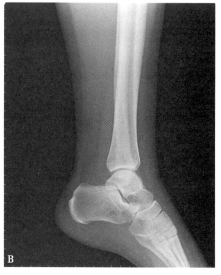

图 2-52　踝关节侧位摄影
A：体位图；B：X 线影像。

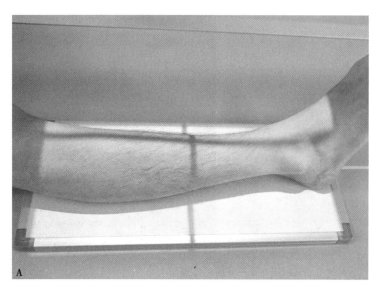
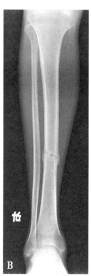

图 2-53　小腿前后位摄影
A：体位图；B：X 线影像。

（二十三）小腿侧位

1. 摄影要点　被检者侧卧于摄影台上，被检侧膝关节微屈，小腿外侧紧贴探测器，探测器上包括膝关节，下包括踝关节；小腿中点置于探测器中点，长轴与探测器长轴一致；对侧膝关节屈曲置于被检侧大腿后方（图 2-54A）。摄影距离 90～100cm。

2. 中心线　经小腿中点垂直入射探测器。

3. 标准影像显示　为小腿侧位像、胫骨在前、腓骨在后，二者平行排列，胫骨、腓骨近端、远端部分稍有重叠（图 2-54B）。

（二十四）膝关节前后位

1. 摄影要点　被检者仰卧或坐于摄影床上；被检侧下肢伸直，足尖向上并稍内旋，腘窝紧贴探测器；小腿长轴与探测器长轴平行，髌骨下缘置于探测器中心（图 2-55A）。摄影距离 90～100cm。

2. 中心线　经髌骨下缘垂直入射探测器。

3. 标准影像显示　照片包括股骨两髁，胫骨两髁及腓骨小头，其关节面位于照片正中；腓骨小头与胫骨仅有少许重叠；膝关节诸骨纹理清晰可见，周围软组织层次可见（图 2-55B）。

74

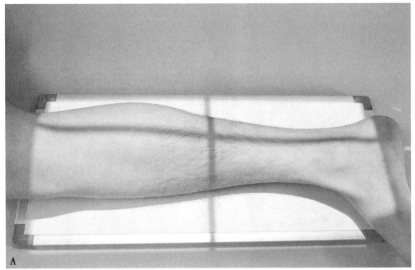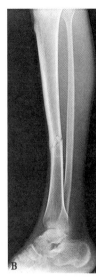

图2-54 小腿侧位摄影
A:体位图;B:X线影像。

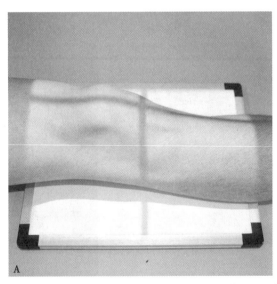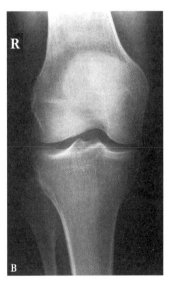

图2-55 膝关节前后位摄影
A:体位图;B:X线影像。

(二十五)膝关节侧位

1. 摄影要点　被检者侧卧于摄影床上;被检侧膝关节外侧紧贴探测器,被检侧膝关节屈曲约呈135°角;髌骨下缘与腘窝皮肤皱褶连线的中点置于探测器中心;对侧下肢屈膝置于患肢前方(图2-56A)。摄影距离90~100cm。

2. 中心线　经髌骨下缘与腘窝连线中点垂直入射探测器。

3. 标准影像显示　膝关节间隙位于照片正中,股骨内外髁重叠良好;髌骨呈侧位显示,其与股骨间隙分离明确,关节面边界锐利,无双边;股骨与胫骨平台重叠极小;膝关节诸骨纹理清晰可见,周围软组织可以辨认(图2-56B)。

(二十六)股骨前后位

1. 摄影要点　被检者仰卧于摄影台上,下肢伸直,足尖稍内旋,股部背面紧贴探测器,探测器上缘包括股骨头,下缘包括膝关节,股骨长轴与探测器长轴一致(图2-57A)。摄影距离90~100cm。

2. 中心线　经股骨中点垂直入射探测器。

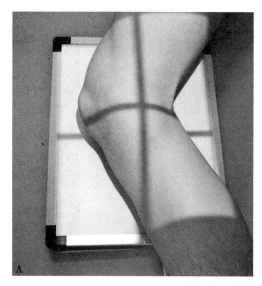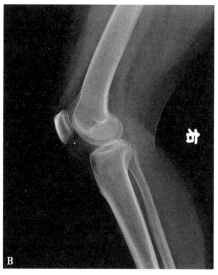

图 2-56 膝关节侧位摄影
A：体位图；B：X线影像。

3. 标准影像显示 股骨及相邻关节的正位影像；股骨和胫骨内、外侧髁形态对称；股骨远端内侧缘可见髌骨模糊轮廓（图2-57B）。

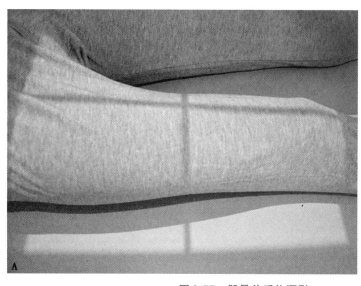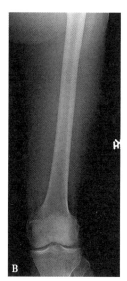

图 2-57 股骨前后位摄影
A：体位图；B：X线影像。

（二十七）股骨侧位

1. 摄影要点 被检者仰卧于摄影台上，将对侧臀部垫高；使被检侧股骨外转成侧位，股骨外侧紧靠探测器；被检侧股骨长轴与探测器长轴一致，膝关节弯曲呈135°；探测器上缘包括髋关节，下缘包括膝关节（图2-58A）。摄影距离90～100cm。

2. 中心线 经股骨中点垂直入射探测器。

3. 标准影像显示 为股骨及膝关节的侧位影像，膝关节弯曲适度，股骨内、外侧髁重叠良好，长轴与成像野长轴平行（图2-58B）。

（二十八）髋关节前后位

1. 摄影要点 被检者仰卧于摄影床上；双下肢伸直，足跟分开，足尖向上，并稍内旋15～20°，使两足趾接触并拢；被检侧髋关节定位点（被检侧髂前上棘与耻骨联合上缘连线中点向外下作垂线5cm处）置于探测器中心（图2-59A）。摄影距离90～100cm。

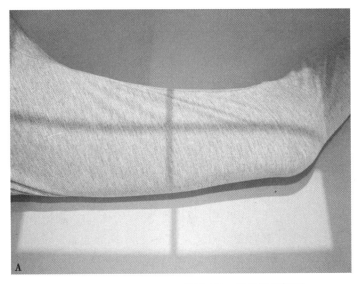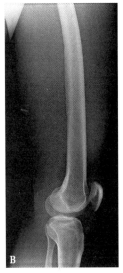

图 2-58　股骨侧位摄影
A：体位图；B：X 线影像。

2. 中心线　经被检侧髂前上棘与耻骨联合上缘连线中点向外下作垂线 5cm 处入射探测器。

3. 标准影像显示　照片包括髋关节、骰骨近端 1/3，同侧耻坐骨及部分髂骨翼；股骨头大体位于照片正中，或位于照片上 1/3 正中，大粗隆内缘与股骨颈重叠 1/2，股骨颈显示充分；股骨颈及闭孔无投影变形，申通氏线光滑锐利，曲度正常；髋关节诸骨纹理清晰锐利，坐骨棘明显显示，周围软组织也可辨认（图 2-59B）。

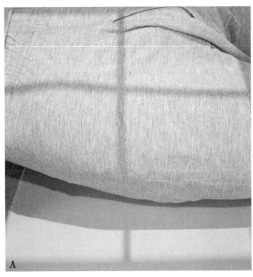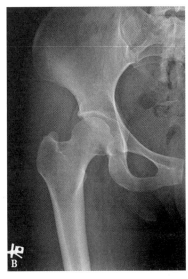

图 2-59　髋关节前后位摄影
A：体位图；B：X 线影像。

第六节　X 线造影检查技术

一、消化系统 X 线造影检查

消化道包括食管、胃、小肠、大肠等器官，由于它们缺乏良好的天然对比，平片检查有很大的局限性。因此，大多需要采用造影检查，一般使用钡剂造影，能显示消化道的位置、形态、大小及功能情况。通常以透视下观察为主，发现有价值的信息，通过点片，保留有诊断价值的影像学信息。

（一）食管钡剂造影

1. 适应证和禁忌证

（1）适应证：①吞咽困难或吞咽不适者；②门脉高压症患者，了解有无食管静脉曲张或食管静脉曲张的情况；③食管异物及食管炎症性病变；④明确食管肿瘤的部位、范围，食管有无狭窄及狭窄的程度、范围等；⑤观察食管周围病变与食管关系；⑥食管先天性疾病。

（2）禁忌证：①食管气管瘘；②胃肠道穿孔；③急性消化道出血；④肠梗阻；⑤做低张双对比造影时，有低张药物禁忌证的患者（如青光眼等）。

2. 造影前准备

（1）患者准备：检查前被检者无需作特殊准备，但疑有贲门痉挛、食管裂孔疝或疑为食管下端贲门部肿瘤时，应禁饮食6~12小时，以免食物或潴留物的存在影响检查及诊断。

（2）药品准备：根据不同的检查目的和要求，选择相应原检查药品（对比剂）。根据患者吞咽困难的程度，给予不同剂量和不同黏稠度的钡剂；疑有食管阴性异物者，可在钡剂里加少许消毒棉花并调匀；疑有食管气管瘘者应选用有机碘水。

3. 检查方法　包括以下两种方法。

（1）常规食管钡餐造影：①被检者站立，口服钡剂，正位透视，观察吞咽动作是否正常，两侧梨状窝是否对称，有无变钝。②钡剂通过食管的同时转动被检者体位，逐段观察食管充盈扩张及收缩排空情况，颈段食管取正、侧位检查，胸腹段食管则用左前斜位及右前斜位进行观察。检查时可根据病情采取各种体位或配合呼吸动作进行。③发现病变或可疑病变处应多方位观察并局部点片。常规摄取食管充盈像及黏膜像各一张。

单图：常规食管钡餐造影

（2）食管低张双对比造影：①造影前肌内注射山莨菪碱（654-2）20mg；②被检者取立位，将一匙产气剂（碳酸氢钠和枸橼酸各0.5g）放于口内，随即以小口钡剂冲服，食管内即产生气体，管腔扩张，同时管壁有钡剂附着，显示出食管黏膜及轮廓；③注射低张药物10分钟后，被检者取站立右前斜位，含一大口稠钡（40~50ml），服钡时嘱被检者尽可能多吸空气一同咽下，在大团钡剂通过后，食管内壁附着一层薄钡，同时咽下的空气使食管处于良好的双对比状态；④透视下选择合适位置点片。通常选取多体位摄片，对病变可疑处采取局部点片。

（二）胃、十二指肠钡剂造影

1. 适应证和禁忌证

（1）适应证：①先天性胃肠道发育异常；②上腹部不适，如上消化道出血、疼痛、恶心、呕吐等欲明确原因者；③上腹部包块，确定包块与胃肠道之间的关系；④胃、十二指肠手术后复查，了解吻合口等情况；⑤胃肠道疾病，如溃疡、炎症、肿瘤、憩室、胃肠道功能紊乱等；⑥胃肠道外病变推移压迫肠道或粘连；⑦常规造影发现可疑病变而难以定性或临床怀疑有肿瘤常规造影无阳性发现者。

（2）禁忌证：①胃肠道穿孔；②急性胃肠道出血（一般于出血停止后两周，大便隐血试验阴性后才能作此检查）；③肠梗阻（轻度单纯性小肠梗阻和高位梗阻，为明确原因可酌情作此检查）；④做低张双对比造影时，有低张药物禁忌证的患者（如青光眼等）；⑤一般情况极差者。

2. 造影前准备

（1）患者准备：①检查前禁食、禁饮6~12小时；②检查前3日内禁服高原子序数的药物或食物；③胃内潴留液较多者（如幽门梗阻者），应洗胃抽净胃液或检查前2~3天口服分泌抑制剂。

（2）药品准备：对比剂常用80%~250%浓度的医用硫酸钡混悬液，加入少量胶粉做混悬剂，用量100~200ml。低张双重造影检查，则还需准备山莨菪碱（654-2）10~20mg；产气剂等。

3. 检查方法　有以下三种方法。

（1）常规胃及十二指肠造影：①造影前先做胸腹透视，观察有无消化道穿孔、肠梗阻及阳性结石，同时注意胃泡的形态，有无软组织块影等；②嘱被检者站立，口服钡对比剂；③先观察食管情况，然后再重点进行胃及十二指肠检查（透视下按胃体、后胃窦、幽门前区顺序观察黏膜形态）；④发现病灶或可疑病灶，应多方位、多体位观察并及时摄片（点片）。

摄取胃黏膜像时，口服对比剂15~30ml后在检查床上转动数次，适当时可借助手法或机械臂按压胃窦及体部，使对比剂涂布在黏膜上，然后进行摄片，基本可显示全胃的黏膜像。若欲显示胃底黏

笔记

膜，口服钡剂后，被检者在检查床上转动体位数次后，快速改为俯卧位或半坐位，使多余钡剂流入胃体及胃窦内，此时胃底黏膜显示较满意。若欲显示胃体下部及窦部黏膜时，口服钡剂后，被检者在检查床上转动体位几次后，再快速改为仰卧位，使多余钡剂流入胃底，此时摄取胃体及胃窦部黏膜像比较满意。

摄取胃充盈像时，被检者口服对比剂200ml左右，取立位以充盈胃窦及体部。正位片显示胃大弯及胃小弯两侧边缘；左前斜位及右前斜位显示胃体及胃窦侧前壁及侧后壁；站立侧位显示胃前后壁；欲显示胃底部充盈像，应在仰卧时摄取正位片及左侧卧时摄取侧位片。

检查十二指肠通常在检查胃之后进行。为避免与胃窦重叠，多采取站立右前斜位观察。当对比剂随胃蠕动填充十二指肠后摄取充盈像，待大部对比剂排出则可摄取黏膜像。十二指肠常规造影以透视为主，根据需要辅以摄片。检查时站立位和卧位互相交替，不断转动被检者体位，多角度观察胃的形态以及其蠕动和收缩等情况。若透视下发现异常或观察到病变不能定性时应点片（摄取局部片），若未发现异常且临床体征明显时，可摄取其黏膜像、充盈像和充盈加压像。

（2）胃低张双对比造影：主要用于观察胃黏膜的细微变化及软组织肿块。检查前肌内注射山莨菪碱（654-2）10～20mg，待被检者感到口干时进行造影检查。造影前口服溶解胃黏液的碱性蛋白酶溶液，可以提高双对比效果。①导管法。选用较细的胃管，经鼻腔插入，导管顶端至咽部时，嘱被检者做吞咽动作，顺势将导管插入食管，逐渐推送至胃内。如胃内有液体，则应先将胃液抽出。然后注入250%浓度的钡剂30ml，再根据需要注入空气250～400ml，进行胃气钡双重对比检查。导管法双对比造影，能够主动控制胃内气体量，显示效果较好。但由于插管有一定痛苦，被检者不易接受。②服产气剂法。嘱被检者先口服钡剂30～50ml，然后用10ml温开水送服产气剂2.5～3.0g，即可产生300ml以上的气体而形成气钡双重对比。

（3）十二指肠低张双对比造影：①插管法。被检者空腹，将十二指肠管经口腔插入胃内，取俯卧位，透视下将导管顶端送入十二指肠降部上段，肌内注射山莨菪碱（654-2）10～20mg，约5～10分钟后经导管缓慢注入钡剂30～40ml，透视下转动被检者，观察钡剂充盈情况。若充盈不满意，加注钡剂20～30ml。十二指肠显示满意后，选择适宜体位摄取充盈像。然后转动被检者呈左侧卧位，使钡剂大部分进入空肠，再经导管注入气体100～150ml，摄取正位十二指肠的黏膜像。②无管法。肌内注射低张药物后，立即口服钡剂250ml，同时服用较多的产气剂（约多于正常的两倍），产气400～600ml。在透视下观察，通过变换体位，使胃内气体进入十二指肠，形成气钡双重对比。十二指肠显示满意后，选择适宜体位摄片（点片）。

单图：胃十二指肠低张双对比造影

（三）结肠钡剂灌肠造影

1.常规结肠钡剂灌肠检查

（1）适应证和禁忌证：①适应证有结肠良、恶性肿瘤，炎症及结核；肠扭转、肠套叠的诊断以及早期肠套叠的灌肠整复；观察盆腔病变与结肠的关系；②禁忌证有结肠穿孔或坏死；急性阑尾炎；肛裂疼痛不能插管。

（2）造影前准备

1）患者准备：检查前1日食少渣、半流质或流质食物；检查前1日晚8时冲服缓泻剂（番泻叶5～10g），半小时再冲服一次；钡灌前1小时给被检者做清洁灌肠，清除结肠内粪便；禁用刺激肠蠕动的药物。

2）器械准备：灌肠用器械等，老年及幼儿被检者用双腔气囊管（Foley氏管）。

3）药品准备：对比剂用医用硫酸钡制剂，一般配成钡水重量比1∶4的溶液，用量800～1 000ml，加10～20g阿拉伯胶增加钡剂黏度，防止快速沉淀，带混悬剂的硫酸钡粉，配成25%的溶液。

（3）检查方法

主要检查步骤：①加温钡剂，使其温度与体温相仿；将钡剂盛入灌肠桶内或灌肠袋内，接上导管并消毒肛管，肛管端涂少许润滑油，排出导管内气体。②将灌肠桶或灌肠袋挂在输液架上，高度距床面约1m。③被检者取屈膝左侧卧位，将肛管慢慢插入直肠，深度约10cm（小儿或老年人，选用双腔气囊肛管，以防不合作者钡剂外溢）。④被检者取仰卧位，右侧略抬高，在透视下缓慢灌入钡剂，当钡剂通过乙状结肠进入降结肠脾曲时，则被检者左侧稍抬高，有利于钡剂经横结肠、结肠肝曲、升结肠直达盲肠

（在灌肠过程中,注意钡柱前端,观察其走行有无受阻、分流或残缺狭窄,有无激惹征象,必要时点片）。⑤一般钡剂到达盲肠时停止灌肠。⑥分段摄片,发现病灶或可疑病灶时多方位摄片。⑦充盈像检查结束后,让被检者排便（钡剂）后,再分段仔细检查黏膜像;根据需要分别摄取充盈像片和黏膜像片。

2.结肠低张双重对比造影检查

（1）适应证和禁忌证:①适应证有慢性溃疡性结肠炎或肉芽肿性结肠炎;疑有结肠憩室、结肠息肉或肿瘤;鉴别肠腔局限性肠狭窄性质;结肠高度过敏或肛门失禁等。②禁忌证有结肠梗阻性病变（低张药物能使不完全性梗阻成为完全性梗阻）;疑有结肠坏死或穿孔;急性溃疡性结肠炎;危重受检者或极度虚弱者。

（2）造影前准备

1）患者准备:检查前3日食少渣饮食;检查前1日下午口服50%硫酸镁溶液30ml,清肠导泻（嘱被检者尽量多饮水,1 500～2 000ml可间断饮用）,晚餐进流质食物,睡前冲服缓泻剂（番泻叶5～10g）,若被检者多次腹泻可不再作清洁灌肠,若腹泻不多,尚应清洁灌肠;检查当日早晨禁食、禁水,使用开塞露,排空大便,清洁肠腔。

2）器械准备:灌肠用器械（如灌肠机）,老年及幼儿被检者用双腔气囊管（Foley氏管）。

3）药品准备:对比剂用浓度为80%～100%硫酸钡混悬液,用量200～300ml;空气,用量800～1 200ml;山莨菪碱（654-2）,用量10～20ml。忌抗胆碱药物者可改用胰高血糖素。

0244

单图:结肠低张双重对比钡剂灌肠造影

（3）检查方法:①肌内注射低张药物山莨菪碱（654-2）10～20ml;②被检者取俯卧头低足高15°～20°位或左侧卧位于检查床;③插入带有气囊的双腔导管,在透视下向结肠内缓慢注入钡剂（随时根据结肠的解剖位置调整体位,使钡剂经直肠、结肠各段流入）,待钡剂首先到达结肠中段时,即停止注钡剂,钡剂灌完毕后旋转被检者身体数次;④换上注气囊缓慢注入空气800～1 200ml（或被检者明显感腹胀而能耐受为度）,驱使钡剂向前推进至结肠肝曲、升结肠而达盲肠;⑤在透视下对肠管进行多体位、多方向的观察,必要时以压迫器对腹壁局部加压,若钡剂涂抹欠佳,嘱被检者翻转体位4～5次,使钡剂均匀涂布于肠壁,与气体形成双重对比;⑥逐段观察双重造影效果并点片6～12张。

二、其他X线造影检查技术

（一）静脉肾盂造影

1.常规静脉肾盂造影

（1）适应证和禁忌证

1）适应证:①泌尿系结石、结核、肿瘤、囊肿、慢性炎症、先天畸形;②原因不明的血尿及脓尿;③尿路损伤,需了解损伤程度和范围及门静脉高压症被检者做脾肾静脉吻合术的术前检查;④尿道狭窄不能插入导管或做膀胱镜检查;⑤了解腹膜后包块与泌尿系的关系;⑥肾血管性高血压的筛查。

2）禁忌证:①碘过敏或严重的甲状腺功能亢进;②严重的肾功能不良;③急性泌尿系感染;④严重的心血管疾病及肝功能不良;⑤妊娠或疑有早期妊娠。

（2）造影前准备

1）患者准备:①造影前2～3日吃少渣及禁食易产气食物,禁服高原子序数的药物;②检查前1日服缓泻剂（口服蓖麻油20～30ml或泡服番泻叶5～10g）,以利于肠道内容物排泄;③造影当天禁食、禁水;④造影前行腹部透视,若肠腔中仍积聚大量肠内容物,应做清洁灌肠,或皮下注射垂体加压素0.5ml或新斯的明0.25mg,促使肠腔内粪便或气体的排出;⑤一般不做碘过敏试验,但要求被检者或家属签写知情同意书;⑥造影前需排尿、排便,使肠道和膀胱空虚。

2）器械准备:腹部压迫带、椭圆形压迫器等。

3）药品准备:60%～76%复方泛影葡胺,成人用量一般为20ml,少数肥胖者用40ml,儿童用量以0.5～1.0ml/kg体重计算,6岁以上即可用成人量。必要时可选用非离子型对比剂,如碘海醇、碘普罗胺等。

（3）检查方法:①常规胸、腹部透视并摄取全尿路平片。②被检者仰卧于摄影床,将两个椭圆形压迫器（如圆柱状棉垫或纱布卷）呈"倒八字"形置于两髂前上棘连线高度水平（相当于输尿管进入骨盆处）,并腹带束紧。③静脉注入对比剂1～2ml后减慢注入速度,观察2～3分钟,如被检者无不良反

单图:常规静脉肾盂造影(松压全腹部片)

应将对比剂在2～3分钟内注完。对比剂注射完毕后立即给腹带加压至11～13kPa(80～100mmHg),以压迫输尿管,阻止对比剂进入膀胱以利于肾盂充盈显示(若被检者腹部有巨大肿块、肥胖及腹水,压迫输尿管有困难时,可采用倾斜摄影床面的方法,使被检者呈头低足高位以减缓对比剂流入膀胱。若被检者因腹部加压过大而出现迷走神经反应或下肢血供不足时,应降低压力或暂时松解压迫带,症状较重者应进行对症治疗)。④注药完毕后7分钟、15分钟及30分钟各摄肾区片1张。若肾盂、肾盏显影良好,即可解除压迫带,摄全尿路片。若30分钟肾盂肾盏仍显影较淡或不显影,膀胱内又无对比剂,应解除压迫带,待1～2小时后重摄肾区片和全尿路平片。疑有肾下垂者可采取站立位摄取全尿路片。

2.大剂量静脉肾盂造影　大剂量静脉肾盂造影又称静脉滴注法尿路造影,是将较大剂量的对比剂加葡萄糖液在短时间内快速静脉滴注,使全尿路显示的一种检查方法。

(1)适应证和禁忌证

1)适应证:①常规法静脉肾盂造影或逆行肾盂造影显示不满意;②肥胖、腹水及腹部巨大肿块者;③高血压被检者,需要观察肾;④不合作小儿和为了观察全尿路者。

2)禁忌证:①碘过敏或严重的甲状腺功能亢进;②严重的肾功能不良;③严重心血管疾病者;④多发性骨髓瘤合并肾功能衰竭者;⑤肝功能严重受损者。

(2)造影前准备

1)患者准备:基本同常规静脉肾盂造影,但不必禁食水,不需做压迫输尿管准备。

2)药品准备:60%复方泛影葡胺,剂量按2ml/kg计算,加入等量5%葡萄糖溶液或生理盐水做静脉滴注。对比剂量最大不应超过140ml。必要时也可选用非离子型对比剂,如碘海醇、碘普罗胺等。

(3)检查方法:①被检者仰卧摄影床上,先摄取全尿路平片一张;②静脉滴注对比剂,在5～8分钟内快速滴注完毕;③注入对比剂后大约10、20、30分钟各摄取全尿路片一张。若肾盂肾盏、输尿管显影不良,可适当延长时间拍摄。

(二)逆行肾盂造影

1.适应证和禁忌证

(1)适应证:①不适于做静脉肾盂造影者(如心、肝、肾功能差的被检者);②静脉肾盂造影不能达到诊断目的(如严重的肾盂积水、肾结核及先天性多囊肾等);③多次静脉肾盂造影无法将肾盂、肾盏显影满意者;④了解肾、输尿管病变与邻近器官的关系,观察有无受累情况;⑤证实尿路结石部位等。

(2)禁忌证:①尿道狭窄及其他禁做膀胱镜检查者;②肾绞痛、严重血尿及泌尿系感染者;③严重心血管疾病及全身性感染者。

2.造影前准备

(1)患者准备:①检查前清洁肠腔,清除肠道内积粪积气;②造影前2～3日内禁服高原子序数的药物;③摄取尿路平片。

(2)器械准备:消毒插管用器械等。

(3)药品准备:15%～36%复方泛影葡胺10～20ml(具体用量根据临床实际操作而定)。必要时也可选用非离子型对比剂。

3.检查方法　主要检查步骤:①在无菌条件下,由泌尿科医生经膀胱镜窥视,将导管分别插入两侧输尿管,然后将被检者送至影像科做造影检查;②被检者仰卧在摄影床上,透视观察导管位置,以导管头端位于肾盂和输尿管交界处为宜;③经双侧导管同时注入对比剂,注入速度不宜太快(用10～15秒时间注完),压力不要太大,注入量以被检者肾区有胀感为止,一般每侧5～10ml,可多次重复注入;④注药后立即摄取肾区片,根据肾盂肾盏显影情况决定是否再次注药摄影或摄片。当照片显示能满足诊断要求后,即可拔出导管结束检查。若欲进一步观察输尿管情况,则应将导管缓慢抽出使导管头端至输尿管下端,然后再注入对比剂并摄取所需体位片。

(三)膀胱造影

膀胱造影可用静脉尿路造影、逆行膀胱造影及穿刺造影等方法,以逆行造影为常用。逆行造影是将导管经尿道插入膀胱内,然后逆行注入对比剂,以显示膀胱的位置、形态、大小及与周围组织器官的关系的一种检查方法,是采用透视和摄片相结合进行的。

1．适应证和禁忌证

（1）适应证：①膀胱肿瘤、结石、炎症、憩室及先天性畸形；②神经源性膀胱、尿失禁、输尿管反流等膀胱功能性病变；③前置胎盘、盆腔内肿瘤、前列腺疾病、输尿管囊肿等膀胱外病变。

（2）禁忌证：①尿道严重狭窄；②膀胱大出血；③膀胱及尿道急性感染。

2．造影前准备

（1）患者准备：①清洁肠腔；②排空尿液，排尿困难者应插管导尿；③摄取膀胱区平片。

（2）器械准备：12～14 号导尿管（成人用）；8～10 号导尿管（小儿用）插导尿管消毒器械等。

（3）药品准备：76% 复方泛影葡胺稀释至 35% 左右，一般成人用量 250～300ml，小儿视年龄而定。疑有膀胱结石或肿瘤病变者，用低浓度对比剂，防止对比剂因浓度过高而遮盖病变的显示。空气、氧气等低密度对比剂 250～300ml（用于空气造影）。30～50ml 碘剂和 250～300ml 空气（用于双重造影）。

3．检查方法　主要检查步骤：①被检者仰卧于摄影床上，局部消毒；②将导尿管顶端涂抹润滑剂后，经尿道插管至膀胱，固定导尿管；③压迫膀胱区，尽量排出尿液，在透视下缓慢注射对比剂入膀胱，至被检者膀胱区有胀感为止。双重对比造影法造影时，先注入碘对比剂 30～50ml，转动被检者体位，使对比剂弥散涂布于膀胱壁上，然后再注入空气 250～300ml。注药过程中做多轴位观察，发现病变及时点片。

（四）术后"T"形管胆道造影

1．适应证和禁忌证

（1）适应证：凡手术后带有"T"形管引流 1～2 周者，且无严重胆系感染、出血或胆汁清亮不混浊者。

（2）禁忌证：严重心、肝、肾功能不良者；严重胆系感染、出血者；甲状腺功能亢进者；碘过敏者。

2．造影前准备

（1）患者准备：检查前 1 日，清洁肠腔（排除肠道内粪便及气体）；做碘过敏试验。

（2）药品准备：对比剂用 35% 复方泛影葡胺或非离子型对比剂，20～40ml（胆道扩张、胆囊未切除、Oddi 括约肌松弛或"T"形管一端插入十二指肠等，可适当增加剂量，一般最多不超过 60ml），使用前适当加温，以减少刺激；生理盐水 500ml。

3．检查方法

（1）检查步骤：①被检者仰卧摄影床上，消毒引流管口部，抽吸出胆管内空气和胆汁，以降低胆管内压；②用生理盐水冲洗胆管并抽吸出冲洗的生理盐水；③将加温过的对比剂 10ml 缓慢注入"T"形管内，在透视下观察肝管及胆总管充盈情况（若肝管尤其是左侧肝管充盈不良，应采取头低 30° 位、右侧抬高位或左侧卧位）；④加注余下的 10ml 对比剂（或根据需要加注对比剂）；⑤全部肝管及胆总管充盈满意后，即进行摄片。一般摄正位片即可满足临床要求。若左、右肝管及其分支互相重叠或胆囊影覆盖于胆总管上，需摄侧位片。

（2）注意事项：①冲洗胆道和注入对比剂时要防止带入气体，以免误认气泡为"阴性结石"；②注射对比剂前测量胆管内压力；③注射对比剂压力不宜太高（若被检者感到肝区饱胀时应停止注药），以免胆汁出现返流进入淋巴和血液而引起感染、扩散或诱发胆管壁出血等；④造影结束后应尽量抽出对比剂。

（五）子宫输卵管造影

1．适应证和禁忌证

（1）适应证：①子宫输卵管病变（如炎症、结核、积水、肿瘤等）；②子宫输卵管畸形，子宫位置或形态异常；③确定输卵管有无阻塞及阻塞原因和位置；④绝育术后观察输卵管情况；⑤疏通轻度粘连的输卵管。

（2）禁忌证：①生殖器官急性、亚急性炎症；②子宫出血、月经前期和月经期；③妊娠期、分娩后 6 个月内，刮宫后一个月内；④子宫恶性肿瘤；⑤碘过敏者；⑥严重全身性疾病不能忍耐手术者。

2．造影前准备

（1）患者准备：①术前 3 日做碘过敏试验。②一般在月经干净后的 7～10 日内检查，对于月经不规律的被检者可以适量延迟到 10 日，闭经的被检者可以随时做，但必须排除妊娠的可能。③造影前一日晚上服缓泻剂，必要时可清洁灌肠。对感觉紧张者，术前给镇静剂。④造影前排空大小便，消毒外阴、阴道和宫颈。

（2）器械准备：准备一个造影包，内有纱布半块，通液器一个，孔巾一块，窥阴器一个，小药杯一个，宫颈钳一把，卵圆钳一把，包布两块，棉球五个。

（3）药品准备：60%或76%复方泛影葡胺10ml或40%碘化油5～8ml。

3．检查方法　主要检查步骤：①被检者仰卧于摄影床，取截石位，局部消毒。②用窥阴器扩张阴道，暴露子宫，探查子宫深度。③常规插管。将金属导管（在离导管远端1.5cm处固定橡皮塞）或双腔导管插入宫颈内口合适深度，为避免将空气气泡注入宫腔，应先将对比剂充满导管。④用金属导管锥形橡皮塞堵紧子宫外口或向双腔导管球囊宫腔注液体或气体，固定导管并堵紧宫颈外口以防止对比剂外溢。⑤注射器抽取对比剂后接通导管，在透视下向子宫内缓慢注入对比剂，边注入边观察，至子宫输卵管均充盈即摄片或点片。

如使用复方泛影葡胺，则连摄2片（充盈时摄1张，10～15分钟后再摄1张）。若使用碘化油，则摄完第1张片观察后，再酌情摄第2张片，待24小时后再摄取盆腔平片一张，观察对比剂有否进入腹腔，以确定其通畅情况。

注意事项：①造影后2周内禁盆浴及性生活，可酌情给予抗生素预防感染；②有时因输卵管痉挛造成输卵管不通的假象，必要时重复进行；③造影检查后1周内有少量阴道出血如无其他不适属正常现象；④造影检查后最好避孕3个月，以减少X线照射有可能产生的影响。

组图：子宫
输卵管造影

第七节　X线摄影图像质量控制

普通X线图像质量控制的目的，是以最低辐射剂量、最高图像质量为临床诊断提供可信赖的医学影像信息，它由医学影像检查的正当化和成像过程最优化来体现。图像质量是成像链中各个质量环节的综合体，其中任何一个环节出问题都会影响图像质量，因此影像质量管理和控制应该从每个成像环节着手。

一、X线成像设备性能的检测

（一）X线摄影系统的性能检测

1．X线管有效焦点的检测　X线有效焦点越小，成像时形成的半影越小，图像空间分辨力越高。为保证成像质量，在设备验收时需核定、检测该项。常用针孔测试仪检定。

2．X线中心线的校准与检测　属于验收检测和定期检测，一般每一年检测一次，相关部件维修后随时检测。使X线射出的实际中心、照射野指示灯中心、探测器中心重合；误差≤±5mm。卧位、立位一致。常用诊断X线机专用中心线测试仪检定。

3．辐射输出的空气比释动能　指不带电电离粒子，在质量为dm的某种物质中释放出来的全部带电粒子的初始动能总和。在检定条件下，单次曝光辐射输出的空气比释动能应不大于10.0mGy。常用积分型电离室或半导体型的剂量计，剂量有效量上限应不小于10Gy，下限应不大于1mGy。其校正因子扩展不确定度不大于5.0%。

4．辐射输出的重复性　X线管电压、管电流选定后，曝光6次，辐射输出差别应不大于5.0%。常用非介入式电压表、电流表测定，其相对误差小于±2.0%。

5．辐射输出的质　当管电压70kV时，半价层应不小于2.1mmAL。半价层测量仪的铝片的纯度应大于99.5%，厚度误差不超过±0.05mm。

6．空间分辨力　指在高对比度的条件下，能分辨出相邻两个物体最小尺寸的能力。要求在管电压50kV、5mAs或在最低自动模式条件下曝光，对于CR不低于18Lp/cm；对于电荷耦合器件（CCD）探测器的DR不低于20Lp/cm，对于平板探测器（FPD）的DR不低于25Lp/cm，对于屏-片系统不低于35Lp/cm。空间分辨力测试卡的铅当量为0.1mmPb，最大有效线对应不小于50Lp/cm。

7．低对比度分辨力　指在低对比度的条件下，能分辨两种以上组织微小的密度差异的能力。要求在管电压70kV、12.5mAs条件下，应能分辨模体（DIGI-13）1.2%。密度分辨力模体应符合AAPM

和IEC的相关技术要求。

8. 动态范围　指在数字图像中，一次曝光所获得的信息量的范围，体现图像的动态范围。使用专用测试模体，CR在不使用滤线器条件下，用常规SID，选择管电压70kV、20mAs或适当管电压，自动曝光模式下，可分辨阶层数应大于40；DR在使用滤线器条件下，用常规SID，选择管电压70kV、20mAs或适当管电压，自动曝光模式下，可分辨阶层数应大于50。使用的灰阶等级模块其材料吸收系数值应达到相关技术要求，灰阶层数应不低于100级，厚度误差不超过±0.02mm。

9. 伪影　由于曝光条件选择不当等原因产生的正常影像以外的显影。在常规工作条件下，应影像均匀、无伪影。均匀模块的铝模体的纯度应大于99.5%，厚度误差不超过±0.1mm。

10. X线管的管电压、管电流　在工作范围内，X线管电压、管电流值的误差不超过±10.0%。常用非介入式电压表、电流表，其相对误差小于±2.0%。

医用数字X线摄影系统检测结果应满足国家医用数字X线摄影系统检定规程相关要求，合格的发给检定证书，不合格的发给检定结果通知书。检定周期一般不超过1年。经调试、修理后的医用数字X线摄影系统必须重新检定。

（二）CR图像质量控制措施

CR定期质量控制检测与维护，对于CR检查系统性能和维持最优化影像质量是必需的。

1. 操作人员的应用培训　放射技师需要至少一周的应用培训，根据摄影部位及临床检查目的不同，选择影像处理算法，同时与工程人员一起接受简单预防性维护任务和简单错误分析的培训。

2. 每天的维护　在开始使用CR前，要全面检查整个系统的工作状况，各系统显示、连接是否正常，成像板的常规维护和残影的消除状态，存储系统的工作状态以及RIS/HIS系统的连接状况等。观察系统的运行情况，包括阅读仪、ID终端和影像观察监视器。

3. 每周（月）的维护清洁　每周的维护清洁包括CR系统和激光相机的过滤器和通风孔，擦除所有很少使用的成像板，验证软拷贝观察工作站的监视器校准，观察暗盒和成像板，必要时按照生产商的指导对暗盒和成像板进行清洁，测定模体，分析图像，并在计算机数据库中编入目录。当超出预设定的界限时，核查系统性能并采取措施。

4. 每年的维护　每年的维护包括进行质控模体分析（如低对比分辨力、空间分辨力、信噪比等的测定），检查照片重拍率，曝光指数，确定不可接受影像的产生原因；检查质控数据库，确定问题的原因并执行校正措施，对所有IP执行线性测试，评估影像质量，抽查影像处理算法的适用性，重新建立基准值、检查重复照射现象、受检者曝光量趋向、质控记录和设备维修记录。淘汰性能不良的IP。

（三）DR图像质量控制措施

1. 提高技术人员素质　提高操作者的思想素质和专业技术水平，定期培训，建立完善的管理制度和操作规范，严格按照操作规程进行操作。同时建立读片制度，及时纠正技术操作中的错误。

2. 曝光参数的选择　数字摄影曝光参数的合理选择和正确运用是提高照片质量的一项重要技术，参数的选择是以改变kV、mA及曝光时间三个参数为基础，结合数字成像的特点进行参数调整，避免过度曝光和曝光不足。数字摄影X线曝光量宽容度虽然大，还可以调整窗宽、窗位；但参数选择超出一定的范围，也难以得到优良的图像质量。

3. 后处理技术的运用　后处理技术是借助计算机功能对获取的原始影像作进一步的完善，只有在适宜的照射条件下，充分利用后处理功能，才能提高输出影像的信息量。DR影像后处理技术是以提高诊断信息，弥补摄影中的不足为目的。通过改变影像的对比度和调节影像的整体密度，从而实现影像的最佳显示。图像处理程序在使用中有可能被人为修改，要定期检查和修正参数的设置与组合，在实际工作中不断探索和总结改进。

4. 减少伪影　伪影是影响DR影像质量的重要因素，除了加强操作者的责任心，在检查前除去被检者身上的金属物、毛衣等异物外，对于其他原因的伪影，应针对伪影出现的情况进行分析和总结及时纠正。

5. 显示器校准　软拷贝显像存在诸多变数，包括最基本的黑白与彩色显示及电子显示技术的多样化，如阴极射线管（CRT）、液晶（LCD）显示和光电二极管（LED）显示等。电子显示技术的一个重要特点是，在不同显示系统中，从计算机中的数据资料到显示器的亮度都可能不同，定期调整和校准非常必要。一般专业显示器都配备外接控制器或内置校准软件,普通显示器则根据使用时间和衰减程度进行亮度和对比度的调整,以保证图像在不同地点的终端工作站上显示一致。

6. 激光打印机校准　激光相机的质量控制是得到优质图像的重要环节,应认真做好激光打印机的调试和校准。激光打印机与主机监视器图像的一致性尤为重要,注意图像的输出与激光相机匹配的问题,力求做到所见即所得。建立激光打印机验收检测及质量控制的概念,调整好激光打印机背景密度、灰阶响应、几何图形结构等指标,调整最大密度值,而且还应该注意激光相机的密度调节与胶片的感光度相协调。同时每更换一批次胶片,必须进行一次自动校准。

7. 机器设备的日常维护和保养　实行合理的维护和保养措施可以使系统保持最佳的工作状态,从而能最大限度地减少系统可能出现的故障。平板探测器为高精密仪器,是 DR 系统的核心部件,对环境要求较高,机房内应配置空调和抽湿机,温度保持在 18~24℃,湿度 40%~70%,要防灰尘,保持环境整洁,减少仪器静电对灰尘的吸附。定期给设备进行检测和校准,出现故障时记录故障的情况和代码,及时通知维修工程师。

二、X 线成像设备的操作规程

(一) X 线摄影操作规程

1. 严格使用环境　X 线设备属于贵重精密仪器,应使机房温度保持在 18~24℃,湿度 40%~70%。

2. 严格执行开机、关机步骤　开机顺序是电源总开关、显示器、电源主机;关机顺序是电源主机、显示器、电源总开关。不可反之。

3. 严格患者及医务人员的防护　X 线防护材料和标准应符合国家规定,注意关闭防护门,对患者非照射区域和照射区内非必要显示的敏感部位进行屏蔽防护,特别是儿童和孕妇。X 线防护已列入法律法规,要严格执行。

4. 严格遵守 X 线摄影的原则和步骤(本章第二节　三、X 线摄影的原则和步骤)。

(二) CR 的操作规程

1. 开机启动 CR 系统　打开影像阅读器的电源开关,同时启动计算机,设备通电自检后进入操作主界面。一般需一定时间预热后才允许进行 IP 板扫描操作。关机时严格遵守计算机内置的关机程序,严禁直接切断电源。

2. 阅读申请单　在主界面中调出或输入被检者的相关信息,如姓名、性别、年龄、X 线检查号等。通过影像阅读器上的条形码扫描器对 IP 上的条形码进行扫描,同时选取摄影的部位和体位,如胸部后前位或侧位等,使扫描后的图像与对应的图像处理参数进行处理。

3. 以常规摄影技术对 IP 进行曝光。

4. 将曝光后的 IP 置于影像阅读器扫描槽上扫描,扫描完成后将同时擦除 IP 原有的影像信息并退出扫描槽。

5. 图像处理　对比度处理是通过对滤过后原始影像的操作,和更改原始影像的重建来实现对比度的改变。对比处理的目的是改变影像数据的设置,使影像满足临床要求。

6. 添加图像标注　对读取的图像添加标注,满意后点击保存并发送至 PACS 中心存储器或影像工作站以备调阅。需要打印时可进行激光打印的操作。

7. 擦除后的 IP 可重复使用,以备下一次检查。

(三) DR 的操作规程

1. DR 设备的开启　打开电源柜的总电闸,启动高压发生器电源和 DR 工作站计算机电源。从 DR 工作站计算机登录,进入到相应操作界面。关机时严格遵循关机顺序,严禁直接切断电源。

2. X 线管预热　对刚开机的 X 线管使用内置的曝光程式进行预热曝光,确保 X 线管和 X 线的质量处于最佳状态。

3. 录入检查资料　阅读申请单,核对被检者各项资料,录入并选择要摄影的部位和体位。

4. 调用曝光程序　选择手动或自动曝光方式,必要时在预设的曝光程序上重新对曝光参数值作调整。

5. 摆位及曝光　按照常规摄影体位要求摆位,并正确使用中心线和源像距,训练被检者做好配合工作,然后按下曝光开关曝光。

6. 图像处理 观察图像处理效果,摆位是否符合要求,不满意时应马上调整或重新拍摄。必要时调节图像的窗宽、窗位,确保图像显示最佳,同时添加左右等标注。如多部位检查时,重新选择曝光程序,分别进行摆位和曝光。

7. 传送图像 以手动方式或以设计的自动方式将图像通过网络传送到PACS中心存储器或诊断工作站等以备调阅。

8. 打印胶片 将图像发送至激光打印机,根据不同的情况选择单幅或多幅打印。

9. 进入下一次检查的准备工作。

本章小结

普通X线成像技术是医学影像的重要检查手段,特别在骨关节、胸部普通体检中仍是首选方法。掌握X线影像的形成及影响因素,X线摄影位置与方向、摄影原则和步骤以及各部位X线摄影要点;熟悉X线摄影条件,CR、DR的概念及应用优势以及X线成像理论及X线成像设备对影像质量的影响具有重要意义。它是做好普通放射检查,放射技师的必备基础知识。

案例讨论2-1

案例讨论
2-1

张某,男性,38岁,因不慎被车撞伤致左足、左踝部疼痛,活动受限,左足背部、左足跟部及左踝部明显肿胀;临床拟诊:左足趾骨骨折?左跟骨骨折?左踝关节脱位?现欲确诊是否有骨折及脱位征象,请根据病史选择相应的X线摄影体位进行X线摄影;若怀疑左足掌嵌入异物,欲了解异物的位置及深度,需要加摄何体位。请将所选体位的摄影要点,中心线及照片标准图像显示描述出来。

(吕庆波 蒋仁州)

思维导图 扫一扫,测一测

思考题

1. 影响X线摄影条件、X线图像质量的因素及其相互关系有哪些?

2. 影响DR图像质量的因素有哪些?

3. 简述心脏右前斜位、颈椎斜位、跟骨轴位X线摄影的摄影要点、中心线及图像标准显示。

4. 简述常规静脉肾盂造影的适应证、禁忌证、检查前准备及检查方法。

第三章　CT 成像技术

课件

第一节　CT 构造与成像原理

计算机断层成像（computed tomography，CT）是基于断层图像重建的理论基础，是 X 线体层成像技术与计算机技术相结合的产物，又被称作 X-ray CT，以便区别于其他不同成像源的计算机断层成像技术，如发射式计算机断层成像等。与 X 线的平面成像相比，CT 避免了断面以外组织结构的成像干扰，能获取真正的断面图像，且图像清晰、密度分辨力高，提高了病变的检出率和诊断准确率，扩大了人体影像检查的范围。

一、CT 的基本构造

从 1895 年伦琴发现 X 线射线以来，在放射医学、医学物理学等相关领域里，CT 的发明被认为是最重要的发明之一。1972 年 4 月，Hounsfield 和 Ambrose 在英国放射学年会上发表正式论文，宣告了 CT 设备的诞生。之后，CT 就进入了迅速发展的快车道，新技术不断更新换代。在 20 世纪 70 年代，CT 扫描结构历经"四代"变化，80 年代出现了第五代 CT，但极少应用于临床，目前临床常用的还是第三代 CT。尽管第五代 CT 机目前市场应用极少，但是了解各代机器的几何结构、技术改进和设计缺陷，仍对深入学习当今 CT 的技术原理有所帮助。

CT 扫描机主要由硬件系统和软件系统组成。硬件系统主要由操作台、扫描床、扫描架、高压发生器、电源和控制柜、计算机系统和多幅相机等组成（图 3-1）。随着计算机技术、电子技术、精细加工等各种高新技术的发展，特别是低压滑环和大功率逆变技术的成功应用，CT 各组成部分的集成化程度不断提高，体积不断缩小。当代 CT 可以简化为电源柜、扫描床、扫描架和操作台四大件组成。

第一代 CT 机是 EMI 实验室机型，数据采集为平移 - 旋转方式（图 3-2），由 1 只 X 线管和 1 个闪烁晶体探测器组成，X 线束被准直器塑形成像笔芯粗细的线束，因此也被称为笔形束扫描装置。扫描时，机架（X 线管和探测器的组合）沿直线平移，穿过人体的 X 线束被对侧的闪烁晶体探测器接收，接收到的信号称为投影数据，完成平移扫描后，机架环绕患者旋转 1°，做反向平移扫描，重复以上步骤，直到旋转180°，共得到180批测量数据集。虽然第一代CT机可以获得头颅断层图像，但射线利用率很低，一幅图像的采集时间长达3～5分钟扫描时间过长容易引起图像的运动伪影，因此只能应用于静止部位，使用范围也很有限。

第二代CT机是在第一代CT机的基础上，将笔形X线束升级为窄扇形线束，X线束扇形角度为5°～20°，所以也称为小扇形束CT，探测器单元增加到3～30个，替代了第一代单一探测器，但仍然是平移-旋转扫描方式（图3-3）。平移扫描后的旋转角度由1°提高到扇形射线束夹角的度数，单幅图像

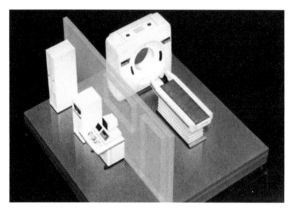

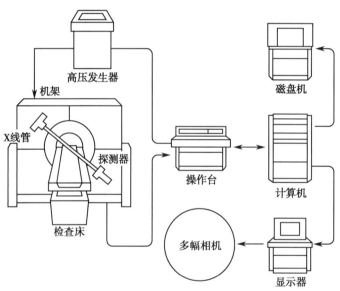

图3-1　CT扫描机的基本结构

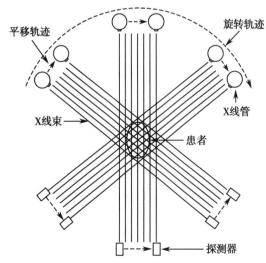

图3-2　第一代CT扫描机结构

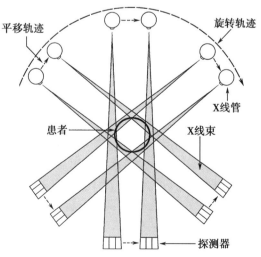

图3-3　第二代CT扫描机结构

的采集时间缩短到1分钟左右。到1975年末,EMI推出一台30个探测器单元的CT机,单幅图像的采集时间缩短到20秒,使得一次屏气时间内能够获得一幅完整的图像,从此CT不再限于头部扫描,可检查人体各个部位的全身CT成为现实,但是胸腹部检查运动伪影较为严重。此外,第二代CT缩小了探测器单元的孔径,加大了扫描矩阵,采样精确性增加,因此,CT图像质量得以改善。这种扫描方式的主要缺点是由于探测器排列成直线,对于扇形的射线束而言,其中心和边缘部分的测量值不相等,需要做扫描后的校正,以避免出现伪像。

第三代CT机改变了数据采集方式,为旋转-旋转方式(图3-4)。X线束是扇形角度为30°~45°的宽扇形束,角度比第二代CT机明显增大,所以也称为广角扇形束CT。探测器单元成扇形排列,数目增加到300~800个。一个投影可以得到300~800个测量数据,X线的利用效率大大提高,并且机架只做旋转运动,不再需要平移,单幅图像的数据采集时间缩短到3~5秒。该扫描方式的缺点是扫描时需要对每一个相邻探测器的灵敏度差异进行校正,否则由于同步旋转的扫描运动会产生环形伪影。

由于当时制造工艺技术和第三代CT机构造设计上的原因,探测器的稳定性较差,容易出现采样不足引起的混叠现象。为克服上述问题,研发了第四代CT机,采用固定-旋转采集方式(图3-5)。在这种设计中,探测器单元组成一个闭合的圆环,固定在机架内,数目多达600~2 000个,扫描过程中只有X线管围绕患者旋转,探测器保持静止,X线束的扇形角度达到50°~90°,单幅图像的数据采集时间可以缩短到2秒。第三代CT的采样间隔是由探测器单元尺寸决定的,而第四代CT的采样间隔唯一地取决于测量速率,解决了采样不足的问题。此外,在X线管旋转过程中,只有部分探测器单元暴露在X线照射中,大多数没有吸收X线的探测器单元可以得到及时的校正,从而显著降低了对探测器稳定性的要求。第四代CT设计的潜在缺点是散射现象,由于每个探测器单元要以很大的张角接收X线光子,不能用后准直器来有效去除散射影响。此外,圆环探测器要求的单元数目太多,从经济和实用两方面考虑,第四代CT在面市后不久即遭到淘汰。

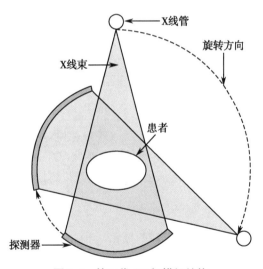

图3-4　第三代CT扫描机结构

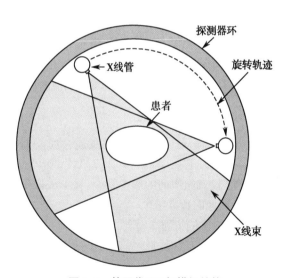

图3-5　第四代CT扫描机结构

第五代CT机又称电子束CT(图3-6),于80年代初研制成功。它的结构明显不同于前几代CT机,采用了静止加静止扫描方式,最大的差别在于X线源部分,它包括一个电子枪、偏转线圈和圆弧形钨靶。整个装置密封在真空中,高速电子束由精心设计的电磁线圈聚焦并控制其偏转沿着靶环扫描。探测器环和靶环相互不共平面,其搭接部分形成一定厚度的空间。当使用多重靶迹和探测器环时,扇形X线束可以在患者长轴方向覆盖8cm的厚度,可用于心脏扫描。由于没有X线管和探测器的机械运动,扫描时间可以缩短至50毫秒,真正"冻结"心脏运动,得到无运动伪影的心脏图像和动态成像。然而,由于其造价昂贵、图像信噪比较差和空间分辨力低的缘故,目前电子束CT的临床应用已少见。

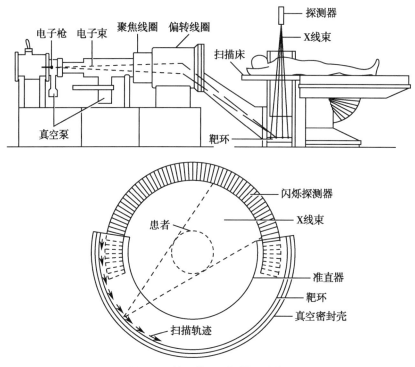

图 3-6　第五代 CT 扫描机结构

以上 CT 的分代，是按照其问世时间先后划分的，每一代都有一定的局限性，并不是后来者一定就优于并取代前者，特别是第三代至第五代。早期的第三代 CT，X 线管电源和探测器信号都是通过电缆传输的。电缆的长度限制了机架的旋转，转一圈后必须回到原处，且加速和减速过程增加了机架的旋转时间。后来采用了滑环传输电源和数据信号，机架可以单向连续旋转，转速提高至 0.5s/ 圈，甚至更高。由于滑环技术、能谱技术、高性能探测器等 CT 新技术的发展，使得第三代 CT 取得了飞跃式的进步，很好地满足了临床需求。同时，由于第四代、第五代 CT 机的制造成本、稳定性等原因限制，目前市场上新的 CT 都运用了第三代 CT 机的架构。

二、CT 成像基础

与 DR 一样，CT 成像的射线源是 X 线，同样利用了 X 线的物理特性。但是，CT 成像原理不同于普通数字摄影，它成功地应用计算机技术和图像重建方法，解决了 X 线摄影的重叠难题，CT 图像是断面成像，没有组织间的影像重叠。CT 成像也与普通体层摄影有着本质区别，前者从被发明后就实现了医学图像的数字化。

（一）成像的物理学基础

在学习 CT 成像原理之前，为了便于理解，要先学习一下单能窄束 X 线的概念。单能是指 X 线的每个光子能量都相等均质，都属于同一能级。窄束是指 X 线束内没有散射线，所有光子的运动方向一致。当然这是一种 X 线束的理想状态。单能窄束 X 线是指一束没有散射线的，能量单一的 X 线束。假设一束单能窄束 X 线通过物质时，其强度 I 是随着深入物质的厚度而按指数规律衰减的，即

$$I = I_0 e^{-\mu x} \tag{3-1}$$

式 3-1 中，I_0 是入射 X 线的强度，I 是经过厚度为 x 的物质后的 X 线强度，μ 为该物质的 X 线衰减系数。由上式可以看出，μ 越大则 X 线强度在物质中衰减越快，该物质对 X 线的吸收本领就越强，反之亦然。μ 的大小与物质密度有关。实际上 X 线并不是单能窄束的，其衰减函数也可以通过不同能级的射线衰减函数叠加计算获得。

人体组织的 X 线衰减系数由于组织成分和密度差异而相差较大，为了便于理解 X 线经过人体组织时，X 线的衰减情况，我们把 X 线束经过的每个体素假设为体素尺寸足够小且单质均匀密度的。每个体素的厚度相等，记为 l。

90

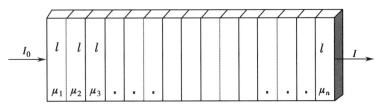

图 3-7　X 线衰减示意图

在图 3-7 中，第一个体素的衰减系数为 μ_1，第二个体素为 μ_2，依次类推，最后一个体素为 μ_n。初始强度为 I_0 的入射 X 线经过第一个体素衰减后，强度变为 I_1，经过第二个体素变为 I_2，经过最后一个体素变为出射线。则计算式如式 3-2 所示：

$$I_1 = I_0 e^{-\mu_1 l} \quad I_2 = I_1 e^{-\mu_2 l} \quad I_3 = I_2 e^{-\mu_3 l} \quad \cdots\cdots \tag{3-2}$$

则得出射线的 X 线强度为：

$$I = I_0 e^{-(\mu_1 + \mu_2 + \cdots\cdots + \mu_n) l} \tag{3-3}$$

公式 3-3 经数学变换可变换为：

$$\mu_1 + \mu_2 + \cdots\cdots + \mu_n = -\frac{1}{l} \ln \frac{I}{I_0} \tag{3-4}$$

由公式 3-4 分析可知，若已知 I_0、I 和 l，经过以上公式计算可求出总的衰减系数。而要求出每个体素的衰减系数 μ_n，必须建立 n 项对应方程式。通过对这些体素从不同方向进行 X 线照射，可获得不同方向的投影数据，建立多个方程组，通过求解方程组的值来计算各个体素的衰减系数。

在日常工作中，我们常用 CT 值来表示人体组织的密度。而吸收系数是一个具有一定物理含义的物理量，受 X 线波长、物质原子序数和物质密度的影响，在医学上使用不甚方便。英国工程师豪斯菲尔德便定义了 CT 值的概念，用 CT 值表示人体组织密度的大小。CT 值的计算公式为：

$$Hu = \frac{\mu_x - \mu_w}{\mu_w} \times k \tag{3-5}$$

为了纪念豪斯菲尔德为 CT 技术做出的贡献，决定 CT 值的单位用 Hu（hounsfield unit）来表示。式 3-5 中，μ_x 为组织的衰减系数，μ_w 规定为能量为 73keV 的 X 线在水的衰减系数；k 为分度因子，通常取值 1 000。经过衰减系数到 CT 值的转换，一幅 CT 图像就可以被看成是一个随 CT 值变化的矩阵。

（二）CT 成像基本原理

CT 成像过程比普通 X 线成像复杂。自 X 线管发出的源射线首先经过准直器形成扇形的 X 线束，穿过人体组织，经衰减后的出射线由探测器接收并转换为电信号，经放大和模 / 数（A/D）转换后变为数字信号，传送至计算机进行运算，经计算机重建后得到人体的横断面图像，最后在显示器上显示（图 3-8）。

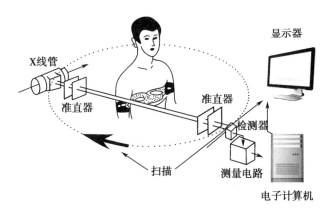

图 3-8　CT 成像原理图

CT 成像与普通 X 线摄影的主要区别是要进行复杂的数据采集过程，目的是获取重建断层图像所需的原始数据。CT 成像的数据采集是利用 X 线管和探测器同步运动的扫描过程来实现的。

不同组织的X线衰减系数不同,而衰减系数是CT成像的物理基础,通过计算机对获取的投影值进行一定的算法处理,可求解出各个体素的衰减系数,得到断层各体素的衰减系数二维分布,即衰减系数矩阵。再按照CT值的定义把各体素的衰减系数转换为对应像素的CT值,于是就得到CT值的二维分布。然后将各像素的CT值转换为灰度值进行显示,就是我们看到的CT图像。

三、螺旋CT

20世纪90年代,在连续旋转型滑环技术的基础上产生了螺旋CT扫描技术,这种技术是CT技术发展史上的一个重要里程碑。与之前的CT相比,螺旋CT的最大优点是大大缩短了扫描时间,提高了时间分辨力,而且获得的数据是容积数据,可以进行任意方向的3D重建,同时提高了图像质量,为图像重组提供了更丰富的内涵。

(一)单层螺旋CT

螺旋CT是指当扫描床匀速通过X线扫描野时,X线管连续曝光旋转,探测器输出一组连续的容积数据(图3-9)。螺旋CT分为单层螺旋CT和多层螺旋CT。在单层螺旋CT中,因为在Z轴方向上只有一排探测器接收信号,所以经过准直器后的X线束为薄扇形,X线束在Z轴方向上的宽度等于层厚。

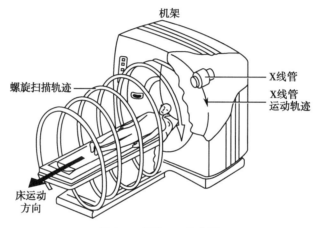

图3-9 螺旋CT示意图

与非螺旋CT相比,螺旋CT由于扫描方式的不同,螺旋CT有一个特有的扫描参数,螺距(pitch)。在螺旋扫描过程中X线管每旋转一周检查床移动的距离不一定和层厚相等,检查床移动的距离可以大于、等于或小于层厚。螺距的定义是X线管旋转一周时检查床移动的距离与射线束宽度的比值,见公式3-6。

$$螺距(P) = \frac{s}{w} \tag{3-6}$$

式中s表示X线管旋转一周时检查床移动的距离,w表示射线束在Z轴方向上的宽度,它们的单位相同,所以螺距是个无量纲参数。对于单层螺旋CT来说,X线束宽度等于单层探测器宽度。

螺距不但决定CT的容积覆盖速度,还影响图像的质量。使用较小的螺距可以增加原始扫描数据量,提高重建断层图像的质量,但增加了扫描时间和对受检体的辐射剂量。使用较大的螺距,可以在相同时间内增加扫描范围,缩短曝光时间,但所获得的原始扫描数据量减少,重建图像质量下降。螺距选择通常介于1和2之间,以便获得较快的扫描速度并降低辐射剂量。螺距小于1时,类似于非螺旋方式的重叠扫描,在对图像质量要求较高时采用。

(二)多层螺旋CT

多层螺旋CT(multi-slice CT,MSCT)是相对于单层螺旋CT而言,X线管每旋转一周可以获得两层或两层以上的横断位图像。两者之间的主要区别在于前者对探测器和数据采集做了根本性的改进。MSCT的核心技术之一是探测器阵列和数据采集系统(DAS)的改进,探测器在Z轴方向的数目从一排增加到几排甚至几百排。目前探测器的排列方式有两种类型:一种是探测器单元尺寸一致的等宽型,即在Z轴方向上的多排探测器宽度相等(图3-10);另一种是探测器单元宽度不一致的非等宽型(图3-11)。这两种类型探测器单元可以通过探测器后端的电子开关来实现自由组合,得到大于探测器单元尺寸的宽度。电子开关将信号传递给数据采集系统。

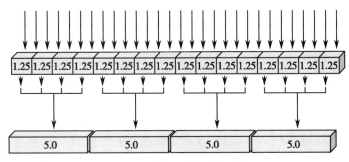

图3-10 等宽型探测器结构

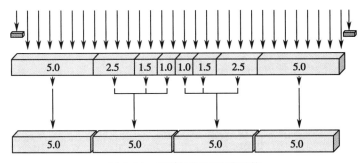

图3-11 非等宽型探测器结构

非等宽型和等宽型探测器各有其特点:非等宽型探测器组合由于探测器的数量少,相应的探测器间隙少,对X线的吸收也就少些,提高了X线的利用率,可降低X线的曝光剂量;而等宽型探测器组合则由于探测器的宽度均等,探测器组合比较灵活、层厚改变方便。

螺旋CT扫描与非螺旋相比,其主要优点:①提高了扫描速度,整个器官或一个部位一次屏气下完成,不会遗漏病灶,并减少运动伪影;②由于是容积扫描,即对人体的某一区段做连续的扫描,获得的是某一范围的容积数据,在层与层之间没有采集数据的遗漏,因而提高了二维和三维重建图像的质量;③根据需要回顾性重建任意方向切面图像,没有层间隔的约束和重建次数的限制;④单位时间内的扫描速度提高,提高了增强CT检查时对比剂的利用率。

四、CT技术新进展

CT新技术日新月异,不同CT设备厂商发展的新技术方向并不相同,世界各大生产厂商分别推出了双源CT、宝石探测器的能谱CT、320层宽体探测器CT以及融能谱技术加宽体探测器为一体的CT等新技术,大大提高了CT的技术性能,更好地满足了临床成像需求,特别是时间分辨力的提高,大幅度提升了运动脏器的图像质量。

(一)时间分辨力提高

CT时间分辨力的提高依赖于机架的旋转速度和探测器Z轴方向的宽度。随着材料和工艺技术的发展,制造商采用了磁悬浮、气垫轴承技术等不同的驱动方式,减少了机架滑环旋转的摩擦阻力,最高了旋转速度达0.25s/周。螺旋扫描速度还取决于Z轴上检查床的移床速度,双源CT采用两个X线管同时曝光,填补了大螺距时的采样空隙,其最大螺距可达3.4,床最快移动速度为458mm/s。运用大螺距加上高转速技术,目前业界最先进的CT机完成单器官的扫描时间为0.35秒,胸部扫描的时间为0.6秒,全身扫描不超过5秒。如此快的扫描速度,使得胸部CT检查不再需要屏气,不配合的儿童、躁动不安的患者也无须镇静,并可对严重复合伤的危重患者快速检查,为其抢救生命赢得了时间。极快的扫描速度,也为捕捉心脏搏动、胃肠蠕动、关节运动等动态影像提供了机遇。

（二）辐射剂量降低

新技术的发展使得CT检查辐射剂量更低。CT检查辐射剂量已经成为当今社会公众关注的焦点，只有将辐射剂量控制在合理的范围，CT技术才会有长足的发展。在CT成像链的各个环节中，制造商在辐射剂量优化方面都做出了不懈的努力，研发的新技术主要包括3D管电流自动调制、管电压智能选择、敏感器官选择性屏蔽、动态准直器、适形滤过器以及迭代重建算法等，大大降低了检查的辐射剂量。在一些CT的高级应用（如冠状动脉成像、灌注成像）中，使用了专用适形滤过器、心电门控管电流调制、大螺距螺旋扫描，前瞻性心电门控轴扫及特殊的图像滤过等技术，辐射剂量明显降低。据报道，双源CT和320层CT的前瞻性心电门控冠状动脉成像，其辐射剂量已低于1mSv。

（三）探测器加宽

探测器是CT成像的关键部件，更宽的探测器意味X线管旋转一周Z轴方向上覆盖范围更广，扫描速度也更快。各大制造商都在努力提高探测器的排数和灵敏度，以提高Z轴覆盖范围。256层（128排）CT探测器Z轴（纵轴）覆盖宽度为80cm（128×0.625mm），320层CT机探测器Z轴覆盖宽度高达160mm（320×0.5mm），机架旋转一周可以覆盖单个器官。双源CT等探测器物理宽度不足的机型则采用"摇篮床"或"容积穿梭"技术来扩展其Z轴覆盖宽度，它在不间断螺旋扫描过程中，运用快速地往返式进床和退床，采集到大范围的容积数据。探测器的发展除了不断加宽外，也出现了平板探测器-容积CT，其原理是使用一定宽度的平板探测器与X线管联动，在旋转中采集对应的一定厚度体积的容积数据，经过计算机处理后形成层面图像或三维影像。

（四）融合成像

将核医学的SPECT、PET和CT整合在同一台设备上，构成一个完整的成像系统，可以同时完成解剖结构成像和功能成像，该设备被称为SPECT-CT和PET-CT系统。患者在接受检查时经过快速的全身扫描，同时获得CT解剖图像以及SPECT和PET功能代谢图像，两种图像优势互补，使得临床医生在获得精准的病变解剖定位的同时，也可以了解病变的生物代谢信息，以便准确地完成定位和定量诊断，从而对疾病做出全面、准确的诊断。除了SPECT-CT、PET-CT外，还有与适应介入治疗发展的DSA组合的CT扫描机等。

第二节　CT扫描方法与图像质量控制

一、CT的基本概念和常用术语

CT图像是一种医学数字图像，是通过计算人体断层各个体素X线衰减值的二维分布，由一定数目的像素按矩阵排列所构成的二维断层图像。图像像素值反映了相应体素的X线吸收系数，并以CT值在显示终端上以灰度等级显示。为更好地认识CT图像，以下简单介绍一些与CT图像有关的基本概念，在后续相关内容中还会有一些解析。

（一）基本概念

1. 图像矩阵　矩阵（matrix）是指纵横排列的二维数据阵列，一个m×n的矩阵是一个由m行n列元素排列成的矩形阵列。一幅CT图像可以用m×n的矩阵表示，一般CT中常用的矩阵为512×512和1 024×1 024。

2. 体素和像素　体素（voxel）是指一定厚度的组织在三维空间上体现的体积单元，是CT容积数据采集中最小的体积单位。像素（pixel）是指图像矩阵的基本单元，即构成CT图像最小的单元，它与体素相对应，是一定大小的体素在CT图像上的二维表现。

3. 重建　重建（reconstruct）是对物体扫描后得到的原始数据，经计算机采用特定的算法处理，最后得到用于诊断的一幅图像的处理过程。

4. 算法　算法（algorithm）是针对特定输入和输出的一组规则。其主要特征：算法规则描述的步骤必须是简单、易操作，并且概念明确，能够由机器实施。

5. 灰阶　灰阶（grey scale）是指图像矩阵中每个像素的不同CT值，经数/模转换成相应的不同亮度的信号，将从白色到黑色之间的灰度分成若干等级，这些灰度等级称为灰阶。

6. 部分容积效应 部分容积效应（partial volume effect），又称为部分容积现象（partial volume phenomenon），是指同一体素内存在不同衰减系数的物质时，图像中对应像素的CT值是这些不同衰减系数平均值的体现，这种现象被称为部分容积效应。

7. 重建间隔 重建间隔（reconstruction interval）是指在螺旋CT图像重建过程中，相邻两层重建图像之间的间隔。理论上螺旋扫描后重建间隔可以任意设定。重建间隔是采集数据后的处理，重建间隔的改变不会影响到扫描时间，只会改变重建时间和重建图像帧数，重建间隔的缩小意味着重建图像数量的增多和重建时间的延长。

（二）图像处理常用术语

1. 窗口显示技术 医学图像都是以DICOM格式存放在PACS存储系统中，根据DICOM标准，某些像素虽然在图像上显示为纯白或纯黑，但每个像素都有自己的CT值。由于CT值显示的范围很广，无法在一幅图像上观察到所有CT值，于是通过一定大小的窗口显示技术逐段观察图像。大家习惯于按照Hounsfield指定的CT值标尺，将正常人体组织的CT值范围规定为从-1 000Hu至+1 000Hu之间，共2 000个灰阶。而目前CT机的CT值标尺都被设置大于2 000，如西门子CT的CT值标尺设置为-1 024Hu至+3 072Hu之间，共有4 096个灰阶，而正常人肉眼只能识别16个灰阶。所以不管是在监视器上还是胶片上，都无法一次显示或分辨上述大范围的灰阶。因此，需要观察的灰阶范围只能对应某一感兴趣的CT值区间，这个区间称为窗口。窗口以上的CT值将显示为白色，窗口以下的CT值为黑色，所以组织CT值不在窗口范围内的影像显示为纯白或纯黑，无法辨别。

窗口显示技术是指通过调节窗位或窗宽的大小来达到显示感兴趣范围的CT值。窗位（window level，WL）表示图像显示的中心CT值，又称窗中心（window center，WC），窗位增加，肉眼观察到的图像变黑，窗位降低，图像变白，比如肺窗图像会比纵隔窗图像要白，因为纵隔窗的窗位比肺窗高（图3-12）。所以窗位的选择应大致相当于目标组织的CT值。窗宽（window width，WW）为图像显示窗口的CT值范围，窗宽的选择由观察者期望的图像对比度来决定，窗宽调窄，对比度提高，但显示的组织层次减少，反之亦然。为显示CT值相差不大的纵隔内大血管，可选择较窄的窗口（图3-12）；对于CT值相差较大的支气管和肺内血管的显示，则应选择较宽的窗口。

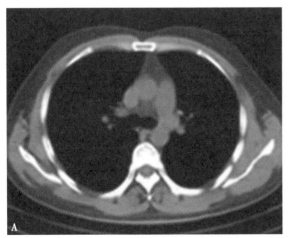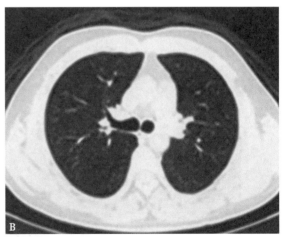

图3-12 不同窗宽、窗位CT图像显示对比
A：纵隔窗 WL＝40Hu，WW＝400Hu；B：肺窗 WL＝-600Hu，WW＝1 200Hu。

2. 多平面重组 多平面重组（multi-planar reformation，MPR）是指将一组以像素为单元的源图像通过插值运算，重构为以体素为单元的三维体数据，再根据诊断需要截取得到其他平面或曲面的二维重组图像（图3-13）。MPR不同于MRI检查，MRI可以通过设置定位层面的方向直接得到冠状面、矢状面或任意方向的切面图像，而CT扫描只能得到垂直于扫描床的断面图像，其他方向的切面图像只能利用容积扫描后得到的一组横断面图像进行后处理，重组得到冠状面、矢状面或其他任意斜面的CT图像。

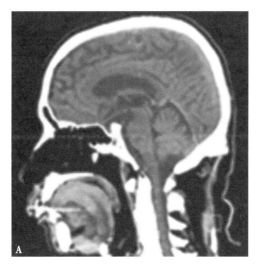
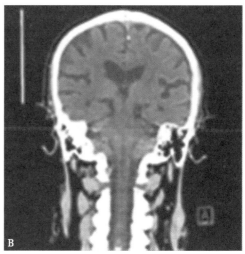

图 3-13　头颅 CT 图像 MPR 重组

A：图为头颅 CT 矢状位重组；B：图为头颅 CT 冠状位重组。

　　针对如下颌骨、血管等弯曲走行的组织结构，可以进行曲面重组（curved planar reformation，CPR），操作者以横断面 CT 图像为参考，沿感兴趣组织的中心轨迹划一条曲线，从三维数据中取得沿该曲线展开、拉直的曲面重组图像。如齿科 CT 后处理中沿着牙槽弓绘制曲线得到的口腔全景图。

　　CPR 图像对操作者的依赖性很大，受所画曲线的准确性影响。CT 后处理软件具备一种自动曲面成像的功能，对与背景组织密度差异较大的管状结构，如气道和强化后的血管，计算机可以检测出管道的边界，自动提取血管、气道，并沿着弯曲管道的中心线截取出曲面图像，能准确地测量径线，评价管道狭窄的程度，减少了对操作者的个人因素的影响。

　　在 MPR/CPR 处理过程中，可以通过增加重组图像的厚度，降低图像的噪声。也可以生成连续的重组图像序列。由于 MPR 图像中保留了物体的衰减特性，可以反映真实的 CT 值信息，因此可以在 MPR 重组图像上进行 CT 值测量，而其他的三维显示技术由于改变了 CT 值的属性，测量的 CT 值并不准确。

　　3. 最大或最小密度投影　　最大 / 最小密度投影（maximum/minimum intensity projection，MIP）是指利用投影成像原理，将由若干源图像组成的三维体数据朝向任意方向进行投影，取每条投影线经过的所有体素中 CT 值最大或者最小值作为投影结果得到的重组图像（图 3-14）。最大密度投影用于突出显示碘对比剂、骨骼及钙化等高密度结构，低密度的组织结构被去除。最小密度投影用于突出显示气道、扩张的胆道等低密度结构，高密度的组织结构被去除。

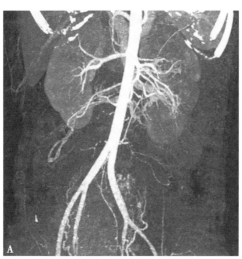
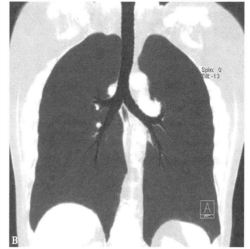

图 3-14　MIP 图像

A：最大密度投影；B：最小密度投影。

MIP 图像是对三维信息进行的二维叠加投影显示，相近密度的组织结构在同一投影方向，会产生前后物体影像的重叠。为了克服这种情况，可以将图像进行多角度投影或旋转，也可将投影的容积限定在选定的厚层块内，层块外的组织被消隐，不参与投影成像，称为层块最大/最小密度投影（slab MIP），层块的厚度则根据诊断需求进行选择。

4. 表面阴影显示　表面阴影显示（surface shaded display，SSD）是指通过选定的阈值，确定三维体数据中物体的表面几何信息，并用虚拟光源加上明暗阴影，呈现出立体感较强的三维效果（图 3-15）。SSD 又称作表面再现或表面绘制，主要用于骨骼、增强血管以及气道的立体显示，主要是了解其空间位置关系。

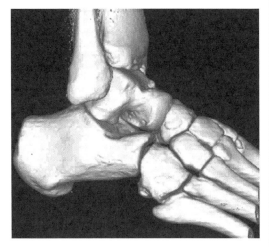

SSD 利用中心投影原理，判断投影方向上的体素 CT 值是否第一次达到或超过阈值，超过者被保留下来，定义为白色，CT 值低于阈值的体素被舍弃，定义为黑色。所以，结果图像显示准确性受图像分割参数（即阈值）的影响较大。选择的阈值过高，会导致骨缺损的假象和管腔狭窄程度被高估；阈值过低，会让像素噪声得以显示以及管腔狭窄程度被低估或掩盖。SSD 还存在一个缺陷就是不能显示物体内部结构，因为当多个组织结构的 CT 值都超过了给定的阈值且在

图 3-15　踝关节 SSD 图像

投影方向上重合时，只有最靠近观察者的结构才显示，其后 CT 值相近或更高的组织都会隐藏在前面的结构中。目前在高级 CT 中，SSD 已经被容积再现技术取代，但仍用在组织器官的体积测量软件和虚拟内镜显示技术中。

5. 容积再现　容积再现（volume rendering，VR）技术是利用投影成像原理，将穿过三维体数据后每条投影线上的所有体素值，经传递函数加权运算后，以不同的阻光度和颜色表示各 CT 值区间，绘制在结果图像中。VR 又称作体积再现或体绘制，无论是从显示原理还是从性能效果方面都比前述的 MIP 和 SSD 具有优势，它保留了所有体素中的许多细节信息，最大限度地再现了组织结构的空间关系，立体效果逼真。

VR 的主要特点就是阻光度的调节。阻光度又称不透明度，反映体素不透明的程度，取值范围从 0 到 1，0 代表完全透明，1 代表完全不透明。体素的密度值与阻光度之间的对应关系可由用户指定，通常用一个可以调节斜边的梯形来表示（图 3-16）。斜边表示随着体素值的增高，阻光度逐渐变化，而不像阈值那样截然的分开，这种调节方法又叫作模糊阈值。它保留了源图像中的模糊信息，譬如，较薄的面颅骨在 SSD 显示为骨缺损的假空洞，在 VR 中呈现为半透明的状态。体素的颜色也用类似的方法调节。所以，VR 技术对存在一定密度差的皮肤、骨骼、软组织、实质脏器、植入物、钙化、气体或碘对比剂等均可分别显示在同一幅图像中。例如，将皮肤和软组织做完全透明处理，图像中即不能显示；注入碘对比剂后的血管做稍透明处理，图像中显示稍亮；骨骼选择为不透明处理，图像中显示较

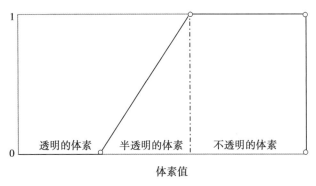

图 3-16　阻光度的调节方法

暗（图 3-17）。一般厂家 VR 软件中都预设了各种已经调整好阻光度和颜色等参数的参考模式图，用户也可自行定制保存参考图，简化了操作。当然，也可以通过限定的层块范围或任意裁剪的方法，去除无关组织的遮挡，只显示部分的兴趣区域 VR 图像。

6. 仿真内镜显示　仿真内镜（virtual endoscopy, VE）技术是指利用源图像生成的体数据，通过 SSD 或 VR 重组得到管道结构内表面的三维成像，再运用计算机空腔导航技术模拟光学纤维内镜进行腔内观察。仿真内镜主要用于呼吸道、充气的肠道、鼻窦以及增强血管等管状结构内壁表面的立体观察，显示管腔内异物、新生物、钙化及管腔狭窄较好。还可用于有创伤检查或外科手术的模拟导航和教学演示。操作时，将视点置入结构内部，调整视角、景深，旋转视向，自动或手动进行视点漫游，对视点前方结构进行动态实时显示（图 3-18）。

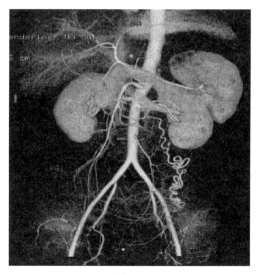

图 3-17　腹部血管 VR 显示

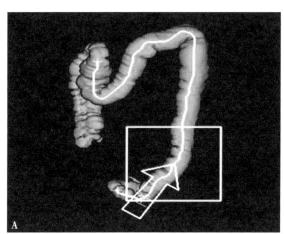
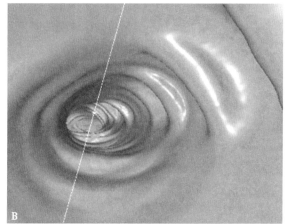

图 3-18　结肠 VE 显示

如前所述，三维成像技术都需要利用源图像先期生成体数据后，才能作进一步的处理。那么，要获得高质量的三维显示，CT 原始断层图像必须满足以下条件：①层厚薄，尽可能达到各向同性空间分辨力；②间距等于或小于层厚，即相互重叠的重建；③卷积核选择恰当，没有明显伪影；④源图像的技术参数一致，且在同一容积扫描范围内。

二、扫描方法

CT 检查始终以临床需求为中心，根据拟诊断疾病的影像学特点，有的放矢地选择 CT 检查方法，以最低辐射剂量获得高质量的 CT 图像，为临床疾病诊断提供恰当和全面的影像信息，减少漏诊和提高诊断正确率。CT 扫描方法通常分为平扫和增强扫描两种方法。

（一）平扫

平扫（plain scan）是指人体不注射对比剂的 CT 扫描方式，又称为普通扫描，是临床上应用最多的一种 CT 检查方法。对于自然对比良好的检查部位（如肺部、鼻窦等）或病变与正常组织对比较高的疾病（如出血、骨折、阳性结石等），单独采用常规平扫就已经能够提供充分的诊断信息。在不用注射对比剂的平扫中，有一些针对特定目的的检查方法，需要采用特殊的技术参数或应用软件，称为特殊扫描。它主要包括以下几种：

1. 高分辨力 CT　高分辨力 CT（high resolution CT，HRCT）是指采用 1～2mm 薄层厚、高分辨重建算法及小重建视野等技术参数进行扫描和重建，得到高空间分辨力图像的一种检查方法。常用于显示肺组织和骨组织的细微结构或细小病变。对于多层 CT 来说，常规使用 1～2mm 或更窄的采集层厚，通过重建均可得到高空间分辨力的图像。

2. 定量 CT　定量 CT（quantitative CT，QCT）是指利用专门的软件自动或半自动测量 CT 图像中代表特定组织密度的 CT 值，得到一些量化的评价指标，用于某些疾病的辅助诊断。临床应用较多的定量 CT 为骨密度测定、肺组织密度测量和冠状动脉钙化积分测定。定量 CT 一般为非螺旋扫描方式，有专门的扫描程序和特殊要求。为保证测量指标的可靠性，定量 CT 有着严格的质量控制要求，比如利用水模进行 CT 值的校准。

3. CT 透视　CT 透视（CT fluorescopy）是指对被检体进行快速连续扫描、高速图像重建及实时电影显示 CT 图像的一种检查方法。它需要一种专门的 CT 设备，主要用于 CT 引导下的介入诊疗，如穿刺活检、囊肿抽吸、脓肿引流、疼痛治疗及肿瘤介入等。

4. 靶重建技术　对于细小的解剖结构或需要重点观察的局部病灶，采用小的视野重建得到局部放大的图像，称为靶重建技术（target reconstruction technique）。在重建矩阵不变的情况下，靶重建技术降低了像素的大小，改善了图像空间分辨力，增强了细节的显示效果，有助于提高医生的诊断信心。而一般图像处理中的放大功能，实质上是像素的机械放大，图像放大到一定倍数就会出现如马赛克样的模糊效应。

（二）增强扫描

经各种途径将对比剂引入体内后进行 CT 扫描的检查方法，称为增强扫描（enhancement scan），其目的是增强组织对比度和提供病灶血供特征。增强扫描的方式基本上和平扫相同，其差别仅仅是使用和不使用对比剂。由于对比剂的种类和引入途径的不同，增强检查的方法也有所不同。一般临床上通常所称的增强扫描，是特指经静脉注入由肾脏排泄的碘对比剂后进行 CT 扫描的一种检查方法。根据注射碘对比剂后扫描时间点和范围的不同，增强扫描又分为以下几类：

1. 单期增强扫描　单期增强扫描是指经静脉注射碘对比剂后，在对比剂进入脏器的实质期进行 CT 扫描的检查方法。

2. 多期增强扫描　多期增强扫描是指经静脉注射碘对比剂后，在对比剂进入脏器的动脉期、静脉期、实质期及延迟期等各时相进行多次螺旋扫描的检查方法。如仅行两个期相的 CT 扫描，则称为双期扫描。多期增强扫描提供了病变强化模式的动态信息，有利于发现更多的病变和提高定性诊断的准确率。但患者接受的辐射剂量相应地成倍增加。

3. 动态灌注增强扫描　动态灌注增强扫描是指经静脉注射碘对比剂后，以一定的时间间隔对脏器的一个或多个兴趣层面做不移床的非螺旋扫描。它可以用来观察病灶强化形态的变化和绘制病灶的时间 - 密度曲线。该曲线的形态特征，对某些疾病的影像鉴别诊断有一定价值。

由于氙气的原子序数与碘相近，临床上有一种经呼吸道吸入氙气后进行 CT 扫描，获得组织对比增强的检查方法，称为氙气增强 CT 检查。它可用于评价脑血流情况和肺通气功能。

（三）CT 血管成像

CT 血管成像（CT Angiography，CTA）是指经静脉注射碘对比剂后，在对比剂到达靶血管的高峰时相进行薄层螺旋容积扫描，并运用多种三维后处理技术显示血管的检查方法。

CTA 检查成功的关键是在靶血管碘浓度的高峰期内完成扫描。为精确获得血管中个体化的对比剂到达时间，正式扫描前可进行小剂量预试验和团注智能跟踪。

1. 小剂量预试验方法　经静脉预先注射 15～20ml 小剂量的碘对比剂，注射速率同稍后的全容量注射，注射后在选定的靶血管层面以固定时间间隔行低剂量的同层动态扫描，绘制靶血管时间 - 密度曲线，求得曲线峰值时间为对比剂的到达时间，单层 CT 直接以对比剂到达时间作为稍后正式启动的全容量螺旋扫描的延时时间，扫描速度较快的多层 CT 则需要在对比剂到达时间的基础上额外累加一个估计的诊断延时。

2. 团注智能跟踪技术方法　先选定一个血管参考层面行单层扫描，在得到的图像上血管处画定一个兴趣区，并设置一个启动阈值，静脉注射碘对比剂后，于选定层面行低剂量同层动态扫描，实时地监测兴趣区的CT值曲线,当强化曲线达到启动阈值时,自动或手动启动血管完整范围的螺旋扫描。

CTA后处理方法:常采用多平面重组MPR(包括自动曲面重组)、最大密度投影MIP、表面阴影显示SSD及容积再现VR等图像重组技术。CTA运用后处理方法的原则:①多种显示技术联合运用,用三维图立体显示血管全貌,平面图像结合曲面图像显示血管壁;②合理采用层块重组方式,有厚层块图像也要有薄层块图像,厚薄相宜;③恰当选取去骨成像方法,要有去骨的图像,也要有保留骨组织的图像作为定位参考。

CT血管成像实质上是一种增强扫描,尤其是在多层CT中,利用脏器动脉期和静脉期的薄层图像进行三维后处理,也可以得到相应的动脉成像和静脉成像。

(四)CT造影检查

CT造影检查是指通过与常规或数字减影X线造影相同的手段,将对比剂引入缺乏自然对比的某些器官或结构后进行CT扫描的一种检查方法。根据对比剂的引入途径,CT造影检查可分为两类:

1. 非血管类的CT造影检查　主要有CT脑池造影、CT脊髓造影及CT胆系造影等。

2. 血管类的CT造影检查　主要有CT脑血管造影、CT肝动脉造影、CT动脉性门静脉造影等。

但经口服或人工注入对比剂(如碘水溶液、清水、气体等)后进行的胃肠道CT扫描,不在此列。而CT尿路成像则是一种特例,它既属于CT增强检查,又可归为CT造影检查。因为CT造影检查的操作较复杂,有些方法还是有创的,所以其临床应用已不常见。

三、CT性能指标

CT性能指标是评价CT设备性能的重要参数,只有各项性能指标都合格的CT设备才能应用于临床检查。这部分内容主要介绍几个常用的CT客观评价性能指标。利用某些特殊的检测工具,对CT图像在物理量水平进行的评价,称为客观评价,评价的指标主要有噪声、密度分辨力及空间分辨力等。

(一)噪声

噪声(noise)是指均匀物质成像时,图像矩阵中各像素值的随机误差,它使图像呈细砂样的颗粒感,直接影响密度分辨力。在CT中,可以通过扫描水模测得画定兴趣区内CT值的标准差(standard deviation, SD)来表示(图3-19)。计算标准差与CT值范围总数的百分比,即为噪声水平。

CT中的噪声来自成像过程中的许多方面,主要包括量子噪声、电子噪声以及图像重建处理时产生的噪声等。量子噪声为图像噪声的主要来源,它是X线光子数量在一定范围内遵循统计学规律随机波动(涨落)造成的。假若X线光子数无限多,单位面积内的分布就趋于均匀,噪声就少。而现实条件产生的X线强度是有限的,量子噪声的多少取决于到达物体的光子数和被探测器接收转换成有效信号的多少,即受扫描技术条件(管电压、管电流、扫描时间、准直宽度等)和探测器的效率(几何效率、量子捕获效率等)的影响。电子噪声来自探测器的光电二极管、数据采集系统及影像显示屏等电子元件,是信号在放大、转换和传递过程中发生的随机变化。图像在重建和后处理过程中,重建方法、内插算法、卷积核、图像矩阵以及图像滤过等参数和技术的选择也会影响到噪声水平。如果CT图像显示在胶片上,噪声也会来自胶片的感光颗粒。此外,同样的扫描条件对不同厚度和密度的人体结构成像也会有不同的噪声表现。

(二)密度分辨力

密度分辨力(density resolution)又称低对比度分辨力(low contrast resolution),是指在低对比度条件下从背景中辨别最小物体的能力。它反映图像能分辨的最小密度差别,为衡量软组织对比度的重要指标。通过扫描低对比度标准模型,可估测CT密度分辨力,通常将它定义为在给定的曝光剂量和对比度下,能观察到最小物体的尺寸(图3-20)。譬如密度分辨力为2mm@0.3%(24.6mGy),代表吸收剂量为24.6mGy时,CT机可分辨出直径为2mm的物体与背景的密度差为0.3%(即3Hu)。

如前所述,CT密度分辨力主要由图像的噪声水平决定,噪声水平低,密度分辨力高;噪声水平高,密度分辨力低。那么,影响图像噪声的所有因素,都会影响到密度分辨力。在空间分辨力极低的情况下,也会导致密度分辨力下降。另外,窗口显示技术也能影响图像的密度分辨力。如较宽的窗宽减少了噪声的影响,密度分辨力有所提高,但过高的窗宽值会降低成像物体间的对比度,密度分辨力随之降低,因此,各目标结构均有其最佳的窗宽窗位设置。

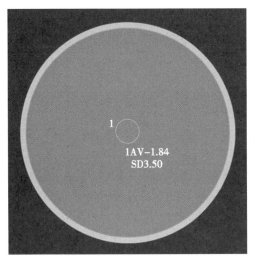

图 3-19　噪声的测量

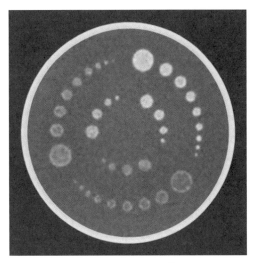

图 3-20　密度分辨力的测量

（三）空间分辨力

空间分辨力（spatial resolution）又称高对比度分辨力，指在高对比度条件下区分相邻最小物体的能力。它反映图像能分辨的最小空间细节，是评价 CT 系统性能的重要指标。空间分辨力包括 X/Y 平面内分辨力和垂直于该平面的 Z 轴方向上的分辨力（纵向空间分辨力）。

平面内空间分辨力通常以每厘米线对数（LP/cm）的形式来表示。通常可以通过扫描金属细线计算出点扩散函数，经傅里叶变换后得到调制传递函数（modulation transfer function，MTF）曲线，用该曲线幅度的 2% 或 5% 时所对应的频率来表示 CT 极限空间分辨力。也可以通过扫描成对排列的圆孔或条形高对比体模，调节好窗宽窗位后，由观察者判断可识别的圆孔（mm）和条纹（LP/cm）（图 3-21）。

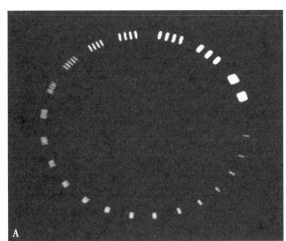

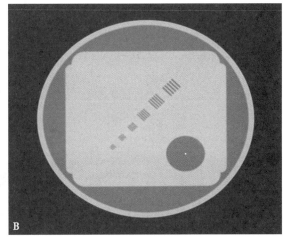

图 3-21　空间分辨力的测量

CT 平面内空间分辨力主要由 CT 成像的几何条件、重建算法、重建视野和矩阵等因素所决定。CT 成像的几何因素包括 X 线焦点的尺寸、X 线束的几何形状、探测器单元的孔径与间距、焦点至探测器距离、焦点至旋转中心距离以及采样间距等，这些因素都与空间分辨力相关。一些增加采样率（如焦点偏移、探测器偏置等）和减少散射线（如高分辨力梳、立体散射线滤线器等）的新技术，对提高平面内空间分辨力也很有帮助。

随着螺旋 CT 的容积扫描和三维显示的应用越来越广泛，评价 Z 轴空间分辨力的重要性日益突出。对 Z 轴空间分辨力起着决定性的作用是层厚，单层螺旋 CT 检查时，常规检查采用 5～8mm 的准直宽度，图像 Z 轴空间分辨力远低于平面内空间分辨力。多层螺旋 CT 出现后，0.5～1.0mm 的采集层厚可以常规应用,Z 轴空间分辨力已经接近或达到平面内空间分辨力水平,实现了亚毫米级的各向同性分辨力,三维成像的图像质量几乎可与原始横断图像媲美。

（四）伪影

伪影（artifact）是指在 CT 扫描过程中由于某些因素导致 CT 图像中出现与被扫描的组织结构无关的异常影像。理论上,重建图像中 CT 值与物体真实衰减值的偏差都属于伪影,任何一幅 CT 图像都或多或少地存在各种形式的伪影。伪影通常表现为或明或暗的条状、带状、环状、片状及其他各种形状的阴影。直线状或条纹状伪影通常是由个别测量值的误差或缺失造成。片状伪影多由一组探测器通道或多个投影数据的偏差引起,常出现在高对比物体附近（如骨与气腔旁的软组织内）,边界不清晰,形似病理表现,容易导致误诊。环状或带状伪影主要见于第三代 CT,单个或多个测量误差重复出现在同一位置,被反投影映射在图像上表现为单环或同心圆环状,多由于探测器的失调（暗电流）、增益差异、辐射损伤以及通道响应的不一致性引起。CT 伪影根据其成因大致可以分为两类:设备故障引起的伪影（图 3-22）和患者相关的伪影（3-23）。与设备相关的伪影包括部分容积效应伪影、线束硬化伪影、混叠伪影、条纹噪声伪影、螺旋伪影、锥角伪影等。与患者相关的伪影有运动伪影、金属伪影和不完全投影伪影等。

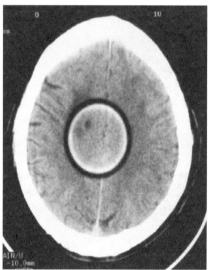
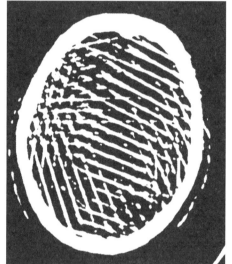

图 3-22　CT 设备故障引起的伪影

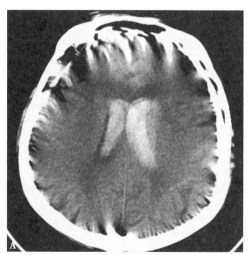
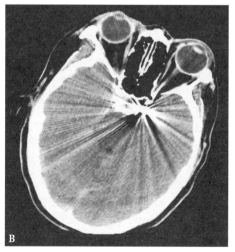

图 3-23　与患者相关的伪影
A:运动伪影;B:金属伪影。

CT伪影的发生几乎贯穿数据采集、图像重建和后处理等整个成像链。可以说，图像生成过程中计算机进行的大部分运算和处理都与减少和消除伪影有关。CT伪影的形成与X线的物理特性（如线束硬化、散射辐射、偏焦辐射等）、系统结构设计（如混叠伪影、部分容积伪影等）、数据采集方式（螺旋扫描、锥形束投影等）、图像重建方法（算法、半重建、插值处理等）以及设备固有缺陷等有关，也与被扫描物体本身的结构特点（密度、厚度分布及有无斜面等）有关。伪影常是上述多个原因相互作用的结果，如颅底的伪影就是线束硬化、部分容积等原因的共同作用。

伪影可以是正常运行状态下CT机成像性能的体现，如探测器的初始发光和余晖。伪影也可以是机器老化和故障时的表现，如X线管的管内放电、旋转阳极的转子摇摆、探测器的线性度退化、探测器通道故障以及旋转系统中心位置偏差等。伪影的形态在CT图像上有时具有特征，有时却又难以鉴别，如螺旋伪影与锥角伪影都形似规律的运动伪影。至于伪影的解决措施，多数只能依靠CT的设计者和制造商进行硬件改进和采用软件校正。当然，一部分伪影也可由用户通过合理地选择成像参数，在一定程度上予以消减和避免。

上述噪声、密度分辨率、空间分辨力等单纯的物理学指标，用于评价CT系统的整体性能或某个既定扫描程序的质量表现，有一定的价值。但在临床应用中，具体对某个病例的图像进行质量评价时，这些客观指标往往无法测量得到，没有任何实际的意义。所以必须进行综合评价，即以诊断学要求为依据，以物理参数为客观手段，以能满足诊断要求的技术条件为保证，同时充分考虑减少辐射剂量的方法进行评价。因此需要相关机构和组织探索和建立一套CT图像质量的综合评价标准，以指导具体的临床工作。

四、CT图像质量控制

CT图像质量是CT影像诊断的基础，提供基于辐射剂量最优化原则的合格图像是影像技术人员努力的目标。为了实现这一目标，影像技术人员应该对所选择的扫描序列参数非常熟悉。掌握扫描技术参数的物理意义和对图像的影响是保障CT图像质量控制的基础。扫描程序启动后就无法更改，如采样间距、焦点大小等。扫描技术参数一般可分为扫描参数和重建参数两类。前者包括管电压、管电流、曝光时间、准直宽度与螺距等参数，必须在扫描前选定，扫描完成后无法通过重建更改以上参数。后者包括重建矩阵、重建视野、重建层厚、重建间距、卷积核等，可在扫描完成后进行修改重建。

（一）扫描技术对图像质量的影响

1. 曝光条件

（1）管电压：管电压峰值可间接用来表示X线的质，管电压越高，X线的质越硬，穿透物质的能力就越强。在CT检查中，一般固定使用较高的管电压峰值（120～140kVp），以保证X线的穿透性和CT值的稳定性。较低管电压（80～100kVp）的X线能量接近碘的K缘，碘的CT值增高，注射碘对比剂后的血管、脏器和富血供病变强化程度增加，可提高诊断效能。使用高管电压，可以保证图像质量，但辐射剂量显著增加，因此对于小儿和瘦小体型患者的CT检查，可使用80～100kVp的低管电压。管电压愈低，图像噪声愈高，患者的皮肤吸收剂量增加，CT值变化明显。

（2）管电流：在一定管电压下，X线的强度决定于管电流，管电流越大，X线强度就越大。一般用管电流（mA）与曝光时间（s）的乘积，即毫安量（mAs）来表示X线的量，毫安量越高，X线束的光子数越多，图像噪声越小，密度分辨力越高。

（3）曝光时间：CT不同于普通X线摄影，X线管是围绕机架旋转并连续曝光，一般用机架每旋转1圈所需的时间（s/rot）来表示曝光时间。如前所述，机架每圈旋转时间增加，X线的光子数增多，图像质量提高。但它同时又决定了层面内的时间分辨力，机架每圈旋转时间过长，运动器官在层面内的采集时发生位移，伪影增加，因此对于心脏等运动器官的CT成像、关节运动成像和CT透视检查，尽可能使用短的机架旋转时间，以减少运动伪影、实现动态成像。在螺旋扫描中，机架旋转时间也影响着检查体积的扫描时间（即纵向时间分辨力），对于胸腹部和不配合的小儿检查，使用较短的机架旋转时间，可以缩短采集时间、减少运动伪影。

2. 准直宽度和采集层厚　X线从X线管发出，入射到对面的探测器，射线径线上，在X线管下方和/或探测器上方均设置了准直器,用来遮蔽无用射线和限定线束形状。在机架旋转中心,被准直器限定的射线束宽度,称为准直宽度。传统单层CT中,准直宽度等于层厚。多层CT中,单个有效探测器排在Z轴上的宽度,称为采集层厚。采集层厚与有效探测器排数目的乘积,为准直宽度。譬如探测器组合为16×1.2,是指启用16排数据通道,X线束的准直宽度为19.2mm,采集层厚为1.2mm。准直宽度和采集层厚是影响图像质量的重要因素,既影响空间分辨力,又影响图像噪声和密度分辨力。层厚越窄,Z轴空间分辨力越高,部分容积效应越小,但噪声增加,密度分辨力降低。反之亦然。

3. 螺距　螺距为螺旋扫描方式特有一个技术参数,螺距越大,层面敏感度曲线增宽,图像的有效层厚加宽,空间分辨力下降,同时图像噪声也增加,混叠和螺旋伪影加重。螺距越小,图像质量提高,但给定体积的扫描时间增加,纵向时间分辨力下降,患者接受的辐射剂量相应增加。

4. 重建矩阵和重建视野　重建视野(field of view,FOV)是指图像重建的范围,用重建范围的最大直径来表示。像素大小等于重建视野除以重建矩阵。因此,重建视野固定时,重建矩阵越大,像素越小,图像空间分辨力增加,但图像噪声增加,密度分辨力下降;重建矩阵不变时,重建视野缩小,像素也越小,图像空间分辨力增加。

5. 重建层厚和重建间隔　重建层厚是指在投影数据预处理阶段,通过选择不同形状和宽度的滤过函数来决定的每层重建图像的厚度。重建层厚总是等于或大于采集层厚,它对图像质量的影响同前述的准直厚度和采集层厚。在螺旋扫描中,重建间隔小于重建层厚(重叠重建)时,可以显示更多影像细节,既有利于三维重组图像质量的提高,又不会增加患者的辐射剂量。

6. 卷积核　卷积核又称重建算法或重建函数核,是指对原始投影函数进行运算处理获得CT图像的一种数学程序。CT图像的视觉效果和特性在很大程度上取决于卷积核的选择。临床应用中,一般有平滑、标准和高分辨力等3种以上卷积核模式供操作者选择。高分辨力卷积核实际上是一种强化边缘、轮廓的函数,它能提高空间分辨力,但同时图像的噪声也相应增加。平滑卷积核处理后,图像噪声减少,密度分辨力提高,但空间分辨力却有所降低。

综上所述,CT扫描和重建参数对图像质量的不同方面均有着或大或小的影响,并且有些技术参数的作用相互制约,可能此消彼长。因此,操作者需要具备清晰的理论认知和丰富的临床经验,充分考量各参数对图像质量的影响作用,并根据CT检查目的和要求,权衡利弊,折中选用合理的技术参数,获得优化的图像质量。诚然,通过提高曝光条件可以获得理想的CT图像,噪声小,密度分辨力高,但曝光条件增加必然引起患者的辐射剂量增加。因此,不顾辐射剂量的增加,一味地追求图像质量的情形是不可取的,应该提倡影像诊断医师在满足诊断要求的前提下,接受适度噪声。

(二)CT质量控制的内容

CT质量控制与成像设备直接相关,是对X线成像设备系统进行性能检测和监测维护的技术方法。它包括对X线管电压、检查床位置精度、定位灯指示精度、层厚等状态检测,也包括对噪声水平、空间分辨力、密度分辨力及CT值线性等性能检测。

质量控制检测是指按现有的国家标准对所有设备进行系统检测,以尽早发现问题和确保设备的正常运行。有关图像噪声水平、空间分辨力及密度分辨力的检测在上文已经提及,在此仅对几种基本的检测方法作一简述。

1. CT值线性的检测　不同组织的密度差异,体现在CT图像上就是CT值的差别,以此提供诊断信息。因此,CT的准确性和线性是非常重要的。

测试工具:Catphan500模体,相应模块中有5种不同材料的圆柱棒,分别为聚乙烯、聚丙乙烯、尼龙、聚碳酸酯和有机玻璃,密度分别为0.95g/mm³、1.05g/mm³、1.10g/mm³、1.19g/mm³、1.20g/mm³。

测试方法:采用非螺旋扫描方法扫描模体,选用含100个像素大小的兴趣区测量5种材料的CT值,以材料的线性吸收系数为横坐标,测得的CT值为纵坐标作曲线。如果得到一条斜率为45°的直线,说明CT值线性度好,如果得到曲线或直线斜率发生改变,说明CT值的线性不好。

2. CT值均匀性的检测　CT值均匀性的检测,可了解线束硬化补偿的效果。

测试工具:直径20cm的水模。

测试方法:采用非螺旋扫描方法扫描水模,选用含100个像素大小的兴趣区测量水模图像中心、外侧及两者中点处的CT值,一般要求图像中心与周边CT值的差<4Hu。也可以沿水模纵、横直径绘

制CT值的分布曲线，观察曲线分布的对称性。如果水模CT值中心高四周低，称为"帽状"现象；相反，如四周高而中心低，则称为"杯状"现象。此外，还可以通过改变模体的直径和放置位置等方法，来测量和评价CT值均匀性的变化情况。

3.非螺旋扫描的层厚检测　测试工具：嵌有金属丝或钻有小孔并与射线成45°的塑料体模。

测试方法：选择不同层厚扫描模体，测量所得图像中金属丝或小孔的距离，得到实际层厚。如用7～10mm标称层厚扫描，误差范围应在2mm以内；如选择1mm或2mm，误差可达标称层厚的一倍。也可以通过扫描水模中的铝片，将铝片影像的CT值分布曲线作为层面敏感度曲线，测得曲线的半峰全宽作为实际层厚。

4.CT辐射剂量的检测　测试工具：①CT专用长杆电离室，外径12.8mm，有效收集体积3.2mm³，有效空间长度100mm；②剂量模体，由有机玻璃制成的圆柱体构成，头部剂量模体外径160mm，体部剂量模体320mm，长度150mm。在剂量模体的中心及中心点两垂线上共有5个直径为12.8mm的空洞，可放置长杆电离室。

测量方法：采用头部或体部扫描条件，对相应剂量模体进行扫描，随即可以读出剂量仪中显示的吸收剂量值，单位为mGy。

随着CT技术的进步，数据采集方式的变化，CT性能检测的方法和测试的工具都在不断地改进。

五、CT检查适应证

CT检查技术已经广泛应用于临床，是使用最广的影像学检查之一。

从理论上讲，CT检查没有绝对的禁忌证。基于电离辐射危害的考虑，怀孕3个月内的妇女慎行CT检查。CT增强检查过程中注射碘对比剂时，还需要考虑药物的使用禁忌证。任何一种影像检查手段均有其优势和不足，虽然全身各个部位都可以进行CT扫描，但绝不是任何疾病都可以通过CT检查获得准确诊断，因而CT检查有其相应的适应证。CT检查技术主要适用于以下器官和病变。

（一）颅脑

颅脑主要包括颅脑外伤、脑血管病、颅内肿瘤、脑感染性疾病、脑积水、颅脑先天性畸形、脑变性疾病及代谢性疾病等。

（二）头颈部

头颈部主要包括眼与眼眶、耳、鼻与鼻窦、鼻咽部、口与口咽、喉与喉咽、腮腺、甲状腺与甲状旁腺、颌面部、颅底及颈部等，上述器官和部位的外伤、炎症、肿瘤与肿瘤样病变、血管性及先天性疾病等。

（三）胸部

胸部主要包括肺炎、肺脓肿、肺结核、肺部肿瘤、弥漫性肺部疾病；气管支气管异物、气管肿瘤、支气管扩张、支气管囊肿；胸内甲状腺肿、胸腺肿瘤、纵隔内畸胎类肿瘤与神经源性肿瘤、纵隔大血管变异与畸形、主动脉肺动脉病变；胸腔积液、胸膜间皮瘤、胸膜转移瘤；先天性心脏病、冠状动脉粥样硬化性心脏病、心脏肿瘤、心包积液；胸部外伤，乳腺、胸壁、食管与膈肌的肿瘤和非肿瘤性病变等。

（四）腹部

腹部主要包括肝、脾、肾上腺、胰腺等实质器官的良恶性肿瘤与感染性疾病；肝脾囊肿，胰腺囊肿、肝硬化、胰腺炎；胆道结石、囊肿、肿瘤与感染性病变；泌尿系统结石、囊肿、肿瘤与感染性病变；肠梗阻、胃肠道肿瘤、克罗恩病、肠结核、消化道穿孔；腹膜后肿瘤，腹膜后纤维化，腹主动脉、腔静脉与内脏血管病变；腹部外伤，腹部脏器的变异和畸形等。

（五）盆部

盆部主要包括膀胱结石、肿瘤与感染性病变；前列腺增生和肿瘤性病变；睾丸发育异常、肿瘤性与感染性病变；子宫肌瘤、子宫癌、卵巢囊肿与肿瘤；骨盆外伤、盆腔感染性与血管性疾病等。

（六）脊柱和脊髓

脊柱和脊髓主要包括脊柱的发育异常和畸形、颅颈连接异常；脊柱退行性、感染性与代谢性疾病；脊柱外伤、脊柱脊髓肿瘤与肿瘤样病变等。

（七）四肢骨关节

四肢骨关节主要包括四肢骨关节的外伤、感染与退行性疾病、肿瘤与肿瘤样病变、结缔组织疾病、发育变异和先天性畸形；肌肉软组织创伤、感染与肿瘤等。

随着 MRI 和其他检查技术的快速发展，首选 CT 检查也在发生变化。譬如，神经系统疾病现已优先适用 MRI 检查，缩窄了 CT 检查的适用范围，但 CT 血管成像和功能成像又拓展了 CT 检查的适用范围。

六、CT 检查流程

检查前患者充分的准备是确保获得优质 CT 图像的前提。CT 技师严格执行检查规范和检查步骤是确保 CT 检查安全与图像质量的关键。

（一）检查前的准备

1. 信息登记

（1）审核检查申请单是否填写完整，检查项目是否符合要求。

（2）登记被检者基本信息、检查项目、影像号等信息，也可通过 HIS 系统获取。

（3）根据病情缓急和部门工作情况，合理安排检查时间。

（4）告知被检者检查注意事项、电离辐射危害以及使用碘对比剂的风险等，并会同患者签署检查知情同意书。

2. 被检者的准备

（1）去除检查部位的金属饰物，或更换检查专用衣。

（2）胸、腹部检查前需作严格的呼吸训练。

（3）增强扫描检查前应禁食 3～4 小时，低血糖或急诊患者等特殊患者可不禁饮食。

（4）曾接受消化道钡餐、钡灌肠或尿路造影者，应于 2～7 日后待对比剂排空后才能进行腹部 CT 检查。

（5）腹部检查使用 1%～2% 的碘对比剂水溶液或清水充盈胃肠道，必要时行清洁灌肠和注射山莨菪碱。

（6）下腹部及盆腔检查要求膀胱充盈。

（7）对于年幼、意识改变、精神异常等不配合的患者，有关科室应给予镇静处理，一般口服 10% 水合氯醛溶液或肌内注射苯巴比妥钠。

（8）危重患者应由临床科室的医护人员陪同检查。

（9）尽量备齐相关的历史影像资料（如 X 片、CT、MRI 和 B 超等）及其他重要检查结果，交给检查室工作人员。

（10）与被检者进行有效沟通，开展健康宣教，消除其恐惧心理，取得患者的配合。

3. CT 准备

（1）每日一次进行空气校准，以修正探测器增益失调、数据获取系统暗电流等导致的零点漂移。

（2）开机或中断扫描 3 小时以上需对 X 线管进行预热，管电压由低千伏至高千伏逐步升高，曝光数次，以保护 X 线管。

同时，确保 X 线管预热和空气校正过程中无人进入扫描间，扫描孔径内无任何物体。

（二）检查步骤

1. 摆体位

（1）被检者常规以仰卧位舒适躺于检查床上，头颈部扫描取"头先进"方式，下肢平扫及增强扫描检查可取"足先进"方式，必要时行俯卧位、侧卧位或冠状位等特殊体位。

（2）利用激光灯定位，将检查部位置于机架的旋转中心（即扫描野中心），以保证获得最佳的图像质量和优化的辐射剂量。

（3）对于年幼、意识不清、精神异常或有癫痫病史的患者，使用软垫、约束带等辅助装置将其固定于检查床上。

（4）检查并防止被检者的手臂、衣服、头发、被褥等被夹在检查床与机架之间，避免患者的生命维持系统（如呼吸管、输液管等）在检查床的移动过程中脱落。

（5）非被检部位应用铅衣或铅围裙包裹，尤其注意对敏感器官（如甲状腺、性腺）的防护，眼晶状体可使用铋材料屏蔽。

2. 扫描

（1）确认被检者身份，录入基本信息如姓名、性别、出生年月日及检查号等。有 HIS 或 PACS 的单位，可从工作列表中调取被检者基本信息。

（2）确认被检者体位后，执行定位像扫描。定位扫描时，机架不旋转，X 线管和探测器固定于被检者前后方向或左右方向采集数据，检查床以恒定速度移动，得到类似于 X 线摄影的正位或侧位图像。头颈部和脊柱一般采用侧位定位像，胸腹部采用正位定位像。为将靶器官精确定位于扫描中心，也可采用正、侧位的双定位像。定位扫描使用的曝光条件比较低，被检者接受的辐射剂量较低。为进一步降低女性乳腺接受的辐射剂量，胸部正位定位像扫描可选取后前位。

（3）根据检查申请单要求，选取恰当的扫描序列。颅脑、椎间盘等部位检查优先选择非螺旋扫描方式，胸腹部检查、三维成像检查及血管成像检查应选择螺旋扫描方式。

（4）在定位图像上制订扫描计划，合理调整扫描和重建参数，并进行扫描初始化。

增强扫描和血管成像检查需要综合考虑患者的生理病理状况、扫描参数条件等，决定合理的对比剂注射方案和扫描延时时间。

（5）按下曝光键，启动扫描。

3. 后处理

（1）选择薄层图像序列，导入到后处理软件。

（2）根据诊断要求，运用 MPR、MIP、SSD、VR 等三维成像技术得到重组图像，调整观察方向，显示并保存理想的三维图像。

（3）也可自定义重组层厚、层间距、成像顺序和显示方向，批量生成一组连续的重组图像。

（4）三维重组图像应附带一幅原始断层图像或定位像作为方位参考图，或自动显示方位标识。

4. 照相

（1）图像采用合适的窗宽、窗位，必要时运用多种窗口技术突出显示病变特点和解剖细节。

（2）按照解剖顺序连续拍片。颅脑拍片顺序习惯由颅底至颅顶，其余部位均从头至足方向。图像数量较多时，为节约胶片用量，可以适当间隔删减部分图像，但不应遗漏病变和重要解剖结构。

（3）在横断面图像上取病灶最大层面测量相互垂直的前后径和左右径，三维重组图像还应在冠状、矢状面上测量病灶纵轴上的长径。

（4）测量感兴趣区内组织 CT 值。平扫和增强图像的 CT 值测量要求在相同层面，且兴趣区面积和位置一致。

（5）照片中图像布局合理，大小合适，位置居中，排版兼顾诊断习惯和审美要求。

随着计算机信息技术的发展，利用胶片保存图像的方式已逐步被淘汰，现在通常会将图像发送至 PACS 进行在线存储和阅读。CT 的检查步骤随着新技术的发展已经发生了重大变化，随着云胶片和个人移动终端的出现，以后照相这个检查流程在将来可能不再需要。

第三节　颅脑及头颈部 CT 检查技术

头部 CT 检查是 CT 机问世以后最早应用于临床的检查，也是临床应用频率最高的检查部位，其包括了颅脑、颅底、颌面骨及头部感觉器官等各个部位。在实际工作中应根据临床需要，选择合适的检查方法，在满足临床诊断需求的前提下，尽量减少受检者的辐射剂量。

做颅脑及头颈部 CT 检查时应该做如下必要的检查前准备：除去金属物品，如发卡、眼镜、假牙、高密度饰品等；嘱患者在扫描时保持安静状态；婴幼儿不能主动配合检查者，可给予适量镇静剂镇静；对于外伤出血较多者应该快速、简单包扎止血后再行 CT 检查，以防患者失血过多；对大小便失禁患者，应使用橡胶布床单，防止液体渗入扫描床或机架内导致机器故障；对于躁动者可采取适当制动措施，如软垫、头部固定带等。急危重患者检查时，应有临床医生陪同，以便及时处理发生的意外情况。对于是否需要增强扫描，应按临床医生或放射科医生的要求，有选择性进行检查。

一、颅脑CT检查技术

根据不同机型,颅脑CT扫描方式可以常规选择轴位断层扫描,如果需要冠、矢状位重建,应用螺旋方式扫描,特殊情况下可以应用直接冠状位扫描。

(一)颅脑横断位平扫

1. 体位 颅脑横断位平扫采用仰卧位,头部放置于CT头托内,下颌内收,头部正中矢状面垂直于扫描床平面并与床面长轴的中线重合,机架指示灯定位线的纵行线位于鼻正中线,横行线位于听眦线。严重驼背者,可采用侧卧位或俯卧位,可以倾斜机架,使指示灯定位线符合扫描要求。

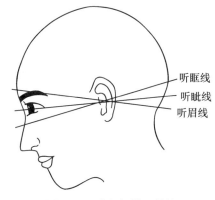

听眶线
听眦线
听眉线

图3-24 头部扫描三基线

2. 扫描基线 颅脑扫描的基线常用的为听眦线或称眶耳线(orbitomeatal line,OML),即眼外眦与外耳孔的连线,扫描时机架指示灯定位线的横线与双眼外眦、双侧外耳门重合。不常用的有听眉线和听眶线如(图3-24)以听眦线为基线的扫描有利于显示眼窝上部,前颅窝、中、后颅窝上部。欲观察四脑室、枕大孔区者,可以选择听眉线为基线扫描。

3. 扫描范围 若扫头颅侧位定位像,可根据定位像确定,为了减少辐射剂量,也可不扫定位像,直接从颅底扫描至颅顶。

4. 层厚和层距 常采用5~10mm层厚,层距5~10mm,根据临床要求,对小病灶可采用1~3mm局部薄层扫描,以提高图像的空间分辨力。MSCT可采用螺旋扫描,螺距(pitch)以机型而定。如果扫描参数相同,与螺旋扫描相比,非螺旋扫描的图像质量更高一些。如果怀疑鞍区病变,其层厚应为1~2mm,层距1~2mm。现在很多医院已经实现了影像图像的PACS传输和阅片,因此,在实际工作中往PACS系统传输的图像层厚更薄。

5. 窗宽和窗位 颅脑CT观察脑组织的窗宽为80~100Hu,窗位35~40Hu。观察颅骨用骨窗,窗宽为1 000~1 500Hu,窗位250~350Hu。观察脑组织的算法为标准重建算法,观察骨组织为骨算法。

(二)颅脑冠状位平扫

颅脑冠状位可采用轴位螺旋扫描重建获得,当不具备螺旋扫描且需要观察鼻窦、蝶鞍、颅顶部病变时,可采用直接冠状位扫描。

1. 体位 采用仰卧或俯卧位,使听眦线平行于床面,若达不到平行,可利用侧位定位像,转动机架倾斜一定角度,尽量使机架与听眦线垂直。

2. 扫描范围 根据临床要求确定,扫描范围内应包括观察的重点区域,如蝶鞍、鼻窦、颅顶骨等。

3. 层厚和层距 鼻窦、颅顶扫描层厚3~5mm,层距3~5mm,蝶鞍扫描层厚1~2mm,层距1~2mm。

4. 窗宽和窗位 同颅脑平扫。

(三)颅脑增强扫描

体位、扫描范围、层厚和层距、窗宽和窗位同平扫。

采用高压注射器静脉内团注法,对比剂浓度300mgI/ml及以上,对比剂用量1.0~1.5ml/kg,注射速度一般为2~3ml/s,开始注射对比剂后20~25秒扫动脉期,60~70秒扫实质期。

二、头颈部CT检查技术

头颈部的解剖结构是人体最复杂的区域之一,所包含的器官、组织较多,临床的检查频次比较高。它主要包括颌面骨、眼、耳、鼻腔和鼻窦、咽腔和舌、喉、甲状腺等。目前,绝大多数单位均购置的是螺旋扫描机,头颈部扫描应采取螺旋扫描方式,3D数据采集,以利于二维、三维后处理。

(一)眼部CT平扫

1. 体位 同颅脑横断位平扫,扫描时要求被检查者闭眼,且双眼向前凝视不动,避免产生运动伪影。

2. 扫描范围 以听眦线为基线,平移至眶底以下,扫描范围从眶底下方10mm至眶顶上10mm,

如果病变范围较大，应根据实际情况扩大扫描范围，使病变得以全部被包括在扫描范围内。

3．层厚和层距　层厚1.0～2.5mm，层距1.0～2.5mm，螺旋扫描根据探测器排数而定，螺距≤1。以16排CT为例：3mm采集，准直器宽度0.6mm，16×0.6mm采集，螺旋扫描，pitch为0.8，可以根据需要重建出层厚为1～2.5mm的图像或更薄层厚的图像。其他机型，可依据具体情况而定（下同）。

4．窗宽和窗位　若观察眼球或框内、眶周软组织，采用标准或软组织重建算法重建图像，窗宽250～300Hu，窗位35～40Hu。若观察骨骼病变，采用骨重建算法重建图像，窗宽1 000～1 500Hu，窗位250～300Hu。根据临床需要，可行相应的冠状面、矢状面重组、曲面重组（CPR）或三维（SSD、VR）重组。

（二）耳部及颞骨CT平扫

1．体位　同颅脑横断位平扫。

2．扫描范围　以听眦线为扫描基线，包括全部颞骨。

3．层厚和层距　常规层厚1～2mm，层距1～2mm。若要观察中、内耳细微结构，应行HRCT亚毫米级螺旋扫描及0.5～0.75mm重建，尽量采用小视野（FOV）。以16排CT为例：3mm采集，准直器宽度0.6mm，16mm×0.6mm，螺旋扫描，pitch为0.8，重建层厚可根据具体情况选取0.75～2mm。

4．窗宽和窗位　观察软组织，采用标准或软组织重建算法重建图像，窗宽250～300Hu，窗位35～40Hu。若观察骨骼病变，采用骨重建算法重建图像，窗宽1 000～1 500Hu，窗位250～300Hu。根据临床需要，行相应的冠状面、矢状面重组或中、内耳三维（MIP、SSD、VR）重组（图3-25）。

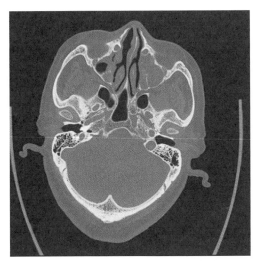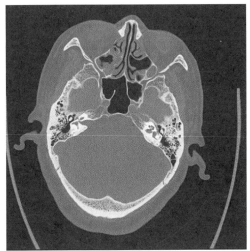

图3-25　耳部薄层CT图像

（三）鼻腔及鼻窦CT平扫

1．体位　同颅脑横断位平扫。

2．扫描范围　应包括额窦、蝶窦、筛窦、上颌窦，轴位扫描从体表标记线的口唇到额部发际线。

3．层厚和层距　层厚2～4mm，层距2～4mm。以16排CT为例：3mm采集，准直器宽度0.6mm，16×0.6mm，螺旋扫描，pitch为0.8，重建层厚可根据具体情况选取0.75～4mm。

4．窗宽和窗位　若观察软组织，采用标准或软组织重建算法重建图像，窗宽250～300Hu，窗位35～40Hu。若观察骨骼病变，采用骨重建算法重建图像，窗宽1 000～1 500Hu，窗位250～300Hu。根据临床需要，行相应的冠状面、矢状面重组、曲面重组或鼻窦、鼻腔三维（MIP、SSD、VR）重组。

鼻骨扫描用横断位1mm层厚扫描，结合MPR、VR等重组。特殊情况下，可采取直接冠状位扫描。

（四）喉部扫描

1．体位　仰卧位，头部略后仰，避免下颌与颈部重叠，肩部放松，以减少肩部骨骼的影响。嘱患者不能做吞咽动作，扫描时连续发"咦"的声音，使声带、梨状窝、咽后壁显示更好。

2．扫描范围　先扫侧位定位像，确定舌骨的位置，从舌骨上缘扫描至环状软骨下缘，扫描线平行于声带平面。

109

3. 层厚和层距　层厚 2～3mm，层距 2～3mm。以 16 排 CT 为例：3mm 采集，准直器宽度 0.6mm，16×0.6mm，螺旋扫描，Pitch 为 0.8，重建层厚可根据具体情况选取 2～3mm。

4. 窗宽和窗位　采用标准或软组织重建算法重建图像，窗宽 250～300Hu，窗位 35～40Hu。根据需要做冠、矢状重组。

甲状腺横断位扫描方法同喉部扫描，嘱患者不能做吞咽动作，扫描时不发声。

（五）头颈部增强扫描

头颈部增强扫描的体位、扫描范围、层厚和层距、窗宽和窗位同平扫。

采用高压注射器静脉内团注法，对比剂浓度 300mgI/ml 及以上，对比剂用量一般为 1.0～1.5ml/kg，注射速度一般为 2～3.5ml/s，延迟时间为开始注射后 20～25 秒扫动脉期，60～70 秒扫实质期。

（六）头颈部 CTA 检查技术

脑部及头颈部联合 CTA 临床应用较为广泛，其检查技术与普通增强有所不同，推荐扫描技术参数如下：

1. 对比剂注射方案　高压注射器团注，对比剂浓度推荐使用 320～370mgI/ml，总量 50～80ml，注射速率 3.5ml/s～5.0ml/s。使用双筒高压注射器时，在碘对比剂注射完毕之后，紧接着以相同的速率注射 30～40ml 生理盐水冲管。对比剂浓度为 300mgI/ml 时，可适当增加对比剂的用量和注射速率。

2. 扫描方案

（1）扫描体位：受检者采取头先进，仰卧位，头置于头托架内，两肩尽量下垂，双上肢置于体部两侧，头颈部正中矢状面与纵向激光定位线重合，瞳间线与横向定位线平行。

（2）扫描范围：①定位像扫描范围包括气管分叉下缘至颅顶，取正位定位像。为精确扫描计划范围，必要时取正、侧位定位像。②正式扫描范围为气管分叉下缘至颅顶。

（3）扫描参数：采用螺旋扫描方式，扫描方向为从足侧向头侧扫描，可选用自动管电流调节技术。以 64 排 128 层为例，扫描选用 120kV，300mA，螺距 0.9，FOV 250mm，重建层厚 0.9mm，重建间隔 0.45mm，探测器宽度 128×0.625mm，扫描周期 0.5s/ 层 / 圈，重建矩阵 512×512。注射对比剂后延迟 15～25 秒进行扫描，也可采用对比剂密度自动跟踪触发技术，监测层面为主动脉弓，触发阈值 80～120Hu。其他机型可根据具体情况而定。

3. 图像后处理　将头颈部 CTA 容积数据传至工作站，进行血管容积再现（VR）、最大密度投影（MIP）、曲面重组（CPR）及多平面重组（MPR）。旋转 CTA 图像的不同角度多方位观察，并选择显示病变最佳层面的图像（图 3-26）。排版打印选择容积再现、最大密度投影图像。其中容积再现需要多

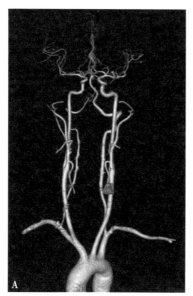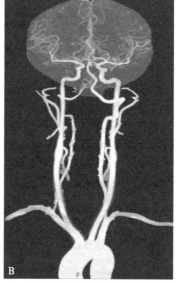

图 3-26　头颈部 CTA
A：VR 图像；B：MIP 图像。

角度旋转,最大密度投影、多平面重组及曲面重组需要显示病变细节。对于颅内血管,可以使用辅助去骨软件进行去除颅骨编辑。

第四节　胸腹部CT检查技术

胸、腹部 CT 扫描是临床应用较广泛的检查部位,它的横断面图像具有无结构重叠、密度分辨力高、解剖层次清楚、成像参数少、临床医生易于掌握等优点。因此,被广泛应用于纵隔、肺部、胸膜与胸壁、上腹部实质脏器(肝、脾、胰、肾与肾上腺)、胆道梗阻、急腹症、胃与肠道肿瘤及梗阻、腹腔与腹膜后病变的检查。肺部肿瘤的低剂量筛查,也越来越多地被应用于常规体检中。由于 MRI 对肺部病变的检查尚处于开发阶段,超声检查在肺部的应用有限,肺部病变 CT 检查是首选的检查方法。心脏 CT 检查也越来越多的应用于临床,尤其是冠状动脉 CTA 技术,在有条件的医院已常规应用。

一、胸部CT检查技术

(一)胸部平扫

1. 体位　一般采用仰卧位,扫描定位灯的纵向线与人体正中线重叠,双手举过头顶,以减少肩部及双上肢产生的扫描伪影。为排除肺的背侧因通气不足和肺中血液分布影响而造成的沉积效应,也可取俯卧位,以便更好地观察肺的背外侧部位。

2. 扫描范围　由肺底至肺尖,一般上部应包括锁骨上窝,下至后肋膈角下界。摆好位置后,先扫描正位定位图以确定扫描范围,再按设定好的层厚、层距、螺距,连续由下至上扫描,以减少膈肌运动带来的伪影。胸部检查时,要对受检者进行呼吸训练,使受检者在吸气后闭气,在闭气状态下扫描,以消除呼吸运动伪影,使图像质量符合诊断要求。对于闭气时间较短者,可以采用分段扫描的方法完成检查。对于不能闭气者,可适当增加螺距,缩短检查时间。根据诊断需要,可对病变采用小视野、薄层靶扫描。

3. 层厚和层距　常规胸部检查层厚应选择 5～7mm,层距 5～7mm,螺旋扫描,三维数据采集,螺距根据探测器排数而定,螺距 0.8～1.25。对于肺部弥漫性病变、肺微小结节等,应采取高分辨CT(HRCT)进行扫描,层厚 1mm。采用 PACS 系统阅片的,层厚可 1～1.5mm。以 16 排 CT 为例:3mm 采集,准直器宽度 0.6mm,16×0.6mm,螺旋扫描,pitch 为 0.8,重建层厚可根据具体情况选取 1.5～3mm。

4. 窗宽和窗位　纵隔窗用标准算法重建图像,窗宽 300～400Hu,窗位 40～45Hu。肺窗用肺重建算法(高分辨力)重建图像,窗宽 1 000～1 500Hu,窗位 -600～-700Hu。若了解胸部骨质情况,还需要观察骨窗,用骨重建算法,窗宽 1 500～3 000Hu,窗位 350～450Hu(图 3-27)。

5. 胸部低剂量 CT 的概念　由于体检需要,胸部常采用低剂量 CT 扫描,对于多层 CT 来讲 kVp≤120 千伏,mA≤40 毫安,旋转速度小于 1 秒 / 圈,可视为低剂量扫描。如果 CT 机带有迭代算法的软件,kVp 和 mAs 还可以进一步降低。

(二)胸部增强扫描

胸部增强扫描的体位、扫描范围、层厚和层距、窗宽和窗位同平扫。

对比剂浓度为 300mgI/ml 及以上,对比剂用量一般为 1.0～1.5ml/kg,注射速度普通增强为 2～3ml/s,观察肺动脉或主动脉时为 3～4ml/s;根据诊断需要,选择性扫描肺动脉期、主动脉期、实质期、延迟期等多期扫描;注射对比剂后延迟时间 10～15 秒为肺动脉期,25～30 秒为动脉期,55～60 秒为实质期,延迟期为 3 分钟。胸部 CTA 检查技术可参考颈部 CTA,其最常用的后处理技术是 MIP、CPR、VR。

(三)肺动脉CTA检查技术

1. 扫描前准备

(1)去除胸部所有的金属物及各种饰品。

(2)训练受检者呼吸与屏气。对于失聪或不配合的受检者,在病情许可的情况下,可训练陪同人员帮助受检者屏气。

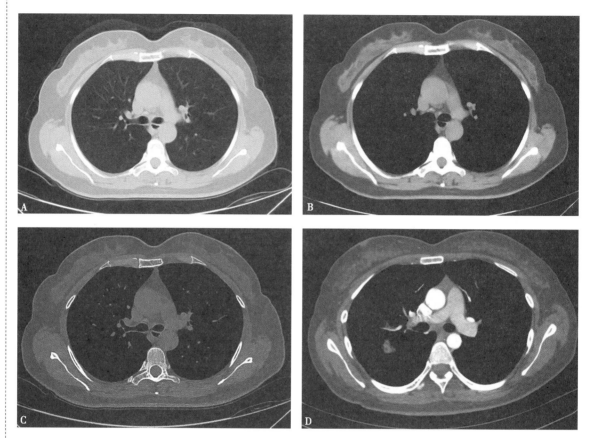

图 3-27　胸部的窗技术图像

A：肺窗；B：纵隔窗；C：骨窗；D：增强图像。

（3）扫描中受检者体位需保持不动，不配合患者及婴幼儿可采取适当镇静。

2. 对比剂注射方案　高压注射器团注，对比剂浓度 320～370mgI/ml，总量 60～80ml，注射速率 4.0～5.0ml/s。碘对比剂注射完毕后，紧接着以相同的速率注射 30～40ml 生理盐水冲管。

3. 扫描方案

（1）扫描体位：受检者足先进，仰卧位，胸部正中矢状面垂直于扫描床平面并与床面长轴线重合，双上肢自然上举，侧面定位线对准腋中线。

（2）扫描范围：自肺尖至较低侧肋膈角下 20mm。

（3）扫描参数：采用螺旋扫描方式，以 64 排 128 层机型为例，在设备允许的情况下应选择较大螺距，其他扫描参数视受检者具体情况而设置，BMI<25，管电压可选择 100kV；BMI>25，管电压可选择 120kV。管电流 200～300mAs，也可选择自动管电流技术。采集矩阵 512×512，FOV 450～500mm，扫描层厚 0.9mm，重建间距 0.45mm。注射对比剂后延迟 8～10 秒开始扫描，或采用对比剂密度自动跟踪触发技术，监测层面为肺动脉主干，触发阈值 100Hu。

4. 图像后处理　将肺动脉 CTA 容积数据上传至工作站，进行血管容积重组，最大密度投影，曲面重组及多平面重组，着重显示肺动脉管腔内充盈缺损，如合并肺内渗出性改变及肺梗死病变，应加照肺窗及纵隔窗图像。

二、冠状动脉 CT 检查技术

（一）冠状动脉钙化积分

冠状动脉钙化积分（coronary artery calcification score，CACS）是利用 CT 检查对冠状动脉的钙化进行定量分析。要求用 16 排以上 MSCT 扫描，重建层厚 2.5～3.0mm。将面积大于三个连续像素、CT 值大于 130Hu 的斑块定义为钙化斑块，由 CT 机自身携带的专用软件来完成分析。CACS 分析软件钙化密度积分如下：CT 值 130～199Hu 为 1 分，CT 值 200～299Hu 为 2 分，CT 值 300～399Hu 为 3 分，CT 值 400Hu 以上者为 4 分。钙化积分计算公式：CACS＝钙化斑块密度积分×钙化面积（mm²）。目前常用的 CACS 系统包括 Agatston 积分法、容积积分法和质量积分法。钙化积分与冠心病的发病风险成正相关。

（二）冠状动脉 CTA 检查技术

1. 适应症

（1）对临床症状表现为不典型胸痛，或典型缺血性心绞痛症状或心电图异常的疑似冠状动脉疾病者，或者对进行冠状动脉造影检查犹豫的受检者，可先进行 CT 冠状动脉造影进行筛查。

（2）各种冠脉血管重建术的术前定位，如经皮腔内血管成形术（PTCA）、冠状动脉搭桥术（CABG）的术前，利用本技术可明确病变的位置和范围，观察其与周围结构的关系。

（3）术后复查用于 PTCA 和 CABG 等术后复查，创伤小，易耐受，检查方便。

（4）非冠心病的心脏手术及瓣膜置换术前了解心脏的功能情况，排除冠状动脉狭窄疾患。

（5）心脏梗死受检者稳定期的复查，了解冠状动脉解剖情况及受损害的血管数目，判断预后，指导治疗。

（6）选择性冠状动脉造影前进行 CT 冠状动脉造影，可以起到提示参考作用，特别是冠状动脉起源异常的受检者，可以减少选择性冠状动脉造影操作的危险性。

2. 相关准备　扫描前的患者准备对冠状动脉 CT 成像质量非常重要，是检查成败关键技术之一。

（1）心理干预：由于受检者的高心率会影响图像质量，消除受检者的紧张情绪使心率放慢十分重要，检查前需要对患者介绍检查的全过程和可能出现的正常身体反应，例如对比剂注药后会出现的发热症状，屏气的重要性及需要屏气的次数及时间等等。

（2）心率控制：通常 256 层以上宽体探测器 CT 机型和双源 CT 基本不用控制心率，对于心率高于 100 次/min 的可以适当应用药物控制；64 层 CT 的机型心率要求控制在 70 次/min 以下。对于基础心率过快的受检者，可使用 β 受体阻滞剂，如美托洛尔等，服用方法：根据心率情况于检查前 10～20 分钟口服 12.5～50mg，对于低血压受检者应实时检测血压变化，测量心率下降后再进行检查；对于是否服用硝酸甘油，应根据临床医生的要求而定。

（3）呼吸训练：检查前训练受检者做深吸气、屏气及呼气动作，呼吸训练时需要确定检查者是否能屏住气，可通过观察腹部的运动或者用手放到检查者胸前确定。一般经过训练后，受检者的屏气时间可以得到延长，以达到在扫描过程中保持屏气不动的要求为原则。

（4）安装心电图电极：冠状动脉 CT 扫描需与心电门控相结合，这样可获得清晰可靠的冠状动脉图像。心电极的安装使用三个电极，RA 和 LA 电极分别置于右侧和左侧的锁骨凹陷处，LL 电极置于左侧肋下缘肋间隙上。也有一些设备使用四个电极，RA 和 LA 电极、LL 电极放置位置同上，RF 电极置于右侧肋下缘肋间隙上。电极片需要在手臂上举后粘贴，皮肤干燥的可适量涂抹清水后粘贴电极片，并且需要避开邻近骨骼，否则会降低心电波形或得不到稳定的信号。

3. 扫描体位　受检者平卧，头先进，两臂上举抱头（或上举交叉放于额头上），身体置于床面正中，侧面定位线对准人体正中冠状面。

4. 扫描方法

（1）常规扫描定位像：胸部前后定位像和侧位定位像，部分机型只需要扫描前后定位像。

（2）扫描范围：根据检查的需要扫描范围有所不同，常规冠状动脉 CTA 扫描从气管隆突下到心底，包括整个心脏。CABG 术后复查，扫描范围从锁骨下到心底，包括整个胸骨，心脏大血管。

5. 扫描参数

（1）先做平扫：层厚≤2.5mm，层距 2.5mm，FOV 250mm，120kVp。选择 ECG 前瞻门控或回顾门控扫描，FOV 固定不动。平扫可以解决三个问题：第一，观察扫描范围是否合适，如果不合适可在增强扫描时适当调整；第二，进行钙化积分的计算；第三，观察检查者是否能配合屏气。

（2）冠状动脉 CTA：层厚 0.5～1mm，层距 0.5～1mm，使用 ECG 门控方式进行扫描。冠状动脉增强值在 300～350Hu 的状态最好，既可以有效观察钙化又可以有效观察软斑块。对比剂浓度通常使用 350～400mgI/ml，需要双筒高压注射器，经右侧肘部静脉以不低于 3.5ml/s 的流速注射对比剂 50～80ml，在碘对比剂注射完毕之后，紧接着以相同的速率注射 30～40ml 生理盐水冲管。

可通过三个方法确定扫描延迟时间。第一，经验时间：延迟 25～30 秒启动扫描。第二，小剂量同层扫描时间曲线测定法（bolus-test）：用 10～20ml 对比剂按心脏增强的速率由肘静脉注射，注药后延迟 8～12 秒在升主动脉层面连续扫描，测量升主动脉作为感兴趣区的时间变化，经获得的图像使用软件进行分析，得到靶血管的时间密度曲线及平均峰值时间。在平均峰值时间的基础上增加 3～4 秒设定为扫描开始的延迟时间。第三，实时血流监测法（bolus-tracking）：设定肺动脉层面作为连续曝光层面，并选择对比剂观察感兴趣区（一般为气管隆嵴下 10mm 层面的升主动脉），注射对比剂后，采用实时观察感兴趣区对比剂 CT 值上升情况，当 CT 值到达阈值后，手动或自动触发扫描。

6．心电门控扫描方式选择　心电门控技术可分为前瞻性心电门控扫描（序列扫描）和回顾性心电门控扫描（螺旋扫描）两种。前者是根据连续测定受检者心电图 R-R 间期后，预设一个期相曝光扫描，心脏及冠状动脉的数据采集是用序列扫描的"步进曝光"方法。此方法的优缺点是受检者接受辐射剂量少，但对 CT 机探测器要求高，一般探测器宽度要求 8cm～16cm（256 层或 320 层 CT 机型），成功率才高，且不能测定心功能。回顾性心电门控扫描是在连续曝光采集心脏容积数据的同时记录受检者心电图，扫描完成后结合心电图不同期相进行选择性回顾重建，此方法的优缺点是在行冠脉 CTA 的同时还可以进行心功能测定，但受检者接受的辐射剂量较大。

7．图像处理

（1）心电编辑：ECG 回顾门控由于记录了 ECG 信号和原始数据，所以当 ECG 信号不理想，如心律不齐、受检者皮肤干燥电极与皮肤接触不良所致部分心电信号的丢失、心电信号受杂波影响时，后处理工作站在自动后处理冠状动脉图像，可能会识别不了这些信号的干扰，而出现误导，这时可通过 ECG 信号的编辑，来补救一些图像质量较差的扫描。

（2）重建时相的选择：心率的不同决定着冠状动脉的重建时相的不同。通常来说，对于 64 层螺旋 CT，由于有限的时间分辨力，当心率小于 65 次 / 分时，在舒张末期，也就是心动周期的 75%～80% 这个时相，右冠状动脉和左冠状动脉都可以得到很好的显示；但当心率在 70～80 次 /min 时，右冠状动脉显示的最好时相为心动周期的 45%～50% 时段，而左冠状动脉显示的最好时相为心动周期的 75% 左右的时段。对于 64 层以上的 CT，心率大于 80 次 /min 的受检者可以采用毫秒（即绝对值）的方法来重建，往往能得到质量较高的图像。

（3）三维重建后处理：常用有整个心脏的容积再现（VRT）、冠状动脉树的 VRT 显示、最大密度投影（MIP）显示及冠状动脉曲面重组（CPR）显示（图 3-28）。

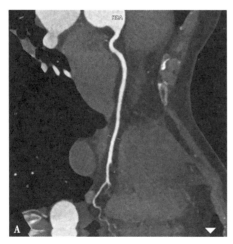 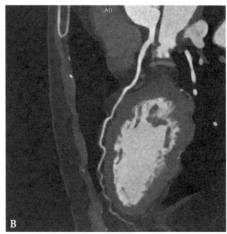

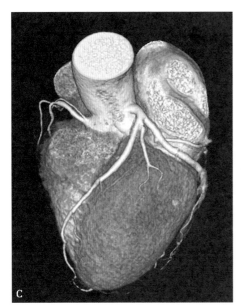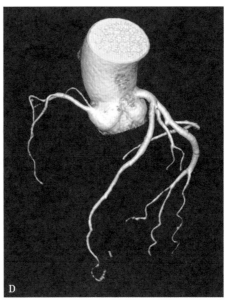

图 3-28　冠状动脉 CTA 图像
A：右冠 MIP 像；B：右冠 MIP 像；C：冠状动脉 VR 全景像；D.冠状动脉树形图。

三、心脏 CT 检查技术

（一）心肌灌注 CT 扫描检查技术

心肌灌注成像的扫描方式与冠状动脉 CTA 相同，需要对比剂的总量为 50～80ml，通过对增强后的心脏反复扫描（CT 穿梭扫描技术）得到心肌灌注的数据，在 CT 工作站上使用心肌灌注软件进行分析，心肌灌注软件在确定左心室内、外膜边界后，可自动计算出各个心肌节段的透壁灌注指数（transmittal perfusion ratio，TPR）。TPR 定义为每个节段心内膜下 1/3 心肌的 CT 值与相应层面整个心外膜下 1/3 平均 CT 值的比较，并可根据 TPR 自动生成彩色心肌灌注图。

（二）先心病 CT 检查技术

1. 适应症　先天性心脏病或疑似先天性心脏病患者，如房间隔缺损、室间隔缺损、单心房、三心房、动脉导管未闭、主动脉 - 肺动脉间隔缺损（主动脉 - 肺动脉瘘），法洛四联症、完全性大动脉错位、先天性主动脉缩窄等。

2. 相关准备

（1）镇静：新生儿或不能配合的检查者于右下肢静脉或右上肢静脉放置 24G 静脉留置针备用；从口腔或肛门按 0.4～0.5ml/kg 给与 10% 的水合氯醛镇静，最大量不超过 10ml。

（2）心电电极的位置：使用三个导联（部分机型如双源 CT 为四个导联），RA 和 LA 电极分别置于右侧和左侧的锁骨凹陷处，LL 电极置于左侧肋下缘肋间隙上，（双源 CT 的 RF 电极置于右侧下缘肋间隙上）。电极片需要在手臂上举后粘贴，并且需要避开邻近骨骼，对于新生儿，镇静后以及不方便粘贴胸部电极的儿童，电极可以粘贴在双臂和腿上。

（3）呼吸训练：需要对患者进行呼吸训练，通常根据扫描的时间进行训练，扫描时间越长，需要屏气的时间就长，以 64 排 CT 为例，扫描时间为 5 秒，屏气训练时间要达到 8～10 秒。对于处于镇静状态而不能屏气的检查者，可以通过捆扎胸部束带抑制胸式呼吸的情况下扫描。对于目前市面上的高端 CT，如西门子双源 CT，东芝 640 排 CT，由于这些 CT 机可以达到的时间分辨力高，可以在不需要屏气的情况下完成扫描。

（4）辐射防护：由于先天性心脏病 CT 检查的通常为新生儿或者小儿，对于辐射损伤带来的风险增加，可以在不影响检查结果的情况下，对头颅、颈部和盆腔非检查部位分别用铅衣、铅围裙进行防护。

3. 对比剂方案

（1）对比剂浓度：通常采用 320～350mgI/ml 浓度即可达到良好的增强效果，对体重超重或心功能不全者可增加碘浓度，如 370～400mgI/ml 的对比剂，婴幼儿可根据体重和先天畸形特点等，稀释为

150～250mgI/ml 或减少注射的速率。对于婴幼儿来说，如果对比剂浓度过高，可产生伪影而使图像质量受到影响。

（2）对比剂用法用量：根据扫描方式不同，成人用量约为 30～80ml；婴幼儿的用量按公斤体重计算，不超过 1.5～2.0ml/kg。5 岁以前可根据体重选择 1～2ml/s，5 岁以后选择 2～3ml/s；为避免无名静脉内高浓度对比剂干扰周围结构显示，尽量选择右上肢静脉或右下肢静脉注药并加注盐水冲洗；选择上肢时，要注意上举的上肢不宜过高，建议双臂交叉放于额头，以免过度上举造成无名静脉与胸骨间隙变小，挤压无名静脉，造成对比剂下流不畅，使高浓度对比剂滞留于无名静脉而造成伪影。

（3）注射速率：对于成人可按照 4～5ml/s 进行注射；对于小儿，通常 1～3ml/s 的速率进行注射，一般对比剂注射速率要高于 1ml/s，否则会影响三维后处理的效果。

4. 扫描方案

（1）扫描体位：检查者仰卧，根据静脉针的位置选择头先进或足先进，两臂上举交叉放于额头，身体置于床面正中，侧面定位像对准人体正中冠状面，如果检查者为镇静后的小儿，可以将上臂自然放于身体两侧。

（2）扫描范围：由胸廓入口向下到左膈下 2cm。

（3）扫描参数：层厚 1～2.5mm，层间隔同层厚，考虑到对于儿童辐射防护的问题，5 岁以下的儿童使用 100kVp，5 岁以上使用 120kVp。管电流可以使用自动管电流调制技术，但是对于镇静后无法配合屏气的小儿，不能使用 ECG 门控的电流调制技术，因为无法估计图像最清楚的时间窗。对于高端 CT 来说，由于时间分辨力高，其诊断不受心率影响，并能减少辐射剂量，是开展先天性心脏病 CT 检查的理想工具。

（4）扫描起始时间的确定：扫描起始时间是指从注射对比剂到开始曝光扫描的时间，是获得良好增强效果的关键，可通过三个方法确定扫描延迟时间。

1）经验值法：2 岁以内患儿，若对比剂经头皮或手背静脉注射，延迟时间为 11～14 秒，如经足外周静脉注射，延迟时间为 14～16 秒；2 岁以上患儿在上述基础上适当延长 2～5 秒。

2）小剂量同层扫描时间曲线测定法（bolus-test）：自肘静脉以小剂量注射碘对比剂，进行兴趣区同层动态扫描，测量感兴趣区的时间 - 密度曲线（time-density-curve，T-D 曲线），曲线峰值时间即为扫描延迟时间，对于复杂先天性心脏病的检查者，需要在肺动脉层面测量肺动脉和主动脉两个兴趣区域，都强化后即为扫描延迟时间。

3）实时血流检测法（bolus-tracking）：设定肺动脉层面作为连续曝光层面，并选择对比剂观察感兴趣区（肺动脉和主动脉两个感兴趣区），注射对比剂后，采用实时观察感兴趣区对比剂 CT 值上升情况，当 CT 值到达阈值后，手动或自动触发扫描。

第一种方法较简单，但因每一个受检者循环时间不一。因此，第一种方法不够精确，第二种方法延迟时间较精确，但预注射一部分对比剂，使对比剂使用总量有所增加，可能会增加重肾脏的碘负荷；相比前两种方法，第三种方法克服了前两种方法缺点，但此方法需要操作者具有一定熟练技术。对于婴幼儿为了减少对比剂用量，建议采用第三种方法。对存在心内结构复杂畸形者，建议做双期扫描；第二期扫描延迟时间为注药后 35～45 秒，即在第一期扫描后的 8～15 秒再扫一期。对于循环快的受检者，可适当减少延迟时间。

（5）图像处理：扫描完成后，将图像传至后处理工作站，系统会对整个心脏和大血管进行容积再现（VR）、多平面重组（MPR）、最大密度投影（MIP）等重组处理。

四、腹部 CT 检查技术

腹部 CT 检查前应充分做好胃肠道的准备，检查前 4～6 小时应禁食，检查前一周没有做过钡剂造影，未服用过含金属的药物；腹部急诊检查可以不做胃肠道准备。上腹部 CT 检查前 30 分钟口服清水或 1.0～1.5% 碘水溶液 500～800ml，上检查床前再口服 200ml，以充盈胃腔；中下腹部及盆腔 CT 检查，于检查前 60 分钟口服清水或 1.0～1.5% 碘水溶液 300ml，检查前 30 分钟和上检查床前再各口服 200ml。对被检者训练呼吸与闭气，扫描时屏气，需要重复扫描时，呼吸时相保持一致。为了提高上腹部组织、器官的病变检出率，推荐上腹部 CT 检查常规应平扫加增强扫描一次完成。

（一）腹部平扫

1. 体位　常规采用仰卧位，必要时可选取侧卧位、斜卧位或俯卧位，CT 机定位灯的纵线与腹正中矢状线重合,双臂上举抱头。做呼吸、屏气训练,不能屏气者,嘱其平静呼吸,尽量缩短检查时间以减少呼吸运动伪影。

2. 扫描范围　扫正位定位像,腹部应包括从膈顶至髂前上嵴连线这个范围,分为上腹部和下腹部,上腹部扫描应包括全部肝脏和脾脏,尤其是肝脾大者,需要仔细观察定位像,再确定扫描范围,避免漏扫,如果漏扫,应及时补全。肾脏是腹膜后器官,应该作为一个独立单元进行扫描。也要参考定位图像,仔细分辨肾轮廓,肾脏扫描应涵盖双侧全肾和肾上腺。腹部涵盖的脏器较多,范围较广,发现病变时,扫描原则是应该覆盖病变的全部,若需扩大扫描范围,应与被检者或家属沟通,取得同意后方可进行。

3. 层厚和层距　腹部包含脏器较多,扫描可个性化制订。肝、脾、肾脏层厚可采用 5~7mm,层距 5~7mm;胆囊、胰腺层厚 2~3mm,层距 2~3mm;肾上腺层厚 1~2mm,层距 1~2mm。肝脏扫描以 16 排 CT 为例,采用螺旋扫描方式,3mm 采集,准直器宽度 0.6mm,16×0.6mm,pitch 为 0.8,重建层厚可根据具体情况在 2~7mm 间选取。对病变区域可以加扫薄层靶扫描。采用 PACS 系统阅片的,层厚可 1.5~3mm。

4. 窗宽和窗位　通常采用软组织重建法或标准重建法重建图像,窗宽和窗位选择应根据扫描层厚、不同器官、腹部脂肪多少而做相应调整。对于部分密度差异小的病变可以选取窄窗观察,有利于病变显示。一般情况下,观察肝脏窗宽为 150~250Hu,窗位 45~60Hu;观察胰腺窗宽为 250~350Hu,窗位 35~50Hu;观察肾脏和肾上腺窗宽为 250~350Hu,窗位 35~45Hu;观察腹膜腔及腹膜后窗宽为 300~400Hu,窗位 35~45Hu。

（二）腹部增强扫描

腹部增强扫描的体位、扫描范围、层厚和层距、窗宽和窗位同平扫。对比剂用量一般为 1.0~1.5ml/kg,注射速度一般为 3.0~4.0ml/s,注射对比剂后 25~30 秒扫动脉期,55~60 秒扫门静脉期,3 分钟扫延时期。

肝脏为肝动脉、门静脉双重供血,很多肝脏小肿瘤是肝动脉供血为主,在肝动脉期病变显示较好,有些病变以门脉期和延迟期显示较好。因此,肝脏增强扫描应尽量采用多期扫描(图 3-29),才能提高病

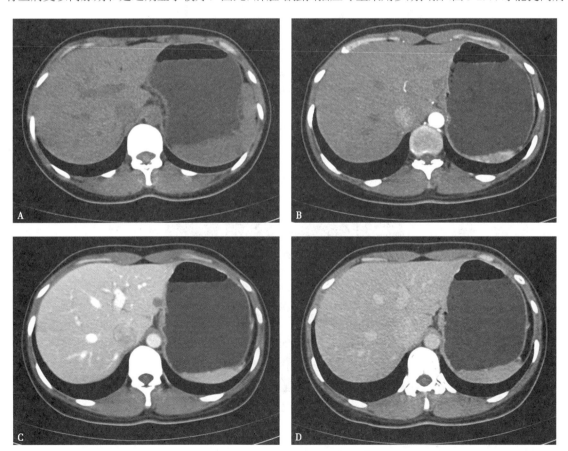

图 3-29　上腹部 CT 平扫、多期增强图像
A: 平扫; B: 增强动脉期; C: 增强门脉期; D: 增强延迟期(3 分钟)。

变的检出率。对胰腺和肾脏病变,可采用双期扫描,对肾盂及输尿管病变还要加扫分泌期(图 3-30),经过后处理可以得到 CT 尿路造影图像(图 3-31)。

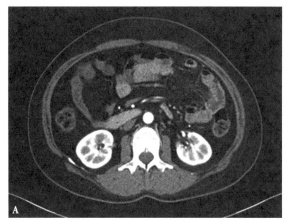
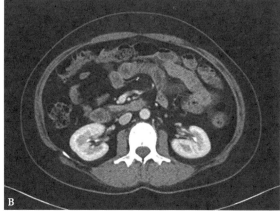
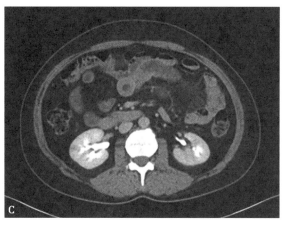

图 3-30　肾脏多期增强扫描图
A:动脉期;B:平衡期;C:分泌期。

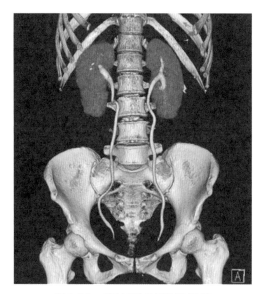

图 3-31　CT 尿路造影 VR 图像

五、盆腔 CT 检查技术

盆腔脏器主要包括直肠、乙状结肠、膀胱、输尿管和男性的前列腺、精囊腺,女性的子宫、宫颈、输卵管、卵巢等,这些脏器是肿瘤性疾病的高发器官,比如大肠癌、卵巢癌、子宫内膜癌、膀胱癌等。因此,盆腔 CT 检查是很常用的检查。

（一）盆腔平扫

盆腔检查前也要做相应的准备。于检查前 4～6 小时口服等渗甘露醇 500ml,检查前 2 小时再服 500ml,检查前 1 小时尽量排尽粪便。若检查直肠、乙状结肠,应清洁灌肠后用等渗甘露醇或生理盐水 300～500ml 保留灌肠。盆腔检查膀胱应适量憋尿尽量使膀胱充盈。已婚妇女做子宫、宫颈、卵巢检查时,还需置入阴道气囊或阴道填塞生理盐水纱条,以便显示阴道和宫颈的位置。

1. 体位 常规取仰卧位,必要时可取俯卧位。盆腔正中矢状面与床面长轴中线重合,双臂上举抱头,扫描时平静呼吸。对于部分怀疑膀胱息肉、膀胱肿瘤和结石的患者,可加做俯卧位。

2. 扫描范围 扫正位定位像,扫描范围自髂骨嵴水平向下至耻骨联合下缘。如果病变较大时,可扩大扫描范围。

3. 层厚和层距 螺旋扫描,层厚可采用 5～7mm,层距 5～7mm,螺距 0.8～1.25。采用 PACS 系统阅片的,层厚 1～1.5mm。

4. 窗宽和窗位 通常采用软组织重建法或标准重建法重建图像,窗宽为 250～350Hu,窗位 35～45Hu。

（二）盆腔增强扫描

盆腔增强扫描的体位、扫描范围、层厚和层距、窗宽和床位同平扫。

对比剂用量一般为 1.0～1.5ml/kg,注射速度一般为 2.5～3.0ml/s,注射对比剂后 25～30 秒扫动脉期,55～60 秒扫静脉期,180 秒扫延时期(图 3-32),根据诊断需要延时期时间还可以再延长至 5 分钟、7 分钟其至更长。

盆腔内组织、器官多为软组织密度,为了提高病变检出率,推荐常规平扫加增强扫描。

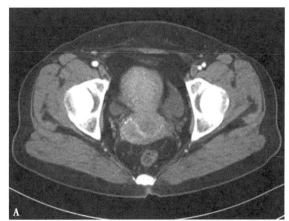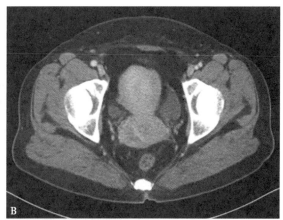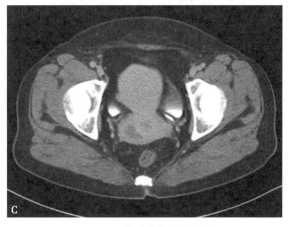

图 3-32 盆腔多期增强图像
A:动脉期;B:静脉期;C:延迟期。

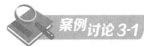

李某，男，17岁；高处坠落伤2小时，臀部先着地；伤后头痛，胸、腹部疼痛，骨盆压痛。查体：T 36.4℃，P 110次/min，R 20次/min，BP 125/65mmHg；左肘部可见一大小约1.0×0.5cm皮肤破损，局部有活动性出血；头部：头颅大小正常无畸形。眼：正常，结膜正常，无巩膜黄染，角膜正常，瞳孔等圆等大，瞳孔对光反射灵敏。耳郭：正常，无外耳道异常分泌物，乳突无压痛，听力无障碍。鼻：无鼻翼扇动，无异常分泌物，无鼻窦压痛。口腔：唇正常，黏膜正常，舌、齿正常，扁桃体正常，咽正常。颈部：无颈项强直，颈静脉正常，肝颈静脉回流征阴性，气管居中，甲状腺正常。胸部：胸廓挤压痛，视诊：呼吸运动异常，触诊：语颤异常，无胸膜摩擦感。叩诊：右下肺呈实音。听诊：双下肺呼吸音弱，无啰音，无痰鸣音，无哮鸣音，语音传导正常，无胸膜摩擦音。心率快110次/min，心音正常。腹部：视诊：外形正常，无胃型，无肠型，无腹壁静脉曲张，无手术瘢痕。触诊：左侧中腹部深压痛，无反跳痛；无腹部包块，肝脏未触及，胆囊未触及，墨菲征：阴性。叩诊：肝浊音界存在，肝上界位于右锁骨中线第5肋间，无叩痛，腹部移动性浊音阴性。听诊：肠鸣音正常，每分钟4次，无气过水声。脊柱四肢：脊柱胸腰段略后突畸形，双下肢感觉减退，骨盆畸形伴挤压痛。神经系统：生理反射存在，病理反射未引出，脑膜刺激征阳性。

六、胸、腹、盆腔联合CTA检查技术

（一）扫描前准备

1. 去除腹部及盆腔所有的金属物及各种饰品。

2. 训练受检者呼吸与屏气。对于失聪以及不配合的受检者，在病情许可的情况下，可训练陪同人员帮助受检者屏气。

3. 扫描中受检者体位需保持不动，不配合的患者及婴幼儿可采取适当镇静。

（二）对比剂注射方案

高压注射器团注，对比剂浓度350～400mgI/ml，总量80～120ml（1.5～2.0ml/kg），注射速率3.5～5.0ml/s。注射碘对比剂之后，紧接着以相同的速率注射30～50ml生理盐水冲管。

（三）扫描方案

1. 扫描体位　受检者足先进，仰卧位，腹部正中矢状面垂直于扫描床平面并与床面长轴线重合，双上肢自然上举，侧面定位线对准腋中线。

2. 扫描范围　自胸廓入口至髂内、外动脉分叉以远水平，怀疑腹主动脉瘤拟行介入支架者下延至股动脉上段。

3. 扫描参数　采用螺旋扫描方式，管电压100～120kV。管电流200～300mAs，也可选择自动管电流技术。采集矩阵512×512，FOV 450～500mm，扫描层厚1～1.5mm，重建间距0.45～0.75mm。采用对比剂密度自动跟踪触发技术，监测层面为胸主动脉上段，触发阈值100～120Hu。

（四）图像后处理

胸、腹主动脉及盆腔动脉血管成像的各种后处理重组技术对血管病变的诊断价值和意义有所不同，最常用的是MIP、VR、SSD、MPR，其中MIP可以清楚地显示血管腔、管壁的钙化，对血管畸形与狭窄也很有价值，但直观性不如VR及SSD，所以处理及排版图像时应注意使用适当的重组方式显示病变。例如，VR及SSD显示主动脉夹层全貌，MPR显示夹层破口与游离内膜瓣，MIP显示动脉瘤等（图3-33）。

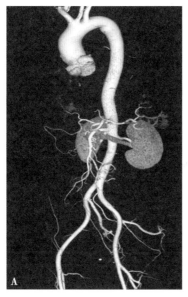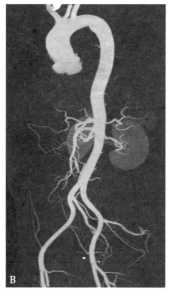

图 3-33　胸腹盆腔血管 VR、MIP 图

A: VR 像; B: MIP 像。

第五节　脊柱四肢 CT 检查技术

一、脊柱 CT 检查技术

脊柱 CT 检查技术包括颈椎、胸椎、腰椎、骶尾椎。脊柱 CT 分为椎间盘和椎体两种扫描方式,其中椎间盘采用软组织窗,椎体采用骨窗。被检者采取仰卧位、头先进。根据病情需要,选择性扫描颈椎、胸椎、腰椎或骶尾椎的侧位定位像(图 3-34、图 3-35),在定位像上选择各自的扫描范围、扫描参数。椎间盘扫描可以采用横断面非螺旋扫描或者螺旋扫描(图 3-36、图 3-37、图 3-38);骨骼及关节一般采用螺旋扫描;对于骨小梁等细微结构的观察,必须采用高分辨率薄层扫描,在此基础上可进行三维重组(图 3-39、图 3-40、图 3-41、图 3-42、图 3-43)。

（一）适应证

1. 脊柱外伤。

2. 椎间盘突出;椎间盘退行性变和脊柱退行性变。

3. 椎管内占位性病变。

4. 原发性、继发性脊椎骨肿瘤和椎旁肿瘤。

5. 脊柱感染性疾病、脊柱结核、化脓性脊柱炎。

6. 各种原因引起的椎管狭窄。

7. 先天性畸形和发育异常。

8. CT 引导下介入治疗。

（二）禁忌证

脊柱平扫一般无禁忌证,增强扫描有如下禁忌证:

1. 严重心、肝、肾功能不全者。

2. 含碘对比剂过敏者。

（三）操作方法及程序

1. 检查前准备

（1）认真核对 CT 检查申请单,了解病情,明确检查目的和要求,对检查目的、要求不清的申请单,应与临床医师核准确认。

（2）嘱咐患者在检查期间避免吞咽动作,并保持体位不动。

（3）扫描前去除患者颈、胸、腰部饰物及皮带、拉链等金属物品。

（4）对增强扫描者，按含碘对比剂使用要求准备。

2．检查方法和扫描参数

（1）平扫

1）扫描体位：仰卧位，头先进，身体置于床面中间，人体中心冠状位及矢状位位于扫描机架与检查床定位线中心。

颈椎：头部略垫高，两臂下垂，下颌微微仰起，并用棉垫或颈托固定颈部。

胸椎：两臂上举抱头。

腰椎：两臂上举抱头，下肢膝关节处用腿垫抬高，双腿屈曲35°～40°并固定，尽可能保持腰椎椎体生理弧度与检查床平行。

骶尾椎：两臂上举抱头，扫描机架水平高于人体正中冠状面3～5cm。

2）扫描方式：椎间盘选用螺旋扫描或非螺旋扫描（平行椎间隙轴位扫描），每个椎间盘分别扫描；椎体采用螺旋扫描，定位线与椎体平行，连续扫描（颈椎如图3-34、图3-36所示，腰椎如图3-35、图3-37所示，骶椎如图3-38所示）。

3）定位扫描：侧位定位扫描，确定扫描范围、层厚、层距。

4）扫描范围：颈椎从鼻根平面至颈静脉切迹平面；胸椎从颈静脉切迹平面至剑突与脐连线中点（第1腰椎）平面；腰椎从剑突平面至耻骨联合上缘平面；骶尾椎从脐与耻骨联合连线中点（第5腰椎）平面至尾骨下缘2～3cm平面。

5）扫描机架倾斜角度：根据定位片显示，适当倾斜扫描机架角度，一般范围（0±25）°。

6）扫描野（FOV）：椎体范围，一般120～150cm。

7）扫描层厚：颈椎、胸椎范围为2～3mm（椎间盘），3～5mm（椎体）。腰椎是3～5mm（椎间盘），5～10mm（椎体）。采集层厚为0.625mm～10.0mm。如果需要三维重组，需进行薄层扫描，层间隔0.625mm～1.25mm不等。

8）层间距或重建间距：颈椎、胸椎2～3mm（椎间盘），3～5mm（椎体）。腰椎3～5mm（椎间盘），5～10mm（椎体）。

9）重建算法：椎体及附件常采用骨算法，对于观察椎体软组织病变时，也可选取软组织算法；椎间盘采用软组织算法。对于骨小梁等细微结构的观察，必须采用高分辨力薄层CT扫描，在此基础上进行三维重组（图3-39～图3-43）。

10）扫描参数：管电压为120～140kV；管电流为200～300mAs；螺距为1～1.5；采集矩阵为512×512或1 024×1 024。

（2）增强扫描：外伤怀疑骨折、椎间盘病变、椎体退行性变、先天性畸形和发育异常、介入治疗等无需增强扫描，可疑椎管内占位性病变、感染、血管性病变等需增强扫描。

1）对比剂用量：非离子型含碘对比剂，成人用量1.0～1.5ml/kg，婴幼儿不超过1.5ml/kg。

2）注射方式：高压注射器静脉内团注，注射速率为2～3ml/s。

3）扫描开始时间：注射60～80ml后开始连续扫描，或开始注射对比剂后40～45秒扫描。

4）其他扫描程序和扫描参数与平扫相同。

3．摄片要求

（1）依次按顺序拍摄定位片、平扫及增强图像。

（2）图像显示采用软组织窗，窗位L30～L50Hu，窗宽W200～W400Hu；骨窗，窗位L300～L600Hu，窗宽W1 200～W2 000Hu。

（3）测量病灶层面CT值及大小，必要时测量病灶层面增强前后的CT值变化。

（4）必要时作放大照相。

（四）注意事项

1．较小的病灶应在体表放置定位标记。

2．应注意扫描检查以外部位的防护屏蔽。

3．增强扫描结束后，患者应留观15分钟左右，以观察有无迟发过敏反应。

4．由扫描技师认真填写检查申请单的相关项目，并签名。

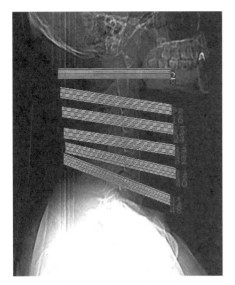

图 3-34　颈椎定位片

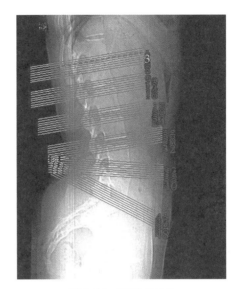

图 3-35　腰椎定位片

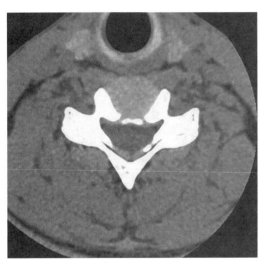

图 3-36　颈椎横断位

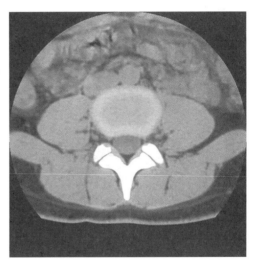

图 3-37　腰椎横断位

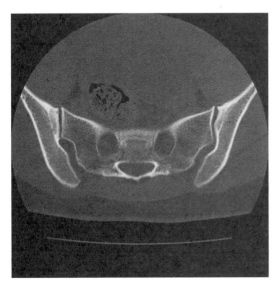

图 3-38　骶椎横断位

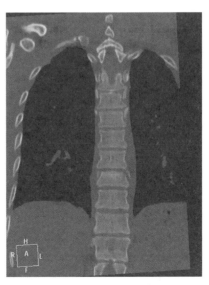

图 3-39　胸椎 MPR 冠状位

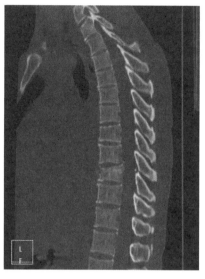

图 3-40　胸椎 MPR 矢状位

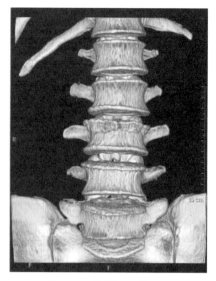

图 3-41　腰椎 VR 前后位

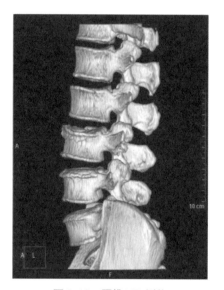

图 3-42　腰椎 VR 侧位

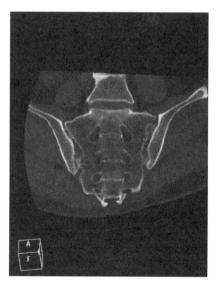

图 3-43　骶椎 MPR 冠状位

二、四肢关节及软组织 CT 检查技术

（一）适应证

1. 外伤　骨折碎片及移位情况，显示血肿、异物判断及相邻组织受累情况。

2. 骨关节病及骨关节感染疾患　观察韧带骨化、无菌坏死、骨性关节炎等。

3. 四肢骨肿瘤及肿瘤样病变　观察其部位、形态、范围以及周围组织受累情况。

4. 各种软组织疾病　确定病变大小、形态以及病变与相邻组织的关系。

5. CT 导向穿刺定位及活检。

（二）禁忌证

碘过敏或严重心、肝、肾功能不全等为对比剂增强扫描检查的禁忌证。

（三）操作方法及程序

1. 检查前的准备

（1）去除检查部位的饰品及其他金属物品。

（2）做好扫描前解释工作：以取得良好配合。婴幼儿及躁动不安的患者可采取适当的镇静措施。

（3）严重外伤患者：应经急诊初步处理后，在必要的情况下再行 CT 检查。

（4）对非检查部位进行适当的防护。

2. 检查方法和扫描参数　平扫是四肢骨关节的扫描进床方向选择一般为上肢选择头先进,下肢选择足先进,髋关节扫描头先进或足先进均可。务必正确标注进床方向。四肢骨扫描范围应当包括邻近的一个关节。

【肩关节】

1) 扫描体位:仰卧位,身体置于床面中间,两臂手心向上置于身体两侧。头先进(头先进入扫描孔)。

2) 扫描方式:横断面连续扫描。

3) 定位扫描:确定扫描范围、层厚、层距。

4) 扫描范围:自双侧肩峰下 2cm 向下连续扫描,包括整个肩关节。

5) 扫描机架倾斜角度:0°。

6) 扫描野:25～40cm。

7) 扫描层厚:3～5mm。

8) 扫描间距:3～5mm。

9) 成像矩阵:512×512。

10) 扫描参数:110～140kV,200～300mA,1～3 秒。骨关节病变采用标准或高分辨力算法,软组织病变采用软组织算法。对于骨小梁等细微结构的观察,必须采用高分辨力薄层扫描,在此基础上可进行三维重组(图 3-44)。

【肘关节】

1) 扫描体位:俯卧位。身体置于床面中间,两手上举,手心向上,两侧肘关节尽量靠拢以缩小扫描野。头先进。

2) 扫描方式:横断面连续扫描。

3) 定位扫描:确定扫描范围、层厚、层距。

4) 扫描范围:包括整个肘关节。

5) 扫描机架倾斜角度:0°。

6) 扫描野:25～40cm。

7) 扫描层厚:2～3mm。

8) 扫描间隔:2～3mm.

9) 成像矩阵:512×512。

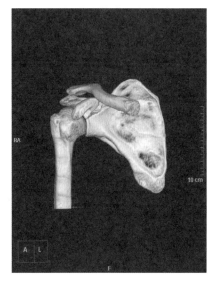

图 3-44　肩关节 VR

10) 扫描参数:110～140kV,120～200mA,1～3 秒。骨关节病变采用标准或高分辨力算法,软组织病变采用软组织算法。对于骨小梁等细微结构的观察,必须采用高分辨力薄层扫描,在此基础上可进行三维重组(图 3-45、图 3-46)。

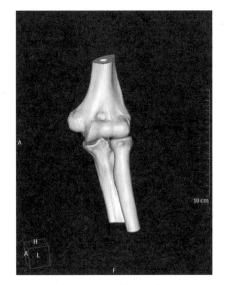

图 3-45　肘关节 VR

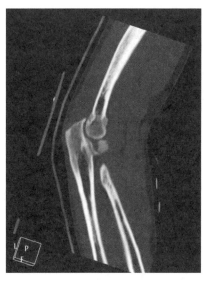

图 3-46　肘关节 MPR

【腕关节】

1）扫描体位：俯卧位。身体置于床面中间，两手上举平伸，手心向下，两手尽量靠拢以缩小扫描野。头先进。

2）扫描方式：横断面连续扫描。

3）定位扫描：确定扫描范围、层厚、层距。

4）扫描范围：包括整个腕关节。

5）扫描机架倾斜角度：0°。

6）扫描野：25～40cm。

7）扫描层厚：2～3mm。

8）扫描间隔：2～3mm。

9）成像矩阵：512×512。

10）扫描参数：110～140kV，80～100mA，1～3秒。骨关节病变采用标准或高分辨力算法，软组织病变采用软组织算法。对于骨小梁等细微结构的观察，必须采用高分辨力薄层扫描，在此基础上可进行三维重组（图3-47）。

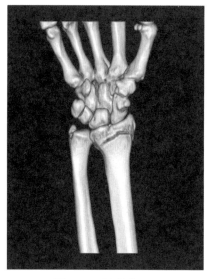

图3-47　腕关节VR

【髋关节】

1）扫描体位：仰卧位。身体置于床面中间，两手臂上举，双侧大腿内旋，两足尖并拢。头先进或足先进。

2）扫描方式：横断面连续扫描。

3）定位扫描：确定扫描范围层厚、层距（图3-48）。

4）扫描范围：自髋臼上方1cm向下连续扫描，包括整个髋关节（图3-49）。

5）扫描机架倾斜角度：0°。

6）扫描野：25～40cm。

7）扫描层厚：3～5mm。

8）扫描间隔：3～5mm。

9）成像矩阵：512×512。

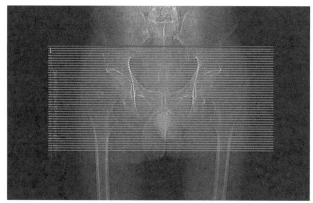

图3-48　髋关节定位片

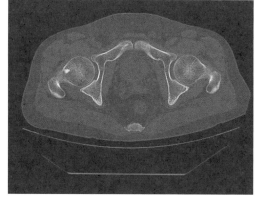

图3-49　髋关节横断位

10）扫描参数：110～140kV，200～300mA，1～3s。骨关节病变采用标准或高分辨力算法，软组织病变采用软组织算法。对于骨小梁等细微结构的观察，必须采用高分辨力薄层扫描，在此基础上可进行三维重组（图3-50所示）。

【膝关节】

1）扫描体位：仰卧位。身体置于床面中间，两手上举抱头，膝关节下略垫高，使膝关节稍弯曲。足先进。

2）扫描方式：横断面连续扫描。

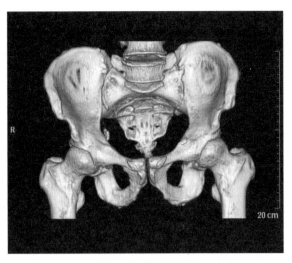

图 3-50 髋关节 VR

3）定位扫描：确定扫描范围、层厚、层距（图 3-51）。

4）扫描范围：包括整个膝关节（图 3-52）。

5）扫描机架倾斜角度：0°。

6）扫描野：20～35cm。

7）扫描层厚：2～3mm。

8）扫描间隔：2～3mm。

9）成像矩阵：512×512。

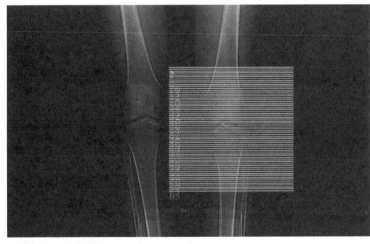

图 3-51 膝关节定位片

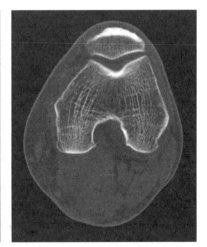

图 3-52 膝关节横断位

10）扫描参数：110～140kV，200～300mA，1～3秒。骨关节病变采用标准或高分辨力算法，软组织病变采用软组织算法。对于骨小梁等细微结构的观察，必须采用高分辨力薄层扫描，在此基础上可进行三维重组（图 3-53、图 3-54）。

【踝关节】

1）扫描体位：仰卧位。身体置于床面中间，两手上举抱头，双足伸直，大踇趾朝上。足先进。

2）扫描方式：横断面连续扫描。

3）定位扫描：确定扫描范围、层厚、层距。

4）扫描范围：包括整个踝关节。

5）扫描机架倾斜角度：0°。

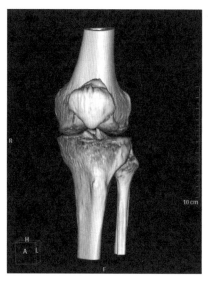

图3-53 膝关节 VR

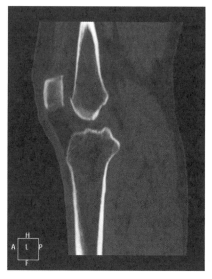

图3-54 膝关节 MPR 矢状位

6）扫描野：20～35cm。

7）扫描层厚：2～3mm。

8）扫描间隔：2～3mm。

9）成像矩阵：512×512。

10）扫描参数：110～140kV，200～300mA，1～3秒。骨关节病变采用标准或高分辨力算法，软组织病变采用软组织算法。对于骨小梁等细微结构的观察，必须采用高分辨力薄层扫描，在此基础上可进行三维重组（图3-55）。

3. 增强扫描

（1）对比剂用量：60～80ml 非离子型含碘对比剂。

（2）注射方式：高压注射器静脉内团注或加压快速手推团注，2～3ml/s。

（3）扫描开始时间：注射完后开始连续扫描。

（4）其他检查程序和扫描参数同平扫。

4. 薄层扫描三维重组 四肢骨关节的 CT 扫描很多时候需要薄层扫描＋三维重组。CT 图像三维重组是利用已经获得的横断位 CT 图像数据，通过图像后处理技术，获得冠状位、矢状位或其他三维图像，更有表现力。在外伤患者，能分辨细微骨折，及立体观察骨折错位、关节脱位等情况；在骨肿瘤患者，有利于立体观察肿瘤大小、形态、与周围结构的关系。三维重组方法有 MPR、VR、MIP 等。

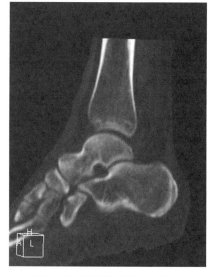

图 3-55 踝关节 MPR 矢状位

5. 摄片要求

（1）依次循序拍摄定位、平扫以及增强图像。

（2）测量病灶 CT 值及大小，必要时测量病灶增强前后的 CT 值变化。

（3）三维重组应以重组后的图像作为主要采集对象，兼顾横断位原始图像。

（四）注意事项

1. 准确地定位不仅可减少不必要的扫描，同时也使患者少受不必要的射线剂量。较小的病灶应在体表放置定位标记。体位、进床方向须准确标注；因为 CT 图像的左右标注是根据仰卧或俯卧、头先进或足先进由计算机程序进行自动标注，所以体位及进床方向的正确标注对正确标注左右非常重要。

2. 必要时记录对诊断有参考价值的信息、或者比较特殊的情况，病情须随时记录在申请单上，方便诊断医师参考。

3. 四肢的平扫一般须作双侧同时扫描以供诊断对照。为尽量降低患者受照剂量，平扫基础上的增强扫描、三维重组可不进行双侧对照扫描。

4. 对非检查部位进行适当的防护以减少患者辐射剂量。

5. 患者做增强扫描后，应留观15～30分钟，以观察有无变态反应。

第六节　特殊CT检查技术

一、CT能量成像技术

CT能量成像技术又称为"CT能谱成像技术"，是CT扫描时采用两种高、低不同的辐射能量（通常为80kVp和140kVp），依据不同组织在不同X线能量时的衰减值的差异和CT值差，利用物质对不同辐射能的X线吸收差进行成像，从而实现对被照射物质、组织、成分进行识别、定性和定量分析，提高诊断准确性，减少辐射剂量。

双能量CT成像近年来已越来越多地应用于临床和科学研究，它能够实现常规CT不能实现新的功能，如物质分离，重建基物质成像，包括水基像、碘基像，提高了微小病灶检出率，实现虚拟平扫，减少了辐射剂量。能谱曲线形态特征对区分不同物质或组织有帮助，有时对肿瘤的定性诊断也可以提供一定的线索。目前，双能量CT成像可用于多个人体脏器的研究和临床检查，并可显示部分组织、器官的组织化学成分和组织特性图像。

（一）扫描技术

理论上，CT能量成像技术有很多种技术：单X线管不同kV两次扫描法、单X线管kV快速切换法、"三明治"探测器法、双源法等。但在临床工作中经常使用的只有三种技术："三明治"探测器法、单X线管kV快速切换法、双源法。在日常工作中普遍采用CT能量成像技术是双源法或单球管kV快速切换法，即使用双源CT或"宝石CT"作为成像系统。双源CT改变了目前常规螺旋和非螺旋CT所使用的一个X线管和一套或几套探测器的CT成像系统，它通过两个X线管和两套探测器分别采集图像，每个X线管分别产生80kVp和140kVp两种高、低不同的辐射能，从而达到双能量CT成像的目的。"宝石CT"只有一个X线管，它采用了特殊的高压发生器，利用高压发生器产生辐射瞬间的能量变化，瞬时高低压切换，从而达到双能量CT成像的目的。

采用上述方法获得两组原始双能量数据，利用相应的后处理软件处理后，即可得到需要的双能量图像。采用双能量CT成像技术，在检查方法上变化不大，但结果可以用于临床检查很多方面的需求，尤其是以前CT无法胜任的临床疾病诊断，如痛风的辅助诊断、肌腱损伤的诊断和结石成分的分析等。

（二）主要应用

1. 临床应用

（1）某些病变的早期诊断（如小肿瘤和肺小动脉栓塞）：能谱CT可以极大地提高检测效率，并实现高清晰度成像。在肿瘤的早期检出和鉴别诊断中起到了积极的作用。在不增加辐射剂量的前提下，提高了小病灶和多发病灶的检出敏感性。传统的肺动脉CTA对段以上的肺动脉栓塞诊断阳性率较高，但对于亚段及以下的肺动脉栓塞诊断阳性率明显下降，易出现误诊和漏诊。能谱CT通过其特有的能谱成像及后处理技术，实现了单能量成像和碘物质基图及定量测量，不仅提供了良好的解剖信息，也从功能上评价肺栓塞低灌注状态，能够为肺栓塞的早期发现与准确诊断提供可靠依据。

（2）去除硬化束伪影和金属伪影：能谱CT可以使用单一的能量成像，如采用合适的能量图像，可以避免低能量X线的影响，消除硬化射线干扰，从而最大限度地克服硬化束伪影和金属植入物伪影，精确显示骨质结构，增加诊断的可靠性（图3-56、图3-57）。

（3）能谱CTA：以往的CT血管成像由于周围骨性结构复杂，尤其是颈部、颅底部，有时难以清晰显示血管结构。采用双能量CT成像后，可利用能量差导致的组织衰减差，方便、有效地去除周围骨性结构，将对比剂充盈的血管与骨骼相分离，从而改善了CTA尤其是颅内血管和颈部血管CTA成像质量，提高了诊断的准确性。血管与骨骼分离是通过双能量采集，在一次扫描中，生成包含同一解剖结构的、不同的能量数据信息，通过一次扫描可以直接分别获得骨骼或血管的图像，从而达到解剖结构的分离。另外，它还可进一步区别组织类型和描述病变特征，包括心血管CTA扫描发现的粥样斑块和肿瘤检查中发现的肿块。临床应用发现，双源CT采用双能量技术可以有效地去除脊柱、肋骨、牙齿和颅骨，同时也可以去除明显的钙化。

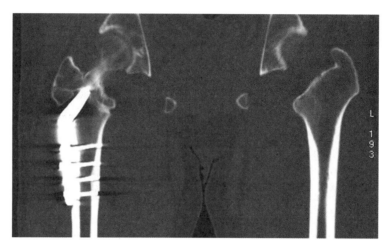

图3-56　常规混合能量图像

右侧股骨上端骨折外固定处及其周围软组织见明显金属伪影，无法观察股骨本身结构和周围软组织情况。

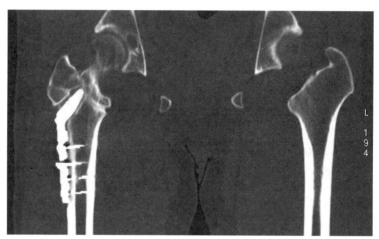

图3-57　140keV单能图像

右侧股骨上端骨折外固定处金属伪影被明显清除，股骨结构及周围软组织显示清晰。

2. 临床研究

（1）鉴别诊断：能谱分析可对肿瘤性病变进行鉴别诊断，在提供水、碘、钙基不同成像条件下，实现初步的物质分析，从而区分不同的组织成分，提高影像诊断的水平。

（2）良、恶性鉴别：能谱CT多参数成像在鉴别明确前列腺癌病灶部位与前列腺增生结节的良、恶性时具有一定价值。

（3）组织起源，组织类型：根据能谱分析图的不同特征反映肿瘤的同源性，客观地提示某一病灶是否为复发或转移灶，有效地鉴别肝脏乏血性肿瘤与其他病变，在肝癌经导管肝动脉化疗栓塞（TACE）术后疗效评估及随访中更加准确。与传统的CT值相比，它可以更客观准确地判断病变残留、复发或转移性病变。

（4）病变程度（病理分级）：能谱CT可进行能谱综合分析，获得基物质图像，不同能量水平的单能量图像，同时能够产生反映不同病变或组织特征性的能谱曲线，得出病变或组织的有效原子序数，提供了多种定量参数和分析工具，为恶性病变的病理分级提供了一些信息。能谱CT受试者工作特征（ROC）曲线的分析有助于提高非小细胞肺癌术前淋巴结转移状态判定的准确性，为临床提供更准确的分期。

（5）定量分析：能谱CT定量分析在确定非小细胞肺癌的病理类型中有较高的价值，还能帮助区分富血供肝脏转移瘤与肝细胞肝癌、鉴别诊断周围型肺癌与结核球等。

（三）CT能量成像技术的局限性

目前的双能量成像还不能够区分出体内的液体性质，例如区分出血液、脓液、尿液，甚至胸水、腹水等。对于外伤患者韧带、肌腱及软骨损伤的评价、其病理变化和鉴别诊断的准确性及诊断价值还有待进一步验证。

二、CT介入技术

介入放射学是近20年来放射学乃至整个医学界重要的先进技术之一，被称为"第三临床学科"。它不但取代了部分传统检查和治疗方法，而且极大地丰富了影像检查和治疗手段，使临床医学检查和治疗趋向于多样化、微创化，是相当活跃的医学领域，新理论、新方法、新设备层出不穷。

介入技术分为血管介入技术和非血管介入技术两部分（图3-58）。从设备支持方面，非血管介入技术又分为X线透视与C臂引导、超声引导及CT引导三部分。血管介入一般依托DSA进行。

本节所述CT介入技术从介入目的上又可分为两部分：介入诊断和介入治疗（图3-59）。

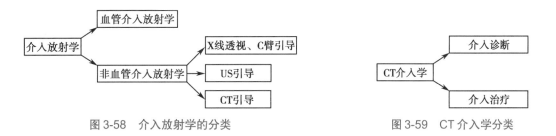

图3-58　介入放射学的分类　　　　　图3-59　CT介入学分类

（一）CT引导下的介入诊断

CT引导下的介入诊断主要是经皮穿刺活检，穿刺部位如颅脑、颌面部、喉部、甲状腺、腮腺、肺、纵隔、胸壁、肝、脾、胰腺、肾脏、肾上腺、子宫、卵巢、前列腺、腹膜后区、直肠、全身骨骼及软组织等。以CT引导下经皮肺结节穿刺活检应用最为广泛。

（二）CT引导下的介入治疗

CT引导下的介入治疗涉及多个系统，几乎包括全身各部位，治疗范围包括脓肿、血肿的抽吸引流；囊肿的引流加硬化治疗；颈椎、腰椎椎间盘突出的经皮髓核抽吸治疗，椎间盘内注射臭氧治疗；椎体骨水泥成形术；肿瘤的粒子植入术、射频消融术等。

（三）CT介入技术的特点

1. CT图像特点　CT图像是以不同的灰度来表示，反映器官和组织对X线的吸收程度，形成对比而成像。这是CT的突出优点，可以更好地显示由软组织构成的器官，如脑、脊髓、纵隔、肺、肝、胆、胰以及骨盆部器官等，并在良好的解剖图像背景上显示出病变的影像。

2. 介入CT检查技术　根据病灶部位，患者仰卧或俯卧于检查床上，摆好位置，并使扫描部位置于扫描架中央的孔内，选好层面厚度与扫描范围，即可进行扫描。大都用横断面扫描，层厚用3或5mm，特殊需要可选用薄层，如1~2mm。患者身体不能移动，胸、腹部扫描要屏住呼吸。因为轻微的移动或活动可造成伪影，影响图像质量；甚至影响病灶穿刺或治疗的精准度。

3. CT检查在介入中的价值　以最常用的肺结节穿刺活检为例：CT可发现胸片不能发现或隐蔽的肿瘤，如心脏后与脊柱旁、胸入口和膈角附近，以往曾被认为是普通X线的盲区，CT可早期发现肺边缘、胸膜下、胸骨后和心脏后的肿瘤。

4．CT引导定位的优点

（1）CT扫描图像能清晰地显示病变组织的解剖位置、大小、形态、密度及周围组织的空间关系。

（2）CT增强扫描可以显示病变的血供情况以及病变与周围血管的关系，为选择恰当的穿刺路径、精确进针点、角度和穿刺深度提供了依据，避免损伤病灶周围重要结构。

（3）便于病灶显示在最佳位置切割或抽吸。

（4）术中CT追踪扫描，有利于观察穿刺针的方向。

（5）术后，可再利用CT扫描确定病灶有无出血，是否并发气胸。

（四）CT介入技术的步骤：

1．选择适应证　选择恰当的适应证是CT介入技术的前提和首要步骤。从部位上看，几乎可以包括全身各部位，如脑部、胰腺、骨骼、消化道管壁等。从疾病种类上看，一些疾病不再是穿刺的禁忌，如肺穿刺时的肺气肿、肺大疱，血管瘤、血管性病变、凝血障碍性疾病的穿刺可用明胶海绵栓塞针道；另外对高龄患者、体弱患者进行介入治疗的病例也越来越多。从医学发展的角度，随着治疗目的的扩大，如近年来开展的肿瘤内放射治疗、多极射频消融治疗、激光消融治疗、微波消融治疗、骨水泥成形术、椎间盘消融术等，CT引导下的介入适应证也在不断扩大。

2．一般准备　仔细分析临床病史和影像学资料，明确介入的目的；做好术前检查，选择合适的介入方法进行术前计划。术前准备：CT操作间内消毒，术前用药，包括镇静剂、止咳剂、抗凝剂等。准备好穿刺针、无菌包、局麻药等。

3．术前告知　告知疾病本身的危害性，是危及生命还是痛苦或只影响功能与美观，明确手术价值，选择手术治疗方案的可行性及益处；实施手术治疗的性质、目的、程序及手术治疗的中远期效果；手术可能伴随的危险、并发症与准备的防备措施；提出治疗建议，供患者及家属最终作出选择和决定。

4．体位的选择　患者体位选择主要基于以下几个考量：有利于患者保持稳定的姿势；有利于术者完成操作；有利于避开重要的器官。CT介入技术常见的体位包括仰卧位、俯卧位、左侧卧位、右侧卧位、左前斜位、右前斜位、侧卧屈膝位、侧卧屈膝屈髋位等，应根据情况灵活选用。以仰卧位、俯卧位最为常用。

必要时可采用一些辅助物品帮助固定体位，如头部固定圈、颈部固定垫、加压腹带、椎间盘固定垫等。

5．CT引导下介入技术过程（以CT引导下肺结节穿刺活检术为例）

（1）复习患者CT片：初步判断穿刺部位，以决定患者扫描体位（仰卧位、俯卧位或侧卧位）。

（2）将扫描床移至穿刺入路所在层面，打开定位灯，利用定位器设定表皮穿刺点。

（3）在穿刺点放置金属点（用细导管裁取制成的不透X线的栅格），然后进行CT扫描，以明确该穿刺点是否准确。

（4）明确穿刺点后，利用CT测量工具测定进针角度、体表至病灶的最大距离及最小距离。

（5）常规消毒、麻醉后即可进针，进针达体表至病灶的最小距离后暂停进针，行CT扫描，以明确穿刺针是否进入病灶，否则需重新进针。

（6）明确穿刺针已进入病灶后，即可进行活检或注射药物等操作。

（7）操作完成，退针并处理穿刺点后，再予CT扫描，扫描范围适当增大，以明确诊疗效果及是否有手术并发症（如气胸、出血等）出现；如有，则须采取相应处理措施。

6．术中注意事项及并发症处理（以CT引导下肺结节穿刺活检术为例）

（1）定位要准确，动作要轻柔，不要盲目多个方向穿刺，以防发生血气胸。

（2）穿刺针随呼吸可上下活动，须密切观察。

（3）穿刺胸膜时，动作迅速，患者屏气，随后平静呼气。

（4）避免多次穿破胸膜，避开叶间胸膜。

（5）进针要"直"，要"直来直去"，也可分步进针，不要左右、前后乱动；

（6）多次进入病灶，一般3~4次，取得尽可能多的组织。

（7）取材部位很重要：较大肿瘤在周边；空洞病变在内外缘；炎性病变在中间。

（8）尽可能避免穿过重要器官。

（9）尽可能避开坚硬的组织如肋骨、胸骨等，利用CT测量工具确定入路点表皮位置、距前正中线及/或侧位正中线距离。

（10）密切观察患者的咳嗽、呼吸情况，密切注意并发症的发生。若有少量气胸、少量出血、少量胸腔积液无须处理，可让其自行吸收，气胸量较多者可行胸穿排气，大量出血时可考虑引流，出现咯血术后应使用止血及镇咳药物。

（11）穿刺检查完毕回病房后，患者应卧床、吸氧，无不适者术后就可进食。术后可应用抗生素以防控感染。

三、CT放疗定位检查技术

CT早期在放射治疗当中主要用在两个方面：为治疗计划设计提供精确的肿瘤靶区定义；为吸收剂量计算提供组织不均匀性校正。目前CT模拟机在放射治疗中的应用包括肿瘤定位、正常组织及器官的定位、治疗计划设计、剂量分布的计算、治疗计划的模拟、评判疗效等。其功能应当包括诊断功能、定义肿瘤靶区及重要器官、设计照射野、组织不均匀计算、治疗疗效监控等。

随着放射治疗技术和计算机技术的发展，肿瘤放射治疗已逐渐进入精确放疗时代，三维适形放疗（three dimensional conformal RT，3D-CRT）和三维适形调强放疗（intensity modulated RT，IMRT）等新技术应运而生。放疗的根本目标是病变靶区接受准确照射，而周围正常组织和器官接受最小的照射剂量。无论是三维适形放疗还是调强放疗，最基本的要求是精确勾画肿瘤的形态和体积，对靶区勾画的精确度提出了非常高的要求。

临床上在对肿瘤患者进行放疗时，通常需要借助CT图像和模拟假体将肿瘤大小、轮廓、周边器官的位置用计算机精确地显示出来，提高治疗效果。近年来，影像诊断图像的计算机处理使得人体内的放疗靶区和邻近的重要组织器官可以被三维重建，因而实现了临床上以三维放疗计划指导下的三维适形放疗。目前世界范围内被越来越多的医院及肿瘤治疗中心用于放射治疗的临床实践，并逐渐被纳入常规应用。此即CT放疗技术。现代CT放疗技术采用CT模拟定位技术进行立体定向放疗、适形放疗及强调放疗，其系统是将三部分系统通过传输数据系统连接网络，从而实现定位肿瘤靶区和治疗计划及三维重建等过程，主要系统包括CT扫描机和计算机化的模拟定位系统及三维治疗计划系统。

（一）CT放疗定位检查技术的优点

运用CT模拟定位准确显示肿瘤范围和边界，优点如下：

1. 运用CT模拟定位，能准确显示肿瘤病灶范围，显示周围组织器官轮廓，通过对肿瘤靶区的适形度来选择合理的照射剂量。

2. 减少周围重要器官的照射体积、降低剂量，减少器官损伤几率，在保证肿瘤病灶接受合理照射的同时尽可能减少或避免正常组织损害，提高放疗增益比。

3. 在三维适形放疗技术中，精确勾画肿瘤区是优化放疗增益比的关键，可以通过提高CT设备的精细度、改进扫描技术、改善图像质量、应用融合技术及增强CT扫描技术等进一步增加放疗疗效。

4. 特别适用于形状复杂或与重要器官临近的肿瘤，需要多野照射或旋转照射剂量曲线复杂的肿瘤定位；如脑胶质瘤、垂体瘤、脑干肿瘤、椎旁肿瘤、上颌窦肿瘤、鼻咽癌、前列腺癌、乳腺癌、肝癌、胰腺癌等。

（二）CT放疗技术的实现过程

1. CT模拟定位技术　作为立体定向放疗、适形放疗、调强放疗的重要设备支撑及技术依托，CT模拟定位技术越来越多地被应用于临床。其系统通过传输系统，将CT设备、计算机化的模拟定位系统、三维治疗计划系统三部分连接，使用互联网技术设立虚拟的三维模型，从而实现定位肿瘤靶区和制订放疗计划的目的。CT定位系统的主要功能有CT扫描摆位、设计照射野及剂量计算、融合功能、射野验证等。

2. 设备支撑　CT模拟定位系统的CT设备基本硬件和诊断用的CT相同。一般选择层厚为3mm或者5mm，根据肿瘤部位及病灶大小选择合适的层数，从而得到准确、完整的CT影像数据。因放疗定位CT需要连续扫描更多的容积，其X线管需要有较大的负载，一般需要5MHU，阳极冷却速率达到 0.9MHU/min。它主要的扫描方式采用螺旋扫描方式。应选用大口径的 CT，计算机控制台双屏幕设计，双主机配置，具有影像采集系统和影像分析设备。CT 问世 40 多年来不断取得长足的发展，从第一代 CT 发展到单层螺旋 CT、多层螺旋 CT，到现在的能谱 CT、宝石 CT，CT 设备的总体发展方向是更低的射线剂量、更快的采集速度和重建速度、更便捷和多样性的重建技术、更好的图像质量、更短的扫描时间、更人性化的设计发展，为 CT 放疗技术提供了强有力的设备支撑。

3. 操作方法和步骤

（1）体位及固定：患者的体位必须与放射治疗的体位相一致，扫描时选择头先进或是脚先进应按靶区具体位置而定。对头颈部位肿瘤的患者进行放疗前定位时，使用专业的固定支架和头部热塑膜和头颈肩部热塑膜，对胸腹部肿瘤的患者使用真空成型垫进行固定。

（2）初步确定肿瘤的中心，评估其活动度：治疗前仔细查看患者的 CT、MR 等影像学图像，设定一个放射治疗的靶心，使靶心与肿瘤中心重合，并采用体表划线的方式进行标识，放置铅点，树立坐标系，认真做好相关记录，为放射治疗做好准备。评估肿瘤病灶所在器官的活动度，必要时可透视观察，以根据病灶活动度选择合适的扫描范围。

（3）CT 定位：根据放射治疗的需要对肿瘤病灶所在位置进行 CT 扫描，根据活动度将扫描 FOV 适当向上向下各调大 5～8cm，以完全包括靶器官，但注意扫描范围不要过多包含周围无关的组织器官。头部和体部的扫描层厚分别为 5mm 和 3mm。扫描结束后，观察扫描的范围是否满足放疗所需，同时观察铅点是不是在同一个 CT 层面上，原点两边的坐标点是不是在同一条射线上；并根据需要作适时调整。

（4）三维重建计划及靶区位置验证：借助网络把 CT 图像上传到放疗计划系统服务器，设立恰当的模拟透视结构，将适形放疗和调强放疗的肿瘤靶范围勾勒出来后，设计精准放疗计划。若事先计划的大体中心在放射靶子范围内，那就将大体中心作为治疗的中心靶点；若大体中心不在放射靶子范围内，则需要借助靶子中心建立原始坐标，输出对三维激光灯进行操控，调节激光灯寻找治疗靶心，最大限度使治疗中心落在靶子区域内。再输出精确放疗整体挡铅射野验证片到模拟机工作站，对肿瘤患者进行合理躺卧体位摆放后，治疗机拍摄照射野验证片，将拍片结果与设计系统模拟建立的精确放疗整体挡铅射野图片进行比对。若两者之间的误差较小，在正常范围内，则通过，可以根据模拟的结果进行临床放射治疗。若两者之间误差较大，就需要认真找出造成误差的因素，并进行解决改进。

4. CT 放疗技术的注意事项

（1）要保证 CT 模拟定位扫描体位与患者的治疗体位为同一种体位。

（2）CT 定位扫描技术时采取的扫描参数必须和患者接受治疗时的扫描参数保持一致。

（3）在进行模拟定位时三维激光灯为加速器和治疗仪器的中心指示设备，可以将靶区中心在患者外表皮肤上进行投影标记，并把加速器的机械等中心设计为靶区，并进行射野验证和中心摆位。

（4）定期校准三维激光灯。三维激光灯是肿瘤位置即靶区和机械等中心位置的连接纽带，影响放射治疗精准度，且三维激光灯必须要与患者横断面平行的激光灯平面和 CT 扫描的平面保持平行，所以也需要定期使用膜体对其进行检查校准，这是 CT 定位的关键。

四、PET/CT 检查技术

PET/CT 是 positron emission tomography/computed tomography 的缩写，是 PET（正电子发射型断层显像）和 CT（计算机断层显像）这两大技术、设备的同机整合。一次 PET/CT 显像，不仅能得到反映组织、器官的血流、功能及代谢信息的 PET 图像，还能得到反映组织、器官解剖结构的 CT 图像，并将 PET 功能图像和 CT 图像同机融合显示，是医疗设备中的 1+1>2。

PET/CT 是当今生命科学、医学影像技术发展的新里程碑；而 ^{18}F 标记的显像剂（示踪剂）FDG（^{18}F 氟代脱氧葡萄糖），被誉为"世纪分子"。^{18}F-FDG 是目前临床应用最广泛的葡萄糖代谢显像剂，其结构类似于葡萄糖，反映机体内细胞的葡萄糖摄取过程。^{18}F 是一种发射正电子的核素，半衰期为 109 分钟，非常适合进行 PET/CT 显像。PET/CT 技术原理以最常见的肿瘤显像为例：肿瘤组织是机体内一种异常的新生物，肿瘤细胞因增殖速度较快，对能量需求较高，因此较正常细胞需要更多的葡萄糖。FDG 标记放射性核素后注入人体，会出现放射性核素在肿瘤等病变组织中的浓聚，从而在设备工作站的图像上会显示出一个放射性浓集的区域，结合SUV（标准摄取值）等定量信息，再结合CT传统的解剖影像提高病灶定位的准确性，帮助医生进行诊断和疗效评估等。

（一）PET/CT技术肿瘤显像的适应证

1．鉴别病变的良、恶性。

2．恶性肿瘤的分期、分型。

3．监测肿瘤的治疗效果。

4．寻找肿瘤的原发灶。

5．辅助肿瘤放疗的范围确定等。

在血液系统疾病（各种类型的淋巴瘤、白血病、多发性骨髓瘤等），PET/CT通过检测病灶葡萄糖摄取和测量病灶最大SUV值，能检查患者全身病灶分布情况，能检测出CT和MRI无法显示的病灶，有效检出隐匿性病灶及观察骨髓浸润情况，以及进行治疗前后全身情况对比、进行疗效评估，在血液系统疾病精准诊断、精准治疗中发挥积极的作用。

PET/CT还可用于冠心病的病情评价和定量分析、神经系统疾病的定性诊断和定量分析等。

（二）PET/CT检查前后注意事项

1．检查前注意事项

（1）在检查前24小时不要喝酒、不要做剧烈的运动、不要长时间运动，最好保证是清淡饮食。

（2）携带好相关资料：比如CT片、磁共振片、B超、病理报告、肿瘤标志物等各种检验报告以及既往重大疾病诊治经历（出院小结）。

（3）检查前6小时开始禁食、禁含糖饮料、禁静脉滴注葡萄糖液，可饮用白开水；糖尿病患者正常用降糖药，以免因血糖过高而影响检查时间及效果。当血糖>11mol/L时，宜重新安排受检者的检查时间。

（4）体部显像受检者注射^{18}F-FDG后，要在光暗、安静、温暖的房间内休息45～60分钟，采取平卧、半卧或坐位。保持安静、不要走动，尽量避免与人交谈。脑显像受检者，在注射^{18}F-FDG前10～15分钟封闭视听，注射时和注射后继续封闭视听至检查前。

（5）注射^{18}F-FDG后30分钟内饮水500ml以充盈肠道。检查前排尿后再饮水500～750ml，使胃充盈。

（6）排尿时注意尿液不要污染衣裤。

（7）进入检查室时，受检查者应该除下身上所戴金属饰物和手机等。

2．检查后注意事项

（1）尽量多喝水：以利于^{18}F-FDG（注射的示踪物）的代谢，尽快排出体外。

（2）检查后10个小时内不要接触孕妇或者儿童。

（三）PET/CT检查方法

1．注射^{18}F-FDG

（1）核对：注射前核对患者信息、核对示踪剂标签，确定^{18}F-FDG注射液无色澄明、无菌、无热源，放射化学纯度不小于95%，方可使用。

（2）计算注射剂量：示踪剂注射剂量根据患者年龄、体重计算，正常成人剂量为0.1～0.2mCi/kg，儿童为0.1mCi/kg；或3.7～7.4MBq/kg，儿童酌减。

（3）将^{18}F-FDG由病变的对侧肢体静脉注入。

（4）最好选用三通管注射：以保证显像剂完全注入静脉，避免外渗。若注射失败，显像剂滞留在注射部位，将降低SUV测定值及造成区域淋巴结显影，影响周围组织的显影。

（5）注射前、后分别测量注射器内的放射性计数，并认真记录，为计算SUV所必需。

2．图像采集

（1）采集部位分类

1）体部显像：从头顶至大腿中部显像。大多数肿瘤显像选择这个范围。

2）局部显像：身体某一局部显像。只为观察某区域的原发灶和/或转移灶的当前情况或病情变化情况。

3）全身显像：从头顶至足底显像。当可疑肿瘤侵及下肢时选用；临床怀疑黑色素瘤时需全身显像。

（2）采集体位：患者仰卧位，双臂放在躯干两侧。

（3）常规采集步骤

1）检查开始时间：注射显像剂后 45～60 分钟开始采集。

2）输入一般资料和参数：将患者的年龄、体重、注射剂量、注射时间等数据正确输入计算机，以保证 SUV 的准确性；同时输入采集参数。

3）定位图采集：用定位灯确定扫描起始部位，做低剂量（50mA、120kV）X 线平扫，确定扫描范围。要包括病变部位，但不宜过大。

4）CT 采集：常规推荐低剂量 CT 扫描，所得 CT 图像主要用于衰减校正和解剖定位，图像质量不及诊断性 CT，但也可提供不少诊断信息。这种扫描可以减少辐射剂量。如机器功能允许，可应用自动毫安控制技术以更进一步降低辐射剂量。

5）PET 采集：每个床位的采集时间为 2～5 分钟不等，使用最多的体部显像总的采集时间为 10～30 分钟。用药量少、体型过胖和局部显像应适当延长采集时间。

6）呼吸运动：为了使 CT 和 PET 图像尽量匹配，在 CT 和 PET 采集的全过程均采用自然浅呼吸。

（4）特殊采集

1）延迟显像：为鉴别良恶性病变和 / 或识别生理性摄取，可行延迟显像，即在常规显像后，间隔 60 分钟左右，在需要的部位行延迟显像，比较 SUV 值的变化。

2）泌尿生殖系统肿瘤显像：当常规显像不能完全排除泌尿系统尿液生理性高摄取的干扰时，应进行再一次显像。嘱咐患者多次饮水、排尿后，再次行肾区和 / 或膀胱局部显像，比较两次显像结果将有助于判断。

3）胃窦部显像：有时不能确定胃窦部的高代谢病变在胃窦内或胃窦外，可行右侧卧位显像，往往能很好地显示该高代谢病变的部位。

3. 图像重建

（1）CT 图像重建

1）CT 二维重建使用傅立叶转换，三维重建使用空间体素叠加和内插法。CT 图像用于 PET 图像的衰减校正。

2）CT 图像采集后，可根据需要选择不同的窗宽窗位进行图像重建，也可选择不同的层厚和层间距重建。

（2）PET 图像重建

1）利用 CT 图像数据对 PET 数据进行衰减校正。

2）散射校正。

（3）PET 图像和 CT 图像融合：PET/CT 工作站和诊断报告系统均可进行 PET 图像和 CT 图像融合，对融合不佳的图像可行二次融合，并寻求工程师帮助。

（四）PET/CT 设备质控和保养

1. 温度　机房温度要维持在 20～22℃。PET 水冷机 24 小时设定在 19℃±1℃，CT 水冷机压力在 2bar 左右，低于 1bar 时要及时加水。

2. 湿度　机房的湿度保持在 40%～60% 为宜。机房应配置除湿机和加湿机。

3. 质量控制

（1）每天开始检查患者前，必须进行 PET 和 CT 的日常质量控制。开机后预热球管，行空气校正；按 DLQC 检测 PET；检查采集、数据传输和处理是否正常。

（2）活度计的质量控制：使用前测本底。分装和注射示踪剂时要防止注射器表面污染，以免污染活度计。

（3）定位灯校正。

4. 设备保养　根据要求做预防性保养（年度保养和季度保养），可降低机器的故障率，保证系统性能稳定。

本章小结

　　首先介绍了 CT 机的基本结构和组成,阐述了 X 线束经过人体的衰减过程和 CT 成像原理。接着重点讲解了 CT 图像的基本概念和图像后处理中的常用术语,CT 图像质量控制,头颈部、胸腹部和脊柱四肢关节的扫描技术,包括检查前准备、摆位、扫描参数设置和图像后处理技术。最后介绍了特殊 CT 检查技术,包括 CT 能量成像、CT 介入技术、CT 放疗定位检查和 PET-CT 检查技术。CT 检查是临床最常用的影像学检查之一,其图像质量是 CT 影像诊断的基础,因此,影像技术人员充分理解和掌握 CT 成像基础知识和人体各部位检查技术要点,以疾病诊断为目的,根据 ALARA(as low as reasonably achievable)原则获得高质量的 CT 图像是学习本章内容的最终目的。

案例讨论 3-2

　　李 ××,男,17 岁;高处坠落伤 2 小时,臀部先着地;伤后头痛,胸、腹部疼痛,骨盆压痛。查体: T 36.4℃, P 110 次 /min, R 20 次 /min, BP 125/65mmHg;左肘部可见一大小约 1.0cm×0.5cm 皮肤破损,局部有活动性出血。头部:头颅大小正常无畸形。眼:正常,结膜正常,无巩膜黄染,角膜正常,瞳孔等圆等大,瞳孔对光反射灵敏。耳郭:正常,无外耳道异常分泌物,乳突无压痛,听力无障碍。鼻:无鼻翼扇动,无异常分泌物,无鼻窦压痛。口腔:唇正常,黏膜正常,舌正常,齿正常,扁桃体正常,咽正常。颈部:无颈项强直,颈静脉正常,肝颈静脉回流征阴性,气管居中,甲状腺正常。胸部:胸廓挤压痛。视诊:呼吸运动异常。触诊:语颤异常,无胸膜摩擦感。叩诊:实音右下肺。听诊:双下肺呼吸音弱,无啰音,无痰鸣音,无哮鸣音,语音传导正常,无胸膜摩擦音。心率快 110 次 /min,心音正常。腹部视诊:外形正常,无胃型,无肠型,无腹壁静脉曲张,无手术瘢痕。触诊:左侧中腹部深压痛,无反跳痛;无腹部包块,肝脏未触及,胆囊未触及,墨菲征阴性。叩诊:肝浊音界存在,肝上界位于右锁骨中线 5 肋间,无叩痛,腹部移动性浊音阴性。听诊:肠鸣音正常,每分钟 4 次,无气过水声。脊柱四肢:脊柱胸腰段略后突畸形,双下肢感觉减退,骨盆畸形伴挤压痛。神经系统:生理反射存在,病理反射未引出,脑膜刺激征阳性。

(彭文献　张　欣　张雅萍)

思维导图　　　扫一扫,测一测

案例讨论 3-2

视频:肠系膜扭转-漩涡征

思考题

1. 请阐述 CT 探测器的排数和 CT 的层数之间的区别和联系。
2. CT 空间分辨力的概念与测量方法。
3. CT 图像高级后处理技术包括哪些?
4. 简述 CT 介入技术的特点。
5. 简述 PET/CT 技术肿瘤显像的适应证。
6. 简述 CT 放疗技术的简要过程。
7. 简述 CT 能谱技术的优点。

课件

学习目标

1. 掌握：DSA 成像原理；介入放射学常用技术；DSA 常用检查技术的临床应用。
2. 熟悉：DSA 设备及其构造；介入放射学的器械、常用药物；介入放射学常见并发症及处理；DSA 检查前准备。
3. 了解：DSA 图像质量控制；介入放射学的发展与应用评价。

第一节　DSA 构造与成像原理

数字减影血管造影（digital subtraction angiography，DSA）是 20 世纪 80 年代兴起的一种医学影像学新技术，是计算机与常规 X 线血管造影相结合的一种新的检查方法（图 4-1）。

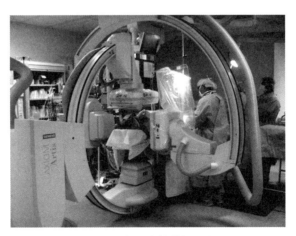

图 4-1　介入放射学操作室

一、DSA 设备的构造及其特性

（一）X 线发生系统

X 线发生系统主要由 X 线管、高压发生系统、灯丝加热部分、旋转阳极启动电路及 X 线束光器构成。该系统具有主机大功率、平稳高压、阳极高热容量、X 线管高散热率、三焦点等特点。

（二）数字成像系统

数字成像系统主要由影像增强摄像系统、模 / 数转换或平板探测器构成。该系统接收穿过人体后衰减的 X 线、并经模 / 数转换成数字图像或由平板探测器接受 X 线信息后转换为数字图像。

（三）机械系统

机械系统主要由 C 形臂支架、导管床等构成。C 形臂支架又称为三轴支架，是旋转采集成像、计算机辅助血管最佳角度定位等功能的基础；导管床具有浮动床面和升降功能，适用于手术和透视两种需求。

（四）计算机控制系统

计算机控制系统主要由系统控制、数字图像输出、图像处理构成。该系统利用计算机进行控制和管理，主要完成系统控制和图像处理功能。

（五）辅助系统

辅助系统最主要的是高压注射器，确保在短时间内按设置要求将对比剂集中注入血管，形成高对比度图像，用于满足心血管造影和介入治疗要求的自动推注系统。

二、DSA 成像原理

DSA 成像原理是 X 线穿过人体后在透视屏上形成荧光影像，经影像增强器增强和摄像机扫描，所得到的图像信号经模 / 数转换器储存起来，将对比剂注入前所摄蒙片（mask）与对比剂注入后所摄的血管充盈像经减影处理成减影影像，再经数 / 模转换成仅含有对比剂的血管像。

根据数字减影方式的不同，可分为三种：时间减影、能量减影和混合减影。

（一）时间减影

时间减影是 DSA 的常用方式。在注入的对比剂进入兴趣区之前，将一帧或多帧图像作蒙片储存起来，并与时间顺序出现的含有对比剂的充盈像（造影图像）一一进行相减。

（二）能量减影

能量减影也称双能减影、K- 缘减影。它是利用 X 线通过碘与周围软组织间在不同能量下有明显衰减差异这一特性来减影的，即对兴趣区血管造影时，同时用两个不同的管电压（70kV、130kV）取得两帧图像，两种图像进行数字减影处理，从而突出减影图像中碘的对比剂。

（三）混合减影

混合减影是将时间减影与能量减影技术相结合的减影方法。该方法虽然综合了二者减影的优点，但 X 线剂量要高得多。

三、DSA 图像处理

DSA 图像处理方式包括窗口技术、再蒙片与像素移位、图像的合成或积分、匹配滤过与递推滤过、对数放大与线性放大、补偿滤过、界标与感兴趣处理等。

（一）再蒙片

再蒙片是重新确定 mask 像，是对患者自主或不自主运动造成减影错位的后处理方法。

（二）像素移位

像素移位是通过计算机内推法程序来消除移动伪影的技术，主要是用于消除患者移动引起的减影像中的配准不良。

（三）补偿滤过

在 X 线管与患者之间放入附加的衰减材料，在视野内选择性的衰减特定的辐射强度区域，以便提供更均匀的 X 线的衰减。

1. 界标　主要是为 DSA 的减影图像提供一个解剖学标志，对病变区域血管准确的解剖定位，为疾病诊断或外科手术作参考。

2. 感兴趣区的处理　对病变部位的处理方法：①对病变区进行勾边增强，建立图像的轮廓，突出病灶，便于诊断和测量。②对病变区进行系列放大、灰度校准及转换，附加文字说明。③对病变区进行数字运算，图像换算，以观察图像的细致程度。④对病变区的计算、统计。⑤建立时间 - 密度曲线。⑥病变区曲线的处理。⑦确定心脏功能参量，测定心室容积和射血分数，室壁运动的位相和振幅。⑧研究对比剂流过血管的情况。

四、DSA 图像质量控制

DSA 图像质量的影响因素可发生在 DSA 成像链的全过程,主要包括以下 5 个方面:

1. 设备结构　包括 X 线源与显像系统、计算机与监视系统等。正确使用遮光栅、密度补偿器以减少空间过度对比,防止饱和性伪影的产生;充分发挥 DSA 设备的设计效能和图像后处理功能,使影像符合诊断要求。

2. 成像方式　根据受检部位和诊断要求选择相应的成像方式,以获取高信噪比的减影图像。

3. 操作技术　根据病变部位结构特点,制订合理的曝光程序,选择恰当的曝光参数、合适的成像方式和减影方式,适宜的帧频等;根据 X 线摄影学原理和诊断要求,设计最佳摄影体位。

4. 造影方法和对比剂　根据病情和病变部位,决定造影导管先端放置的位置、对比剂的浓度、用量、流率、注射压力及延迟方式。

5. 患者本身因素　包括患者的配合度、自主和不自主的移动。术前与患者良好沟通,争取患者术中良好配合,尽可能地减少运动性伪影的产生。

五、DSA 特殊成像技术

1. 旋转 DSA　是在 C 形臂旋转过程中注射对比剂、进行曝光采集,达到动态观察的检查方法。其优点是可获得不同角度的血管造影图像;增加了图像的观察角度,提高病变血管的显示率。

2. 岁差运动 DSA　是类似于旋转 DSA 的另一种运动形式。它对于观察血管结构的立体关系十分有利。它主要用于腹部、盆腔血管重叠的器官,以观察血管立体解剖关系。

3. 3D-DSA　是近年来旋转血管造影技术、DSA 技术及计算机三维图像处理技术相结合的产物。用于显示血管的三维立体图像,可任意角度观察血管及病变的三维关系,在一定程度上克服了血管结构重叠的问题。

4. 实时模糊蒙片(real-time smoothed mask,RSM)DSA　利用间隔很短的两次曝光,避免了普通 DSA 需要两次运动采集的麻烦和两次采集间患者移动造成减影失败的可能。

5. 步进 DSA　即下肢血管造影的跟踪摄影,用于双下肢血管病变的诊疗,显示双下肢血管并可行双侧对比,利于病变血管的显示及正常变异的识别。

6. 3D 路径图　是对该部位行血管重建形成三维血管图像后,随着对三维图像的旋转,C 形臂支架则自动跟踪,自动调整为该投射方向的角度。这样使透视图像与三维图像重合,可以最大程度显示血管的立体分布,以利于指导导管或导丝顺利地进入到欲进入的血管内。

7. 虚拟支架置入术　根据临床的实际需要,该系统可在有待进行支架置入的病变血管部位形象地展示支架置入的效果,能清晰地显示模拟内支架置入后的情况,可以指导支架的选择。

8. C 形臂 CT 成像　是平板探测器 DSA 与 CT 技术结合的产物,是利用 C 形臂快速旋转采集数据重建成像。一次旋转可重建出多个层面的图像,可与 3D 血管图像相重叠,更为直观。

第二节　介入放射学概述

一、介入放射学的发展与应用评价

介入放射学的出现与发展同其他学科一样也是在探索创新完善中发展起来的。科学家在 20 世纪上半叶的探索创新为今后的介入放射学发展奠定了坚实的基础。介入放射学是从诊断性血管造影基础上发展而来的。自 1928 年 Santos 等完成第一例经皮直接穿刺主动脉造影,科学家们进行了血管造影的探索。1929 年 Werner Forsmann 首先进行了自体右心导管插管,并于 1956 年与美国其他两位学者因为"心导管的发现和循环系统病理改变"被授予诺贝尔奖。

1953 年瑞典 Seldinger 医师首创了经皮股动脉插管做血管造影,提高了介入放射学操作的安全性,为当代介入放射学奠定了基础。1964 年美国放射学家 Dotter 首先应用了同轴导管的血管成形术,成为成形术实践和理论的奠基石。1973 年 Gruntzig 发明了球囊导管,使经皮腔内血管成形术在临床上普遍使用。1977 年 Eurich 首先将此技术用于冠状动脉。Dotter 在 1969 年首先完成了血管内支架置入术的动物实验，又于 1983 年首创了镍钛记忆合金螺旋管状支架，1985 年 Gianturco 和 Palmaz 分别发明了不锈钢 Z 型自膨式和球囊扩张式支架，1988 年 Rosch 等又改良了 Z 型支架。介入放射学被学术界广泛认可是 1976 年 Wallace 在 *Cancer* 杂志上以 *Interventional Radiology* 为题系统地阐述了介入放射学的概念，并于 1979 年欧洲放射学会第一次介入放射学学术会议上作了专题介绍，此命名逐步在国际学术界达成共识。

我国介入放射学起步虽晚，但发展迅速。1979 年林贵教授发表了肾动脉狭窄造影诊断和扩张治疗，以及选择性血管造影诊断原发性肝癌的论文，是我国关于介入放射学报道最早的研究论文，标志着我国介入放射学事业的开始。1984 年开展支气管动脉抗癌药物灌注术治疗肺癌，1985 年开展食管球囊扩张，1986 年开展肾动脉扩张。1986 年中华放射学会在山东潍坊召开的首届介入放射学学术会议，对我国介入放射学的蓬勃兴起起到了里程碑的作用。1990 年卫生部文件决定将开展了介入放射学的放射科改为临床科室，从而根本改变了放射科在医院和医学界的地位。全国三级医院评审中将开展介入放射学与否作为三级甲等医院的评审要求，极大的推动了介入放射学工作的开展。1996 年国家科委、卫生部和国家医药管理局联合在京召开了"中国介入医学发展战略及学术研讨会"，首次将"介入医学"与"外科学""内科学"并列为三大临床医学学科，并将介入医学研究课题项目列为"九五"攻关课题。目前介入诊疗技术在我国开展得已经非常普遍。

二、介入放射学的器械

以下介绍的是介入放射学常用的基本器械：

1. 穿刺针　最基本的器材，由锐利的针芯和外套管构成。它用来建立体外进入体内的通道，广泛应用于血管性或非血管性介入放射学。

2. 导丝　由不锈钢丝芯和更细的不锈钢丝绕成弹簧状套管构成，尖端柔软、体部柔韧。它用来实现穿刺针的外套管利用交换法送入导管或引导导管选择性插入。

3. 导管　具有管尖、管干和管尾等结构的柔韧中空管状器材。根据使用目的分为造影导管、引流导管、球囊扩张导管等。

4. 导管鞘　由带反流阀的外鞘和能够通过导丝的中空内芯构成。它用来避免导管反复出入血管或组织对局部造成的损伤。

5. 支架　包括内涵管和金属支架。它用来支撑狭窄管腔，恢复管腔通畅。

0402

组图：介入放射学基本器械图

三、介入放射学常用药物

（一）血管收缩与扩张药物

1. 血管扩张类药物　前列腺素（prostaglandin，PG）为目前最理想的血管扩张剂；用于四肢动脉造影、动脉性门脉造影、盆部动脉造影及胃肠道出血的诊断。

2. 血管收缩类药物

（1）肾上腺素：为最常用的血管收缩剂。它常用于肾动脉造影、肾上腺动脉造影和肾静脉造影。

（2）加压素：又称为抗利尿激素，既作为诊断性药物进行血管造影，又用于治疗胃肠道出血。

（二）止血、抗凝及溶栓药物

1. 止血类药物　凝血酶：促使血液中的纤维蛋白原转变为纤维蛋白，加速血液的凝固，达到止血的目的。它主要用于肝硬化所致的消化道出血及穿刺局部的出血。

2. 抗凝药物　肝素钠（肝素，肝磷脂）：是一种黏多糖，在体内、外均能延缓或阻止血液凝固。它广泛应用于血管系统，制成肝素盐水，用于导管的冲洗、抗凝，血管造影或介入治疗前、血管狭窄球囊扩张前、支架置入后等均需应用。

3. 溶栓药物

（1）链激酶（溶栓酶）：具有溶解血栓作用。临床用于多种血栓栓塞疾病，以急性期最为有效。

（2）尿激酶：为高效的血栓溶解剂，不良反应小，是介入放射学治疗血栓的最常用药物。

（三）抗肿瘤药物

按其作用机制分为细胞毒类和非直接细胞毒类抗肿瘤药。

1. 细胞毒类抗肿瘤药

（1）影响核酸生物合成的药物：又称为抗代谢药，如甲氨蝶呤、氟尿嘧啶、替加氟、吉西他滨、羟基脲、阿糖胞苷等。

（2）影响DNA结构与功能的药物：包括氮芥、环磷酰胺等烷化剂；顺铂、卡铂等铂类配合物；丝裂霉素、平阳霉素等抗肿瘤抗生素；羟喜树碱、长春新碱等喜树碱类。

（3）干扰转录过程和阻止RNA合成的药物：如多柔比星、表柔比星、柔红霉素等。

（4）抑制蛋白质合成与功能的药物：如长春碱、长春新碱、紫杉醇、三尖杉生物碱等。

2. 非细胞毒类抗肿瘤药

（1）调节体内激素平衡的药物：如己烯雌酚、二甲基睾酮、丙酸睾酮、他莫昔芬等。

（2）分子靶向药物：如利妥昔单抗、索拉菲尼等。

（四）常用栓塞材料

栓塞的目的是使血管闭塞、阻断血流。各种栓塞物质因栓塞的血管部位和性质不同，达到闭塞血管、阻断血流的效果就不同，所以根据栓塞目的选择适当的栓塞物质，才能达到预期目的。

1. 生物栓塞物质　血凝块（gore）：自体血凝块是最早使用于临床的栓塞物质之一，易取材、弹性好，便于从导管中注入；属短期栓塞剂。

2. 海绵

（1）明胶海绵：是一种无毒、无抗原性的蛋白胶类物质，是最有价值的栓塞材料；属中期栓塞物。

（2）聚乙烯醇颗粒（polyvinyl alcohol，PVA）：是一种高分子材料，在体内不降解，可机械栓塞病变部位血管；属永久栓塞物。

3. 不锈钢圈　由不锈钢丝螺旋而成，能通过较细的导管完成较大直径的血管栓塞；属永久栓塞物。

4. 无水乙醇　是一种良好的血管内组织坏死剂；属永久性栓塞剂。

5. 微囊与微球　具有显著的双重抗癌作用：一是阻断动脉血流和末梢性栓塞作用，二是药物缓释后的局部化疗作用，栓塞和化疗作用可相互促进，呈现增强效应。

6. 碘油　目前最常用的化疗药物载体，使药物能高浓度长时间滞留于肿瘤内缓慢释放，增强了药物的抗癌作用；加上油滴在肿瘤内小血管可达到部分栓塞作用。

四、介入放射学常用技术

（一）经皮穿刺术

经皮穿刺术是在影像设备导向下利用穿刺针穿刺进入人体的技术，是介入放射学所有技术操作的基础。

【临床应用】

人体任何部位的介入治疗都涉及穿刺技术。经皮穿刺术广泛应用于血管与非血管管腔、实体器官的穿刺。

【操作步骤】

主要介绍临床最常用的血管穿刺术—Seldinger技术。

1. 穿刺部位　穿刺血管包括动脉和静脉。最常使用动脉穿刺，动脉穿刺最常用的部位是右侧股动脉。

2. Seldinger技术　患者仰卧在造影台上，常规皮肤消毒，一般采用局部麻醉，左手在右侧腹股沟区触摸到股动脉搏动，在右侧腹股沟区皮肤褶皱下方约0.5cm处作为穿刺点（图4-2A）。用尖刀片在血管的正上方挑开皮肤2mm，穿刺针斜面始终向上、用带针芯的穿刺针以30°～40°角经皮向血管快速穿刺（图4-2B），穿透血管前后壁，退出针芯。缓缓向外退针，见鲜红色血液从针尾射出，随后将导丝经穿刺针芯送至股动脉（图4-2C），退出穿刺针，只将导丝留在股动脉（图4-2D）。通过导丝引入导管鞘（图4-2E），左手固定导管鞘，右手握住导丝和导管鞘内的支撑导管，将导丝和支撑导管退出（图4-2F），将导管鞘留在股动脉内。术毕，经导管鞘可以送入导管（图4-2G）。

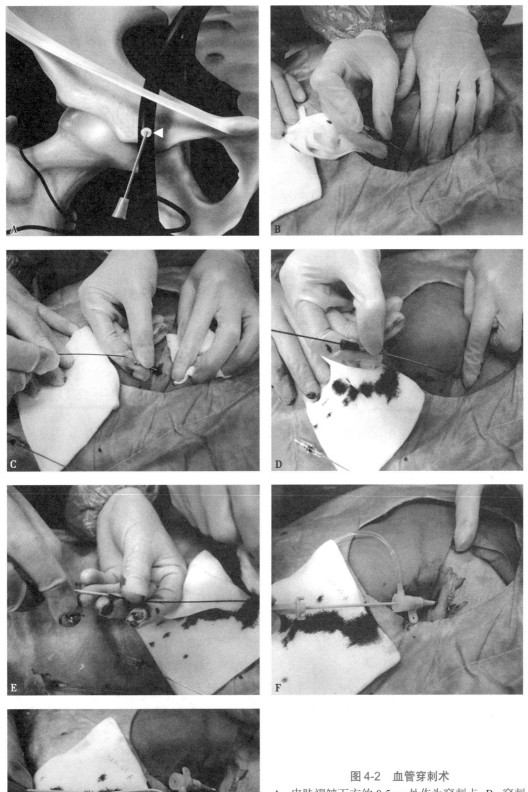

图 4-2 血管穿刺术

A. 皮肤褶皱下方约 0.5cm 处作为穿刺点；B. 穿刺针经皮肤快速穿刺股动脉；C. 穿刺针穿透血管前后壁，缓缓向外退针，见血液从针尾射出，随后将导丝经穿刺针芯送至股动脉；D. 退出穿刺针，只将导丝留在股动脉；E. 通过导丝引入导管鞘；F. 将导丝和导管鞘内的支撑导管退出；G. 将导管鞘留在股动脉内，经导管鞘可以送入导管。

3. 改良穿刺法　用不带针芯的穿刺针直接经皮穿刺,当穿刺针透过血管前壁(不必穿过后壁),即可见血流从针尾喷出。

(二)经皮经腔血管成形术

经皮经腔血管成形术(percutaneous transluminal angioplasty,PTA)是采用球囊导管、血管内支架等介入技术扩张或再通各种原因所致的血管狭窄或闭塞性病变的方法。

【临床应用】

球囊血管成形术和血管内支架置入术广泛用于动脉系统和静脉系统。

1. 球囊血管成形术

【操作步骤】

(1)穿刺插管:采用 Seldinger 法建立血管通路,成功后送入导管。

(2)靶血管造影:一般先行非选择性造影,然后行选择性或超选择性造影,对病变的局部作详细了解,包括血管形态学改变和血流动力学变化。

(3)选择球囊:根据造影的表现,选择合适的球囊导管。球囊的有效长度以能将病变完全覆盖为宜,球囊的直径比狭窄段邻近正常血管直径大 1mm 为宜。

(4)到达病变部位:要针对病变血管进行 PTA,首先必须使导丝、球囊导管能到达病变血管,这往往是 PTA 最关键的步骤。

(5)球囊扩张:行全身肝素化,根据血管造影情况,将球囊定位于狭窄段的中心,若血管狭窄段较长,可先扩张一端,然后逐步扩张狭窄段全段。

(6)效果评估:成功的标志是再次造影显示狭窄段血管扩张,血流通畅,局部侧支循环消失;或监测血管内压力显示狭窄段两端压力差下降或消失。不宜过分追求完美,只要病变两端压力差小于 10mmHg 或残留狭窄小于 30% 即可。

(7)退出球囊导管:在 PTA 成功后完全抽瘪球囊,缓慢退出球囊导管,拔去导管鞘,压迫穿刺点。

2. 血管内支架成形术

【操作步骤】

(1)除外支架置入这一核心过程,其他步骤与球囊血管成形术基本类似。

(2)支架置入与释放:置入支架时,若带支架导管能通过狭窄段,可一次完成,将支架准确置于狭窄段,并且覆盖病变的上下端(图 4-3)。若狭窄严重,必用球囊导管先行扩张,再置入支架。释放支架前须在透视下认真反复确认支架和治疗病变血管位置关系,必要时行点片式血管造影,确保支架定位的准确性。

(3)选择支架的原则:支架的长度应完全覆盖病变,两端超出病变段 0.5cm～1.0cm;支架直径应比病变血管邻近段正常血管直径大 10%～15%。

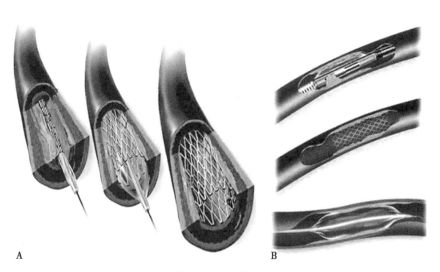

图 4-3　支架释放
A. 球扩式支架释放示意图;B. 支架释放后球囊再扩张示意图。

（三）经导管动脉栓塞术

经导管动脉栓塞术（transcatheter arterial embolization，TAE）是经导管向靶血管内注入栓塞物质，使之闭塞从而达到治疗目的的技术，即"堵血管"。

【临床应用】

常用于纠正或恢复异常血流动力学；实体瘤的姑息治疗；止血及内科性器官切除。

【操作步骤】

（1）靶血管插管：常规准备，局麻下采用 Seldinger 技术行选择或超选择性插管至靶血管。

（2）血管造影诊断：明确诊断、明确靶血管的走形、直径、动静脉显影的时间和顺序、血流速度、有没有动静脉瘘、侧支循环及病变的显影程度和对比剂排空时间等。

（3）选择栓塞材料：根据病变性质选择合适的栓塞材料。

（4）释放栓塞材料：栓塞材料经导管注入靶血管的过程是完成栓塞术的关键步骤，过程中术者始终监视动态影像，以控制栓塞剂的准确释放。常用低压流控法、阻控法、定位法。

（5）栓塞程度的监测和控制：栓塞完毕后造影复查，观察栓塞效果。

（四）经导管动脉灌注术

经导管动脉灌注术（transcatheter arterial infusion，TAI）是经皮穿刺进入血管，将导管直接插到靶血管，通过该导管注入相应药物从而达到局部治疗的一种方法，俗称"经导管打药"。

【临床应用】

止血、溶栓、治疗肿瘤等。

【操作步骤】

（1）选择性动脉插管：利用 Seldinger 技术插管，导管应尽量超选择插入靶血管。

（2）血管造影诊断：导管选择性插入靶动脉后应先行动脉造影，以了解病变的性质、大小、血供是否丰富、侧支血供、病变血供的起源等，然后进行必要的超选择性插管即可开始 TAI 治疗。

（3）药物灌注

1）化疗药物灌注原则：①根据抗癌药物的药理特性，选择合适的化疗药物；②根据灌注的靶器官对药物代谢的能力选择合适的化疗药物；③根据肿瘤类型选择化疗药物；④联合方案原则。

药物灌注技术主要有以下几种：一次冲击性 TAI、长期药物灌注、TAI 与动脉栓塞术的配合。

2）溶栓药物灌注原则：应将导管尽量靠近血栓或插入血栓内。

药物灌注有两种方法：①小剂量慢速滴注法，经导管给予尿激酶 5 000U/h，每小时观察血管开通情况及测凝血酶原时间；②大剂量快速滴注法，经导管给予以 4 000U/min 注入 50 万 U～80 万 U 尿激酶，不断观察血栓溶解情况。

（4）药物灌注期间的检测：溶栓治疗过程中应造影检测和凝血功能监测。在溶栓治疗过程中若出现严重并发症如内出血、失血性休克、药物过敏反应等需终止溶栓术。

（五）腔静脉滤过器置入术

下腔静脉滤器置入术是一种有效预防肺动脉栓塞的介入放射学技术。它是将一种能够滤过血栓的特殊装置放置于下腔静脉内，使血栓不能随静脉回流至右心造成肺动脉的栓塞。

【临床应用】

预防和治疗肺动脉栓塞。

【操作步骤】

1．入路选择　用 Seldinger 法实施右颈内静脉或股静脉穿刺，先行股静脉造影，观察是否有股静脉血栓形成。

2．下腔静脉造影　观察下腔静脉的口径大小及有无解剖变异；了解肾静脉的位置；了解髂静脉及肾静脉下方的下腔静脉有无血栓形成。

3．置入下腔静脉滤过器　①确定双肾静脉开口的位置；②选择滤器；③利用滤器输送鞘输送滤器并在透视下核对无误后释放滤器；④下腔静脉造影复查。

4．术后一般处理　①卧床，注意穿刺部位有无渗血；②经颈内静脉穿刺者，观察有无气胸并及时处理；③应用广谱抗生素；④可行溶栓治疗；⑤术后 1 周摄腹部平片，了解滤过器位置，并后期随访复查。

五、介入放射学并发症及处理

(一)对比剂不良反应及其处理

1. 轻度反应 表现为面部潮红、恶心、轻度呕吐、荨麻疹。暂停注射,观察情况,一般不需特殊处理,必要时给予口服异丙嗪或肌注地塞米松。

2. 中度反应 表现为反复呕吐、大量荨麻疹、轻度呼吸困难和暂时性血压下降。停止注射,肌注或静脉注入抗过敏药物及对症处理。

3. 重度反应 表现为惊厥、休克、呼吸和循环衰竭、昏迷。停止注射,紧急抢救,即刻静脉注射大剂量皮质醇激素,并及时补充血容量、给氧、人工呼吸、气管切开等对症处理。

(二)插管并发症及其处理

1. 血肿和出血 穿刺部位的出血和血肿是血管性介入治疗最常见的并发症。发生的原因多种,需要预防术中操作不当。

2. 血管痉挛 表现局部血管变细,呈串珠状或细丝状,血流甚至中断。若术中一旦发生,应立即停止操作,采用温盐水热敷或在血管痉挛处缓慢注射 2% 的利多卡因 5ml 或罂粟碱 30mg 的稀释液。

3. 血管损伤 主要有血管内膜切割、剥脱形成血管下通道,可导致血管狭窄或闭塞。处理方法:①出现内膜剥离时,轻微者可尝试继续完成操作,严重者应停止插管,避免进一步损伤;②出现血管破裂时,应迅速判定破裂的部位,立即行栓塞治疗,注意监测生命体征。

4. 血栓形成或栓塞 多在术后 4 小时内出现症状,表现为栓塞动脉的动脉搏动减弱或消失、皮肤苍白、温度降低、早期感觉迟钝,后期感觉过敏甚至疼痛。处理方法:①药物溶栓治疗;②手术切开取出血栓;③若患者一般情况良好,可暂时不治疗,予以观察。

(三)成形术并发症及其处理

血管成形术常见并发症表现为穿刺部位血肿、疼痛、血管痉挛、扩张血管撕裂、穿孔、出血、动脉夹层、假性动脉瘤、远端血管栓塞、球囊破裂。处理方法有药物治疗、溶栓治疗、支架植入治疗、急诊外科手术治疗。

(四)栓塞术后反应、并发症及其处理

1. 栓塞反应 指靶器官栓塞后出现的、在预料中的症状和体征,多为自然过程,大多随访观察或对症处理即可康复。

2. 栓塞术引起的并发症 指术后出现不期望发生的症状和体征,轻者可通过恰当的治疗好转,重者可致残或致死,应高度重视,尽可能避免发生。

(1)过度栓塞:易发生在使用液态栓塞剂和过量使用颗粒或微小栓塞剂,常见的有肝功能衰竭、胃肠道穿孔、胆管穿孔、皮肤坏死、脾液化。处理方法是术中严格掌握栓塞程度。

(2)误栓:非靶血管或器官的意外栓塞,其后果与被误栓器官的重要性和误栓程度相关。处理方法为提高操作技术水平和在经验丰富的医生指导下进行栓塞可减少或避免其发生。

(3)感染:多由于使用的器械和栓塞剂污染及手术场所消毒不严、组织坏死范围过大造成,常发生在肝脏和脾脏。处理方法为加强器械、栓塞物及手术场所的消毒,术中严格掌握栓塞剂量和范围。

(五)灌注术并发症及其处理

1. 化疗药物灌注的并发症及其处理

(1)骨髓抑制:抗癌药物大多数有不同程度的骨髓抑制作用。临床用药应严格掌握剂量,化疗期间给予必要的支持治疗和对症处理。

(2)肝脏毒性:许多抗癌药物对肝脏有不同程度的损伤,常表现为中毒性肝炎、肝纤维化、肝静脉阻塞。处理方法为尽可能选择肝毒性小的药物同时给予护肝治疗。

(3)肾脏毒性:临床常用化疗药均可产生肾脏毒性,其中顺铂最易出现。处理方法为选用肾毒性小的药物,同时给予利尿剂、脱水剂促进铂离子排泄,减少肾脏的药物浓度和停留时间。

(4)心脏毒性:常表现为心肌损伤、心绞痛、心率异常。处理方法为选用心脏毒性小的药物,给予抗氧化剂等药物降低心肌损伤。

(5)消化道反应:常表现为恶心呕吐、腹痛腹泻、便秘。处理方法为给予吩噻嗪类、丁酰苯类等药

物进行对症治疗。

2. 溶栓药物灌注的并发症及其处理　常表现为穿刺部位、消化道和中枢神经系统的出血。处理方法为严格掌控溶栓剂量,术中密切观察凝血功能各项指标,一旦发生出血,行抗溶栓治疗。

3. 止血药物灌注的并发症及其处理　常表现为出血部位血管、消化道、冠脉血流减少和血管收缩引起腹痛、高血压、心绞痛、心律失常。处理方法为术中密切监护,一旦出现异常,及时调控药物剂量及对症处理。

第三节　DSA 常用检查技术的临床应用

一、检查前准备

(一) 术者准备

介入治疗作为一种微创性方法,手术者在操作前应了解以下内容:①掌握患者的基本情况;②术前与患者谈话,客观地说明介入治疗的方法、价值及可能发生的并发症,在取得患者同意并完善相关医疗文书的签字手续后对介入治疗方案进行拟定;③防护准备;④消毒隔离准备。

(二) 患者准备

术前完成与介入治疗相关的检查,包括:①碘过敏试验及麻醉药过敏试验;②检查心、肝、肾功能,出、凝血时间及血常规;③术前 4 小时内禁食,给镇定剂及排空大小便;④穿刺部位备皮;⑤向患者做好解释,消除顾虑和紧张,争取术中配合;⑥备好临床检查资料和有关影像学资料;⑦建立静脉通道。

(三) 器械准备

器械准备内容包括:①事先检查 X 线机、导管床、DSA 设备及高压注射器,使之处于正常的功能状态;②准备好相应型号的穿刺针、导丝及导管、消毒手术包;③必要的抢救设备,如氧气、除颤器、气管切开包、气管插管器械等。

(四) 药品准备

药物准备内容包括:①对比剂,根据患者的状况及造影的部位,确定对比剂的使用浓度;②准备抗凝剂、栓塞剂、化疗剂、溶栓剂及各种抢救药品。

(五) 适应证

1. 血管病变　①血管狭窄;②血管闭塞和阻塞、血管瘤、动静脉畸形和动静脉瘘;③血管先天性变异畸形或缺如;④血栓形成和静脉瓣膜功能不全;⑤主动脉夹层动脉瘤;⑥人造血管或冠脉搭桥血管的再病变。

2. 出血性病变　①消化道出血;②支气管大咯血;③外伤性或医源性血管损伤;④动脉瘤破裂或动静脉畸形血管破裂。

3. 血管的介入治疗　①血管成形术;②血管内支架置入术;③血管内溶栓术;④出血动脉及肿瘤供养动脉的栓塞术;⑤经颈内静脉门腔静脉分流术。

4. 鉴别诊断　①良恶性肿瘤鉴别;②炎性与肿瘤性病变的鉴别;③血管瘤与囊性病变及肿瘤性病变的鉴别。

5. 术后随访　①血管成形术后复查;②血管内支架置入术后复查。

6. 各种先天性心脏病。

(六) 禁忌证

1. 碘和麻醉剂过敏。

2. 严重的心肝肾疾患。

3. 严重的血管硬化或穿刺血管严重阻塞病变。

4. 急性炎症、高热。

5. 严重的出血倾向和凝血功能障碍。

6. 穿刺部位感染。

二、头颈部常用 DSA 技术与介入诊疗技术

（一）脑血管造影术

脑血管造影术：是脑血管疾病的诊断、治疗的基础，既可以显示血管本身的形态改变，又可显示血流动力学改变。目前仍被认为是诊断脑血管病的金标准。

（二）出血性脑血管病介入治疗

经导管动脉栓塞术：是出血性脑血管病最常用的介入诊疗技术。通过微导管进入靶血管引入特定的栓塞材料使之闭塞从而达到治疗目的。临床多应用于颅内动脉瘤、脑动静脉畸形、颈内动脉 - 海绵窦瘘。

（三）缺血性脑血管病介入治疗

1. 血管支架置入术　经皮腔内球囊血管成形术、支架置入术是治疗颈动脉狭窄的重要手段。

2. 急性脑梗死动脉内接触性溶栓治疗　是一种对急性期脑梗死作用直接、效果显著的治疗方法。可以有效挽救"缺血半暗带"神经细胞，使神经功能迅速得以良好的恢复，降低病死率、致残率。

三、胸部常用 DSA 技术与介入诊疗技术

（一）呼吸系统疾病的应用

1. 支气管动脉栓塞术　咯血是呼吸系统常见急症，可因出血不止或血块阻塞气道发生窒息而死亡，临床治疗甚为棘手。目前，支气管动脉栓塞已成为控制大咯血的首选有效方法。

2. 经导管肺动脉溶栓术　是有效治疗肺动脉栓塞的介入方法。经导管肺动脉溶栓治疗能及时疏通栓塞的血管，迅速改善临床症状，有效减少并发症发生。

（二）循环系统疾病的应用

1. 冠状动脉造影术　是诊断冠心病的"金标准"。目的是显示冠状动脉及其分支的解剖结构和各种病变的形态、程度、位置，能准确判断冠状动脉病变的存在，可以确定病变的程度和范围，还可以通过显示受损血管数量及受损心肌的范围，准确地判断预后（图4-4、图4-5）。

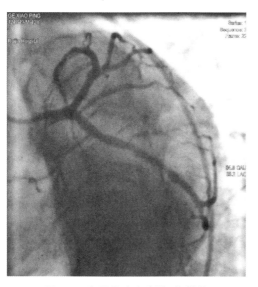

图4-4　左冠状动脉造影：蜘蛛位

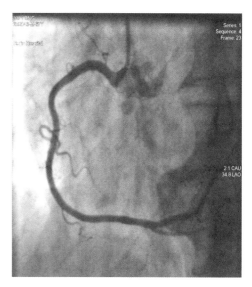

图4-5　右冠状动脉造影：左前斜45°

2. 冠状动脉成形及支架置入术　是冠心病常用的治疗方法。在冠状动脉造影的基础上进行，在监视下插入导引导丝引入球囊扩张导管或支架系统，使闭塞或狭窄血管再通或血流恢复。

3. 主动脉支架置入术　通过置入内支架 - 移植物封闭病变段血管，重新建立新的管腔通道，从而达到治疗目的。常用于主动脉夹层、主动脉瘤。

四、腹部常用 DSA 技术与介入诊疗技术

（一）消化系统疾病的应用

1. 经导管肝动脉化疗栓塞术　目前已成为临床治疗肝癌最常用、最基本的治疗技术方法。先将化疗药物注入靶血管后，再注入碘化油或明胶海绵栓塞，使肿瘤产生缺血坏死，达到"饿死"和"药死"肿瘤目的（图4-6）。

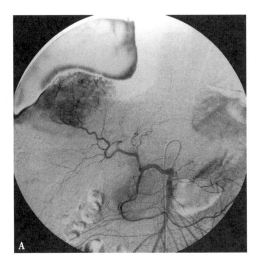
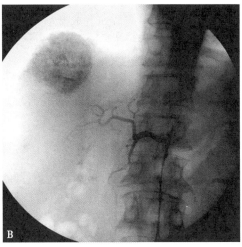
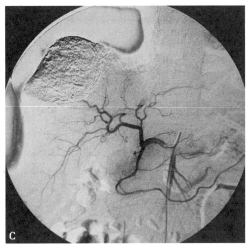

图 4-6　肝癌栓塞术前术后 DSA

A. 肝癌栓塞前 DSA 表现为肿瘤染色；B. 注入碘化油后蒙片显示碘油沉积；C. 栓塞后肿瘤染色消失。

2. 消化道出血的栓塞治疗　已广泛应用于消化道出血的诊疗。经血管造影和经导管栓塞治疗不但实现了很快查明出血原因、诊断出血部位的目的，而且达到了即刻止血的效果。

3. 部分性脾动脉栓塞术　经导管将栓塞物质注入脾动脉，使之出现人为的部分脾梗死，这样既保留部分脾功能，又消除脾亢进，又称为内科性脾切除。

4. 布 - 加综合征介入治疗　利用经皮穿刺球囊扩张成形术和血管内支架置入术，实现开通阻塞的下腔静脉或肝静脉。

5. 经颈静脉肝内门腔静脉分流术（transjugular intrahepatic portosystemic shunt，TIPS）　是治疗肝硬化门静脉高压、食管 - 胃底静脉曲张破裂出血的一项介入性治疗技术。通过置入支架在肝、门静脉之间建立人工分流通道，降低门静脉压力，达到治疗门静脉高压症的目的。

（二）泌尿与生殖系统疾病的应用

1. 肾动脉支架置入术　主要应用于肾动脉狭窄导致的肾性高血压，是治疗肾动脉开口处狭窄的标准治疗。

2. 肾癌动脉化疗栓塞术　肾癌的动脉化疗栓塞术临床应用有两种目的：术前辅助栓塞和姑息性治疗。

3. 妇产科大出血的栓塞术　妇产科大出血来势凶猛，保守治疗往往无效。子宫动脉的栓塞治疗可达到既止血又保留子宫的目的。子宫动脉栓塞术也用于子宫肌瘤和子宫腺肌症的治疗。

五、四肢常用DSA技术与介入诊疗技术

（一）下肢动脉硬化闭塞症的介入治疗

介入治疗方法包括经皮腔血管成形术、血管腔内支架技术、激光辅助腔内成形术、机械性硬化斑块切除术和超声消融术等。

（二）下肢动脉栓塞溶栓术

近年来动脉溶栓疗法已成为治疗血管栓塞性疾病的常用方法，即采用经动脉内插管至局部血栓部位灌注溶栓药物，使血管内已形成的血栓溶解，恢复血管的通畅性。

本章小结

　　DSA 是诊断血管性疾病的金标准，集诊断与治疗为一体，具有创伤小、疗效确切、并发症少等特点。Seldinger 穿刺术是血管介入的基础技术，最常用的"成形术""栓塞术""灌注术"，目前已广泛应用于临床。

案例讨论 4-1

　　患者，男性，75 岁，在家突发头晕头痛、伴右侧肢体不灵活，说话吐字不清，被家人送至医院进行检查。既往有高血脂症。体检：BP 135/95mmHg, P 65 次 /min, R 20 次 /min。急诊 CT 检查：阴性。MRI 检查：左侧额顶颞叶 DWI 序列呈高信号，ADC 值降低。

（李值慧）

思维导图

扫一扫,测一测

思考题

1. 简述经皮经腔血管成形术的主要操作步骤。
2. 简述经导管动脉栓塞术的操作步骤。
3. 何为栓塞后综合征？
4. 简述 DSA 冠状动脉造影常用的投照体位。
5. 简述肝癌综合介入治疗的方法有哪些？

第五章 磁共振成像技术

课件

> **学习目标**
>
> 1. 掌握：磁共振基本成像原理；MRI 序列参数与意义；MRI 各基本序列原理；MRI 特殊成像原理；MRI 检查前准备；各部位 MRI 检查体位及定位。
> 2. 熟悉：磁共振成像仪构造及其特性；磁共振特殊成像方法及优缺点；各部位磁共振检查的常用序列及基本参数。
> 3. 了解：MRI 序列的表达与分类；MRI 常见伪影产生机理；各部位 MRI 检查的适应证。

第一节 磁共振构造与成像原理

一、磁共振成像仪的构造及其特性

MR 成像仪的构成由磁体系统（图 5-1）、梯度系统、射频系统、控制系统及运行保障系统等五部分组成。前四部分为磁共振成像设备，完成共振信号的产生、采集、编码以及图像重建和显示。运行保障系统主要由磁屏蔽体、射频屏蔽体、冷却系统、空调等设施组成。

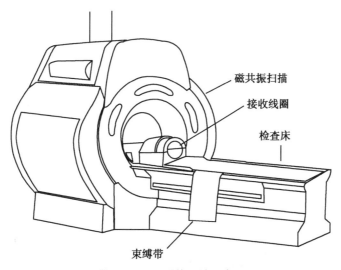

图 5-1 MRI 磁体系统示意图

单图：磁共振扫描仪外形实体图

（一）磁体系统

磁体系统即主磁体（magnetic field），是磁共振成像仪最重要的构件之一，其功能是提供给原子核

笔记

151

磁化所需的静磁场。根据磁场产生的方式可将主磁体分为永磁型和电磁型。

主磁场 B_0 又叫静磁场（static magnetic field），主磁场的场强采用特斯拉（Tesla, T）来表示。在一定范围内，主磁场场强增高可提高质子的磁化率而增加图像的信噪比；在保证信噪比的前提下缩短磁共振信号采集时间；增加化学位移效应使脂肪饱和技术更加容易实现；磁敏感效应的增加使血氧饱和度依赖（BOLD）效应增加，从而使脑功能成像的信号变化更为明显。

磁场均匀度（homogeneity）指在特定容积限度内磁场的同一性程度，即穿过单位面积的磁感应线是否相同。高均匀度的场强有助于提高图像信噪比，保证磁共振信号空间定位准确性，减少伪影（特别是磁化率伪影），进行大视野扫描（如肩关节等偏中心部位），充分利用脂肪饱和技术进行脂肪抑制，更有效区分磁共振波谱成像中不同代谢产物的谱线。

单图：梯度线圈结构示意图

（二）梯度系统

梯度系统（gradient subsystem）是指与梯度磁场有关的梯度线圈及控制单元。其主要功能是产生相对主磁场来说较微弱的随空间位置变化的梯度磁场，并叠加在主磁场上，从而决定成像层面的位置和成像层面的厚度，并对磁共振信号进行空间定位。因此，梯度线圈必须使用三个相互垂直的与 X、Y、Z 轴相对应的三组 GX、GY 和 GZ 线圈，分别产生 X、Y、Z 三个方向的梯度磁场，分别由三个独立的电源供电，每组梯度线圈由两个电流方向相反的同轴线圈组成。GX 梯度线圈和 GY 梯度线圈广泛采用鞍形梯度线圈，由两对（或四对）鞍形线圈组成。增加鞍形线圈的对数可提高梯度场线性度。

衡量梯度系统的性能指标主要有有效容积、线性度、梯度场强、梯度切换率等。有效容积是指线圈所包容的、其梯度场能够满足一定线性要求的空间区域。

梯度场线性是衡量梯度场平稳的指标。线性越好，梯度场越稳定，定位就越精确。梯度场的非线性程度不能超过 2%。梯度场强是指单位长度内磁场强度的变化，即梯度场强（mT/M）= 梯度场两端的磁场强度差值 / 梯度场的长度。梯度场强越高，可得到的扫描层面越薄，图像的空间分辨力越高。梯度切换率是指单位时间及单位长度内的梯度磁场强度变化量，常用每秒每米长度内磁场强度变化的毫特斯拉量（mT/M.S）来表示，即梯度切换率 = 梯度场强度 /t。

（三）射频系统

射频系统（radio frequency system）是磁共振成像仪中实施射频激励并接收和处理回波信号的功能单元。射频系统的作用是发射射频（RF）脉冲，使磁化的质子吸收能量产生共振，并接收质子在弛豫过程中释放的能量而产生磁共振信号。其发射的激励脉冲的频率在拉莫尔频率附近。

射频系统由射频发生器、射频放大器和射频线圈组成。射频线圈分发射线圈和接收线圈。发射线圈发射射频脉冲激发处于静磁场中的质子使其发生共振；接收线圈接收受激后的质子在弛豫过程发出的自由感应衰减（FID）信号。

接收线圈与磁共振图像信噪比密切相关。接收线圈距检查部位越近，所接收到的信号越强，线圈内体积越小，所接收到的噪声越低。相控阵线圈是脉冲线圈技术的一大飞跃，一个相控阵线圈由多个子线圈单元和多个数据采集通道组成。使用相控阵线圈可明显提高磁共振图像的信噪比，有助于改善薄层扫描、高分辨力扫描及低场强机型的图像质量。相控阵线圈与并行采集技术相配合还可以进一步提高 MR 信号的采集速度。

（四）控制系统

控制系统功能主要是控制操作者与磁共振各系统之间的通信，负责对整个系统各部分的运行进行控制，使整个成像过程各部分的功能协调一致，产生高质量影像。并通过运行操作软件来满足用户的所有应用需求，如成像控制（控制梯度磁场、射频脉冲、准备脉冲）、患者数据管理、归档图像、图像重建和图像分析与处理等。

控制系统由主机、磁盘存储器、光盘存储器、控制台、主图像显示器（主诊断台）、辅助图像显示器（工作站或云存储工作站）、图像硬拷贝输出设备、网络适配器、测量系统的接口部件等组成。主图像显示器又是控制台的一部分，用于显示扫描和机器的运行状况、主计算机系统的运行状况。

（五）运行保障系统

为了确保磁共振设备的正常运转和保障临床运用软件功能的充分发挥，MR 成像系统必须配备磁屏蔽体、射频屏蔽体、冷却系统、空调等辅助设施。

1. 磁屏蔽 磁共振设备产生的杂散磁场以磁体原点为中心向四周发散，其场强随空间点与磁体距离的增大逐渐降低。杂散磁场的强度达到一定程度时，会对周围环境中磁敏感设备和系统（如影像增强器、超声诊断机、CT、心电监护仪、心电起搏器等）造成影响，使其不能正常运转。

2. 射频屏蔽 由于射频系统发生器的功率高达数千瓦，且产生的 RF 脉冲的电磁波谱处于米波段，易干扰附近的无线电设备。而线圈接收到的磁共振信号功率为纳瓦级，容易受干扰而淹没。因此，磁体需进行有效的射频屏蔽。

3. 冷却系统 超导磁共振设备的冷却系统由液氦冷屏、冷头、氦压缩机和水冷机组四个部分组成。超导线圈浸泡在低温液氦中以获得其正常工作的超低温环境。为了减少液氦的挥发，配备了冷却系统，为液氦降温以减少其挥发。

4. 空调设备 磁共振设备对磁体间和设备间的温度和湿度有很高的要求，通常要求温度 18℃～22℃、湿度 30%～60%。温度过高导致设备故障，无法正常工作，甚至导致设备的电路部分烧坏。湿度过高导致设备的电路板结露，引起高压电路打火；湿度过低导致电路板龟裂，还可能造成设备的接地不良。

二、磁共振成像的物理学基础

（一）磁场对人体磁化作用

磁共振成像是利用处在静磁场中人体内的原子核磁化后，在外加射频磁场作用下发生共振而产生影像的一种成像技术。它既能显示组织结构形态学信息，又能显示人体代谢的生化信息直接观察细胞活动。

1. 进入主磁场前人体内质子核磁状态 人体内的质子不计其数，每个质子自旋均能产生一个小磁场，人体内如此多的质子自旋将产生无数个小磁场，但人体并不对外表现为大磁体，是因为尽管每个质子均能产生一个小磁场，但这种小磁场的排列是随机无序的，从而使每个质子产生的磁化矢量相互抵消，因此，人体自然状态下并无磁性，即没有宏观磁化矢量的产生。

2. 进入主磁场后的人体内质子核磁状态 进入主磁场后，人体内的质子产生的小磁场在外磁场作用下不再杂乱无章，呈有规律排列。进入主磁场后，质子产生的小磁场有两种排列方式，一种是与主磁场方向平行且方向相同，另一种是与主磁场平行但方向相反，处于平行同向的质子略多于处于平行反向的质子。从量子物理学的角度来说，这种现象是自旋核能级在外磁场中的劈裂，这两种核磁状态代表质子的能量差别。平行同向的质子处于低能级，其磁化矢量的方向与主磁场的方向一致；平行反向的质子处于高能级，对抗主磁场的作用，其磁化矢量与主磁场平行但方向相反。

3. 人体内质子与外磁场相互作用 在外磁场作用下，原子核磁矩绕自身轴自旋的同时又以外磁场 B_0 为轴而旋转摆动，这种运动方式称为拉莫尔进动（Larmor precession）或旋进（图 5-2A）。进动是磁性原子核自旋产生的小磁场与外磁场相互作用的结果，进动的速度用进动频率来衡量。进动的频率称为拉莫尔频率：

$$\omega = \gamma B_0 \tag{5-1}$$

由上式可知拉莫尔频率仅与原子核种类与外磁场的场强有关，质子的进动频率与主磁场场强成正比。

由自旋磁矩的矢量性可知，每个自旋磁矩在磁场中的进动按矢量分解为平行于外加磁场和垂直于外加磁场的两个分量。平行于外加磁场的分量以拉莫尔频率自旋运动，垂直于外加磁场的分量以拉莫尔频率进动。由于众多垂直于外磁场的分量在进动时的方向是随机分布的，所以，垂直于外加磁场的分量在平衡态将相互抵消而无宏观矢量；而平行于及反平行于外磁场的分量产生净磁化或宏观磁化矢量。由于上旋态自旋较下旋态多，所以纵向磁化与磁场一致，在此量子理论与经典理论达到统一（图 5-2B、图 5-2C）。

（二）磁共振现象

产生磁共振现象应具有的条件：①外力的频率与共振系统的固有频率相同；②外力对系统做功，系统内能增加；③外力停止后，系统释放能量。

组图：进入主磁场前后人体组织中氢质子的核磁状态

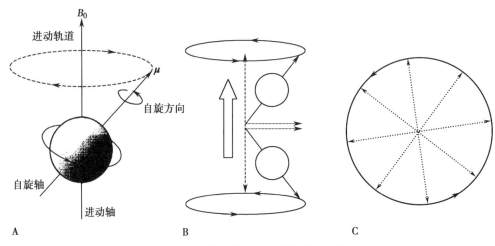

图 5-2　人体中质子与外磁场相互作用

A. 原子核质子的拉莫尔进动；B. 不同能级下质子的纵向和横向磁化分矢量；C. 各质子旋转的横向磁化分矢量因相位不同而相互抵消。

给处于主磁场中的人体组织施加一个频率与质子的进动频率相同的射频脉冲（radio frequency pulse, RF pulse），射频脉冲对平衡态的自旋系统做功，使其吸收能量，处于低能级的质子获得能量后将跃迁到高能级，这种现象称为磁共振现象。从微观角度来说，磁共振现象是低能级的质子获得能量跃迁到高能级的过程。从宏观的角度来说，磁共振现象的结果是使宏观纵向磁化矢量发生偏转，偏转的角度与射频脉冲的能量有关，能量越大偏转角度越大。射频停止后，系统释放能量。

（三）弛豫

当射频脉冲结束后，被激发的原子核逐步释放所吸收的能量，其相位和能级都恢复到激发前的平衡状态，这个恢复过程称为弛豫过程（relaxation process）。

此期间同时包含着两个独立发生的过程，一个是纵向磁化矢量开始恢复，产生纵向弛豫，一个是横向磁化矢量逐渐减小直至消失，称为横向弛豫，这两个过程都对外释放能量。所需要的时间则称之为弛豫时间（relaxation time），相对应于两个弛豫过程，则有两种弛豫时间，一种是自旋 - 晶格弛豫时间（spin-lattice relaxation time），又称纵向弛豫时间（longitudinal relaxation time），反映自旋核把吸收的能传给周围晶格所需要的时间，是 90° 射频脉冲后质子由纵向磁化转到横向磁化之后再恢复到纵向磁化激发前状态所需时间，称 T_1。另一种是自旋 - 自旋弛豫时间（spin-spin relaxation time）又称横向弛豫时间（transverse relaxation time），反映横向磁化衰减、消失的过程，是横向磁化所维持的时间，称 T_2。T_2 衰减是由共振质子之间能量相互交换所引起，与 T_1 不同，它引起相位的变化。

人体不同器官的正常组织与病理组织的 T_1、T_2 有一定的差别。这种组织间弛豫时间上的差别，是磁共振的成像基础。

1. 纵向弛豫　纵向弛豫（longitudinal relaxation）又称自旋 - 晶格弛豫或 T_1 弛豫，是指射频脉冲关闭后，组织中的纵向磁化矢量逐渐恢复至平衡态的过程。纵向磁化的过程函数曲线为（图 5-3）。

定义 T_1 是指纵向磁化矢量从最小值恢复至平衡态的 63% 所经历的弛豫时间。其物理学意义相当于一个"弛豫周期"，每经过一个 T_1 时间则纵向磁化恢复其剩余值的 63%。

2. 横向弛豫　横向弛豫（transverse relaxation）又称自旋 - 自旋弛豫或 T_2 弛豫。自旋系统的大量自旋磁矩彼此相处在对方磁矩所产生的附加磁场中，由于分子的热运动导致附加磁场的波动，使彼此的进动频率发生改变，这就是自旋 - 自旋作用。在理想的均匀磁场中横向磁化的弛豫过程遵循以下函数，其函数曲线为（图 5-4）。

定义 T_2 是射频脉冲停止后，横向磁化矢量衰减至其最大值的 37% 时所经历的时间，即为一个 T_2 时间。T_2 也是不同组织的弛豫特征值，反应不同组织横向磁化弛豫率的快慢差别，其物理意义与 T_1 相似，只是 T_2 代表横向磁化的"衰减周期"，每过一个 T_2 时间，横向磁化减少至其剩余值的 37%。

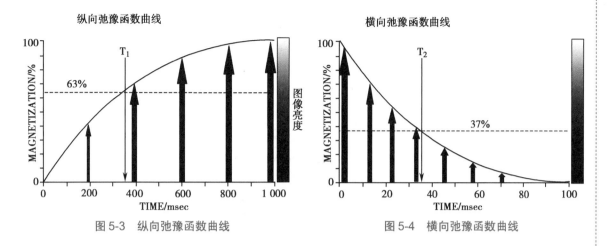

图 5-3 纵向弛豫函数曲线　　　　　　图 5-4 横向弛豫函数曲线

（四）磁共振信号形成

射频脉冲停止后，纵向磁化矢量转向横向磁化矢量并在 XY 平面内绕 Z 轴进动。正如一个 XY 平面内的旋转磁体，可以在接收线圈内产生感应电流，这个随时间波动的电流即为磁共振信号。

1. 磁共振信号与自由感应衰减信号　通过前面的学习我们已经了解，磁共振接收线圈只能采集到旋转的宏观横向磁化矢量，而宏观横向磁化矢量切割接收线圈而产生的电信号实际上就是原始的磁共振信号。需要强调的一点是，在磁共振成像中，无论是什么序列，只要在磁共振信号采集时刻，某组织的宏观横向磁化矢量越大，其切割接收线圈产生的电信号也即磁共振信号越强，在 MRI 图像上该组织的信号强度就越高。

接收某种射频脉冲如 90° 脉冲的激发，组织中将产生宏观横向磁化矢量，射频脉冲关闭后组织的宏观横向磁化矢量由于受到 T_2 弛豫与主磁场不均匀双重因素的影响，而呈指数形式较快衰减，即自由感应衰减（free induction decay，FID）。如果利用磁共振接收线圈直接记录横向磁化矢量的这种自由感应衰减，则得到的磁共振信号就是自由感应衰减信号（图 5-5）。

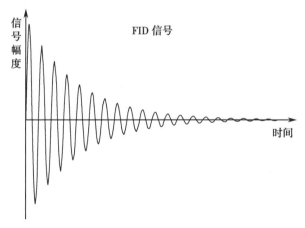

图 5-5 自由感应衰减信号

2. 自旋回波信号　90° 脉冲作用后，磁化矢量 Mz 翻转到 XY 平面最大，信号强度最大，理想情况下希望从最初的 FID 信号中获得采集信号，实际上，在 t＝0 时刻往往难以获得信号。90° 脉冲后的自由感应衰减信号（FID）由于外磁场不均匀性和自旋-自旋相互作用所致的 T_2^* 效应，FID 失相位的过程非常快，自旋很快出现不同相。施加 90° 脉冲后，隔 t' 时间再施加 180° 脉冲，又过 t' 自旋质子将会再次完全位于同相位，信号将达到最大值，t' 既是 90° 与 180° 脉冲的间隔时间，也是 180° 脉冲之后信号恢复到最大（复位相）的时间。因此，称 $2t'$ 为回波延迟时间 TE，180° 脉冲则称为重聚（或复相位）脉冲。因此，180° 脉冲后组织中的宏观横向磁化矢量经历了逐渐增大，到了最大值后又逐渐衰减的过程，利用接收线圈记录这一变化过程将得到一个回波，即自旋回波（spin echo，SE）（图 5-6）。

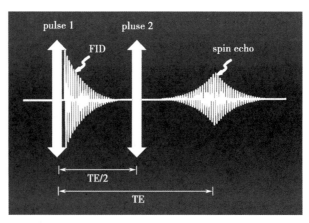

图 5-6　自旋回波信号

三、磁共振图像重建原理

磁共振信号是宏观磁化矢量经激发后在线圈内感应出的信号，是旋进质子信号的总和，并不能在选定的层面内确定每个信号成分的来源位置，即空间信息。空间编码技术是由梯度场来完成的，包括层面和层厚的选择、频率编码、相位编码。

（一）层面选择

在磁共振的二维成像过程中，为了获取某一层面的信号，必须去除该层面以外的其他影响因素。采用层面选择梯度磁场和特定中心频率脉冲共同作用，使某一选定层面被激发而邻近组织不被激发，从而实现选层。

（二）空间编码

经过选层后，MRI 线圈中得到的有一定层厚的整个成像层面内所有质子同时发出的共振信号，但不能确定在选定的层面内每个信号成分的来源位置，无法识别每个体素的位置差别。这就需要空间编码技术来解决这一问题。空间编码的目的就是找出频率、相位与位置所具有的一一对应关系。当采集到混杂有不同频率和相位的磁共振信号后，通过傅里叶变换（fourier transform，FT）解码出不同频率和相位的磁共振信号，而不同的频率和相位代表不同的位置，这样频率、相位与位置的一一对应关系就找到了。通过这种一一对应关系，可以编码此像素的 x 和 y 坐标。

空间编码包括频率编码和相位编码，二者的区别主要表现在：①梯度场施加方向不同，相位编码与频率编码的施加方向相互垂直；②施加的时刻不同，频率编码必须在磁共振信号采集的同时施加，所以又称读出梯度；而相位编码梯度场必须在信号采集前施加。

1. 相位编码　所谓相位编码（phase encoding），就是利用梯度磁场造成各个体素的质子进动相位不同，以相位差标定各体素的空间位置。当引起共振的射频脉冲终止后，由于受激励的层面磁场的不均匀性和相邻磁核产生的小磁矩的影响，以相同频率共振的磁矩可能会有不同的进动方向，即相位差。利用某方向施加的梯度场对体素磁化强度的这种相位特点进行编码，实现各体积元的位置识别，这就是相位编码的含义。

从这个意义上讲，相位编码是以梯度磁场对选择层面内各行间体素的相位进行标定，实现行与行之间体素的位置识别的。在 MRI 图像重建中，沿相位编码方向排列的像素个数决定了为实现重建图像所需的数据采集周期的重复次数。如果要得到一幅 128×128 个像素的二维图像，即图像矩阵（沿相位编码方向）为 128 行，则数据采集周期必须至少重复 128 次。

2. 频率编码　相位编码完成后，相位编码梯度场关闭，上下方向的进动频率差别消失，但由于相位编码梯度场造成的上下方向上各体素内质子的相位差别被保留下来。在读出信号的同时，打开左右方向上的频率编码梯度 Gx，层面内左右方向上质子所感受到的磁场强度不同，即其进动频率存在差别，左部的质子进动频率高，而右部的质子进动频率低。这样采集的磁共振信号中就包含有不同频率的空间信息，经傅里叶变换后不同频率的磁共振信号就被区分出来，分配到左右方向各自的位置上。

（三）K空间与图像重建方法

1. **K空间** 磁共振信号数据的采集可以看成是K空间的填充过程。数据采集完成后,得到完整的数据矩阵,对这个数据矩阵进行二维傅立叶变换(2DFT),就可重建出原来物体的图像。所以,K空间也叫傅里叶空间,是带有空间定位编码信息的磁共振信号原始数字数据的填充空间,每一幅磁共振图像都有其相应的K空间数据点阵。对K空间的数据进行傅里叶变换,就能对原始数字数据中的空间定位编码信息进行解码,分解出不同频率、相位和幅度的磁共振信号,不同的频率和相位代表不同的空间位置,而幅度则代表磁共振信号强度。把不同频率、相位及信号强度的磁共振数字信号分配到相应的像素中,就得到了磁共振图像数据,即重建出了磁共振图像。傅里叶变换就是把K空间的原始数据点阵转变成磁共振图像点阵的过程。

填充K空间中央区域的相位编码线主要决定图像的对比,而周边区域的相位编码线主要决定图像的解剖细节。零傅里叶线两边的相位编码线是镜像对称的。K空间在频率编码方向上是镜像对称的,而且中心区域的信息对图像的对比起着绝对性的影响。

2. **K空间特性**

（1）K空间中的点阵与图像的点阵不是一一对应的,K空间中每一点包含有扫描层面的全层信息。

（2）K空间在K_x和K_y方向上都呈现镜像对称的特性。

（3）填充K空间中央区域的磁共振信号主要决定图像的对比,填充K空间周边区域的磁共振信号主要决定图像的解剖细节。

K空间数据的采集和填充与磁共振图像的空间分辨力直接相关,也将直接决定图像的采集时间。磁共振图像在相位编码方向上像素的多少直接决定于相位编码的步级数,即不同的相位编码的磁共振回波信号的数目。FOV相同,若相位编码方向的像素越多,图像在相位编码方向的像素直径就越小,空间分辨力越高;但所需要进行相位编码的步级数越多,即需要采集的磁共振信号数目越多,一幅图像所需的采集时间就越长。

磁共振图像频率编码方向上的像素数目决定于在磁共振回波信号采集过程中采样点的多少,采样点越多,则图像在频率编码方向上的像素数目越多,像素径线越小,空间分辨力越高。

3. **K空间填充方式** 在频率编码梯度的开通时间内获得的K空间采样点图称为采样轨迹。在常规磁共振成像过程中,K空间的数据是被逐行采样的。由于种种原因,有时为了改善图像的某种特性,人们开发出一些特殊方法对K空间数据点进行采样。每条K空间线上的数据点可以是等距离排列(线性采样),也可以是非等距离排列(非线性采样)。

目前常用的填充方式:①循序对称填充;②K空间中央优先采集技术;③K空间放射状填充技术;④迂回轨迹采集技术。

第二节　磁共振成像的脉冲序列

磁共振脉冲序列(pulse sequence)是指在磁共振成像中反复施加的射频脉冲、梯度磁场、以及信号采集在时序上的排列。通过脉冲序列各种参数的具体设定,磁共振图像不同权重的图像以及图像质量得以控制,因此脉冲序列是磁共振成像的中心环节。磁共振成像其实质就是一个通过脉冲序列获得所需的回波信号并重建为图像的过程。本节主要阐述脉冲序列的表达、序列参数、以及自旋回波(spin echo, SE)、梯度回波(gradient echo, GRE)、反转恢复(inversion recovery, IR)和平面回波成像(echo planar imaging, EPI)序列等临床常用脉冲序列的基本原理和临床应用。

一、脉冲序列的表达与分类

磁共振发展的过程既是硬件的发展过程,也是脉冲序列不断开发并应用于临床的过程,磁共振成像的各种具体临床应用都是通过其中一个脉冲序列或几个脉冲序列的组合得以实现的。

（一）脉冲序列的表达

任何脉冲序列都是射频脉冲、梯度磁场、信号采集的有序组合。射频脉冲就是具有一定宽度、一定幅度的电磁波,它是磁共振信号的激励源。因此在任何序列中,必须至少具备一个射频脉冲。射频脉冲的能量以射频的形式被自旋核系统吸收，然后同样以射频的形式被释放。在此能量的转换过程中遵循频率一致的原则，也就是说射频脉冲的频率必须与拉莫尔频率一致。射频脉冲的带宽（bandwidth）是对脉冲频率大小的描述，单位是赫兹或千赫兹；另一个描述射频脉冲的参数是激励角或翻转角（flip angle，FA），一般用角度或者弧度表示，它代表纵向磁化矢量接收射频能量以后向横向平面（XY 平面）翻转的角度。例如，射频脉冲使纵向磁化矢量完全翻转至横向平面时，则激励角为 90°。射频脉冲的能量越大、作用时间越长，成像区域内纵向磁化矢量受激励后翻转的角度就越大。梯度磁场主要在层面选择、频率编码以及相位编码等过程中起关键作用，而信号采集则是脉冲序列的最终目的。

脉冲序列的表达方式主要有两种，分别是时序图和流程表达式。时序图中采用不同的波形符号来分别描述射频脉冲、梯度磁场和信号采集，以及它们之间的时间对应关系。流程表达式则是用公式的形式来表示射频激励脉冲、梯度磁场、信号和各种延迟时间的先后顺序。相比较于流程图，时序图是最直观、最常用的脉冲序列表达方式，本节中所有的脉冲序列均采用时序图的形式来表达。

（二）脉冲序列的分类

磁共振脉冲序列名目繁多，而且分类方法不一，下面给出脉冲序列常见的几种分类方法。

1. 按检测信号类型分类　可供磁共振系统使用的信号共有三种形式，即 FID、自旋回波和梯度回波。相应地，可将脉冲序列分为四大类：直接测定 FID 信号的序列（如部分饱和序列等）；自旋回波的序列（快速自旋回波序列）；梯度回波序列；杂合序列（磁共振信号含有两种回波如快速自旋梯度回波和平面回波成像序列）。

2. 按用途分类　按用途可将磁共振脉冲序列分为通用序列和专用序列两大类。通用序列是指用于人体各组织常规成像的序列，如自旋回波序列，快速自旋回波等。专用序列往往针对组织器官某项特定功能或组织特性，成像结果具有差别于常规序列的特点，如电影成像序列、血管成像序列、弥散成像序列、磁敏感成像序列以及脑功能成像序列等。随着磁共振成像技术的发展，专用序列越来越多地被开发并应用于临床，表现出了它们特有的优势。

3. 按扫描速度分类　根据脉冲序列的成像速度又可分为快速成像序列和普通序列两大类。

二、脉冲序列的相关概念及其意义

磁共振脉冲序列涉及的参数很多，而且参数之间互相影响。其中少数参数如射频脉冲的大小、梯度磁场的大小和形式等由系统确定以外，其他参数如层厚、层间距、TR 时间、TE 时间、视野、矩阵等要按照一定的检查规范并结合受检者实际情况进行设定。

（一）基本参数

1. 重复时间　重复时间（repetition time，TR）是指脉冲序列执行一次所需要的时间，也就是从第一个 RF 激励脉冲出现到下一周期同一脉冲再次出现时所经历的时间（图 5-7）。TR 时间直接影响磁化矢量受激励后的恢复程度。TR 越长，氢质子就有更长的时间进行纵向弛豫，组织纵向磁化矢量的恢复程度就越大。因此，TR 主要决定图像的 T_1 对比。TR 越长，T_1 权重越小，反之 TR 越小，T_1 权重越大。

2. 回波时间　回波时间（echo time，TE）是指 RF 激励脉冲的中心点到回波信号中心点的时间间隔。对于采集一个回波信号的脉冲序列而言，TE 时间是固定的，但在多回波序列中，由于采集的回波信号不止一个，因此有不同的 TE 时间（图 5-7）。通常将 RF 脉冲至第一个回波信号出现的时间称为 TE_1，至第二个回波信号的时间叫做 TE_2，依次类推。TE 主要决定了图像的 T_2 对比。TE 时间越短质子横向弛豫越小，所获图像的 T_2 权重就越小，但图像的信噪比越高；反之 TE 越长 T_2 权重越大，但信噪比下降。

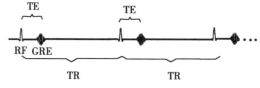

图 5-7　重复时间和回波时间的描述

3. 反转时间　反转时间（inversion time，TI）在反转恢复脉冲序列中，−180°反转脉冲与90°激励脉冲之间的时间间隔称为反转时间，两个 −180°脉冲之间的时间间隔为 TR，90°脉冲和回波之间的间隔为 TE，如（图 5-8）。当反转恢复序列以抑制某种信号为应用目的时，序列的 TI 时间根据不同组织的 T_1 值进行选择。

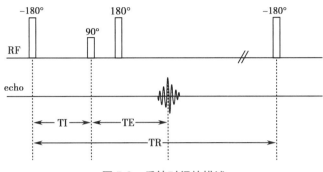

图 5-8　反转时间的描述

4. 矩阵　矩阵（matrix）可分为采集矩阵和显示矩阵。相对于二维图像而言，采集矩阵是指行和列方向上数据采样点的多少，对应于磁共振图像就是层面内频率编码和相位编码的步数多少。频率编码方向上的大小并不直接影响图像采集时间，而相位编码方向上的编码步数则直接影响图像采集时间。相位编码的步数越多，图像采集时间越长。采集矩阵和成像体素是一一对应的，在其他成像参数不变的情况下，采集矩阵越大，成像体素越小，图像层面内的空间分辨力越高，但信噪比下降。

5. 视野　视野（field of view，FOV）指实施扫描的解剖区域，亦称为扫描野。视野是一个面积的概念。在矩阵不变的情况下，视野越大，成像体素就越大，图像层面内的空间分辨力就越低，但图像的信噪比越高。

6. 层面厚度　层面厚度（slice thickness）是指被射频激发的组织厚度。在二维成像中，层面越薄，图像在层面选择方向的空间分辨力越高，但由于体素体积变小，图像的信噪比降低。因此在选择层厚的时候既要考虑到空间分辨力，同时要考虑到图像信噪比。磁共振成像的层厚是由层面选择梯度场强度和射频脉冲的带宽共同控制的。在射频带宽一定的情况下，梯度场强度越大，层面越薄；而在梯度场强一定的情况下，射频带宽越小，层厚越薄。

7. 层间距　层间距（slice gap）是指相邻两个层面之间的距离。磁共振成像中，成像层面是由选择性射频激励脉冲和梯度磁场共同确定的。在理想的情况下，只有层面内的氢质子被激励，但由于梯度磁场的线性、射频脉冲的选择性等因素影响，层面附近的质子往往也会受到激励，这样就会造成层面之间信号的相互影响，进而降低空间分辨力，这一效应称为层间干扰（cross talk）或层间污染（cross contamination）。为了减少层间污染，在二维磁共振成像时往往需要设置一定的层间距。

8. 翻转角　翻转角又称射频激励角，是指在射频脉冲的激励下，层面内的宏观磁化矢量 M 偏离静磁场 B_0 的方向，与 B_0 间形成的偏转角度称为翻转角。翻转角的大小是由激励射频的强度（能量）和作用时间共同决定。射频强度越大作用时间越长，则造成磁化矢量的翻转角度越大。常用的翻转角有90°和180°两种，相应的射频脉冲分别被称为90°和180°脉冲。

9. 激励次数　激励次数（number of excitation，NEX）又叫信号平均次数（number of signal averaged，NSA），或信号采集次数（number of acquisitions，NA），它是指每个相位编码步级中信号采集的次数。NEX 增加有利于增加图像信噪比，但也同时增加了信号采集时间。激励次数增加一倍，图像信噪比为原来的 $\sqrt{2}$ 倍，但扫描时间增加一倍。

（二）快速成像序列参数

1. 回波链长度　回波链长度（echo train length，ETL）是快速成像序列的专用参数，指射频脉冲激发后所产生和采集的回波数目，对于 K 空间填充而言就是相位编码的数目。在常规自旋回波序列中，每个 TR 中仅采集一个回波信号，填充一行 K 空间数据；而在快速自旋回波序列中，由于回波链的存在，每个 TR 时间可进行多次相位编码，采集多个回波，填充多行 K 空间。因此，回波链也被称为快速成像序列的快速因子。回波链的存在将成比例减少 TR 的重复次数,缩短扫描时间。如图 5-9 所示,回波链长度为 8 的快速自旋回波序列。

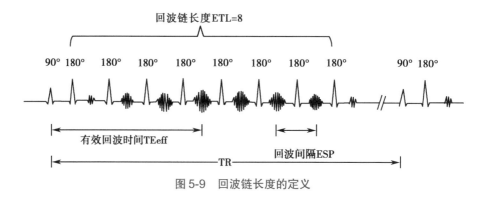

图 5-9 回波链长度的定义

2. 有效回波时间 有效回波时间(effective echo time,TE_{eff})指在快速自旋回波序列中,一次射频脉冲激发后有多个回波信号产生,它们分别被填充在 K 空间的不同位置。由于每个回波信号的采集处于不同的 T_2 衰减时间,因此具有不同的 TE。有效回波时间就是指射频激励脉冲中点到填充于 K 空间中心的回波中点的时间间隔(图 5-9),因为 K 空间中心区的信号数据决定了图像的对比度,而 K 空间边缘的数据主要影响图像的空间分辨力。在所有快速自旋回波序列中,回波时间均为有效回波时间。

3. 回波间隔时间 回波间隔时间(echo spacing,ESP)是指快速自旋回波序列回波链中相邻两个回波中点之间的时间间隔(图 5-9)。由于每个回波信号的采集处于 T_2 衰减的不同时间,导致所采集的信号在幅度上存在差异,因此 ESP 的缩短将有助于减小这种差异,进而降低由此造成的图像边缘模糊伪影(blurring artifact)。另外,ESP 的大小还会影响序列有效回波时间的长短,在回波链长度相等的前提下,ESP 越小,有效回波时间越短。

三、图像对比度与加权

(一)T_1 值和 T_1 图像对比度

纵向弛豫时间 T_1 是组织的固有属性之一。在相同场强的磁场环境下,不同的组织具有不同的 T_1;同一组织在不同场强的磁场中亦表现出不同的 T_1;更为重要的是,同一组织生理状态下的 T_1 和病理状态下的 T_1 同样表现不同。表 5-1 给出了生理状态下人体主要组织在两种场强环境中的 T_1 值。

表 5-1 在不同场强下人体主要组织的 T_1 值 单位: ms

组织	T_1 值	
	1.0T 磁场	1.5T 磁场
脂肪	180	230
肝脏	270	323
肾脏		449
脾脏	480	554
肺		600
蛋白质	390	539
肌肉	600	870
灰质	520	656
血液	800	
脑脊液	2 000	
水	2 500	>4 000

组织的 T_1 值越短，磁化矢量 M 的纵向分量 M_z（常称为纵向磁化）弛豫速度就越快，也就是说，在下一次射频激发时该组织的纵向磁化的恢复程度越高。如果组织的 T_1 值很长，则需要更长的时间其纵向磁化才能恢复。因此，短 T_1 的组织在 T_1 加权的序列中表现为高信号，而长 T_1 组织表现为低信号。

（二）T_2 值与 T_2 图像对比度

和 T_1 时间一样，组织的横向弛豫时间 T_2 是组织的本征特性之一。在相同场强的磁场环境下，不同的组织具有不同的 T_2，但 T_2 的场强依赖性不如 T_1。同样重要的是，同一组织生理状态下的 T_2 和病理状态下的 T_2 表现不同。人体主要组织的 T_2 值如表 5-2 所示。

表 5-2　1.5T 场强下人体主要组织的 T_2 值和质子密度 N

组织	T_2 值 /ms	质子密度 N（H）/%
肌肉	40	100
肝脏	50	91
胰腺		86
肾脏	58	95
脾脏	80	92
肺	79	1~5
蛋白质	90	100
脂肪	90	98
灰质	100	94
血液	180	90
脑脊液	300	96
水	2 500	
皮质骨		1~10
空气		<1

（三）质子密度值与质子密度图像对比度

体素内的氢质子密度决定了弛豫过程中纵向磁化的最大值 M_0，质子密度大，M_0 值就大。如果说图像产生的对比度反映不同组织间的氢质子密度差，那么该对比度称为质子密度对比度，相应地，突出质子密度分布的图像称为质子密度加权像。人体主要组织的相对质子密度如表 5-2 所示。

（四）图像加权

一幅磁共振图像通常会受到组织 T_1、T_2、弥散、血流等因素的综合影响。通过调节 TR、TE、TI 或翻转角等脉冲序列参数，就可以突出上述影响因素中的某一项，并主要以该项因素产生图像的对比度，这样获取的图像称为加权像（weighted image，WI）。在目前的临床应用中，常见的加权图像有 T_1 加权像、T_2 加权像、质子密度加权像以及弥散加权像等。

1. T_1 加权像（T_1 weighted image，T_1WI）　指图像的对比度主要来自组织间的 T_1 差异。自旋回波或者快速自旋回波序列中采用短 TR（≤650 毫秒）和短 TE（≤20 毫秒）就可得到 T_1 加权像，在实际使用中大多采用自旋回波序列。在反转恢复序列中，T_1 的对比主要受到 TI 的影响，而梯度回波序列中翻转角是 TR 和 TE 以外另一个影响图像对比度的重要参数。

2. T_2 加权像（T_2 weighted image，T_2WI）　主要反映组织间的 T_2 值差异的图像称 T_2 加权像。T_2 加权像一般通过快速自旋回波获得，在该序列中采用长 TR（≥2 000 毫秒）和长 TE（≥60 毫秒）的扫描参数。长 TR 的作用是使组织的纵向磁化矢量按其自身 T_1 时间常数得到充分弛豫，所采集信号中的 T_1 效应被降低；采用长 TE 的目的是增大组织的 T_2 效应，提高 T_2 值对图像对比度的影响，突出液体等 T_2 较长组织的信号。

3. 质子密度加权像（proton density weighted image，PDWI）　主要反映的是不同组织间氢质子含量上的差异。因此，在该权重的图像中必须尽可能减少组织 T_1 和 T_2 值对图像对比度的影响。临床上通常采用快速自旋回波获取质子密度加权像，选用长 TR（≥2 000 毫秒）和短 TE（≤40 毫秒）的扫描参数。长 TR 可使组织的纵向磁化矢量在下一个激励脉冲到来之前得到充分弛豫，以减少组织 T_1 对信号的影响，而短 TE 的作用则主要是降低组织 T_2 对图像的影响。

四、自旋回波序列

（一）自旋回波序列的成像原理

自旋回波脉冲序列（spin echo sequence，SE sequence）是目前临床磁共振成像中最基本、最常用的脉冲序列之一。自旋回波是指以 90° 脉冲激励开始，后续施以 180° 相位重聚脉冲并获得回波信号的脉冲序列。

磁化矢量在受射频脉冲激励后，质子群以同一频率、相同相位的形式发生进动。由于外加磁场的不均匀性和质子间的自旋 - 自旋作用，原先同一频率进动的质子群产生进动频率上的差异，一部分以较快频率进动，一部分以较慢频率进动。其结果是使进动快的质子在前，进动慢的质子在后，质子互相之间产生了相位差。由于各个氢质子间的核磁矩相位值大小不一，质子群的进动因此失去同步而分散在 XY 面内，这就是"频散导致相散"现象，该相位失散的过程也就是横向弛豫的过程。当最终出现 180° 的相位差时，矢量的幅度相互抵消。

如果一定的时间间隔以后，在 XY 平面内施加 180° 脉冲，其结果将使进动频率快的质子在后、频率慢的质子反而在前，然后仍以原有的频率继续进动。再经过相同时间的延迟，原先失相的质子群重新发生相位重聚，质子间相位差重新归于零。单一磁矩和质子群的失相和相位重聚过程如（图 5-10）。

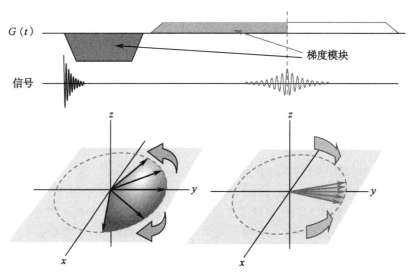

图 5-10 质子群的失相与相位重聚

质子群相位再次重聚时，XY 平面内的横向矢量再次达到最大，产生最大的信号强度。随后质子群又一次的去相位，接收线圈中又可再次检测到逐渐衰减的信号，这样形成一个逐渐升高后逐渐下降的回波信号称为自旋回波。

（二）自旋回波序列的图像特征

自旋回波序列所获图像最主要的优势是图像的权重最为确定，也就是说通过 TR、TE 的不同组合可以获得特定权重的图像，包括 T_1 加权、T_2 加权以及质子密度加权图。T_1 的权重随着 TR 的增加而下降（图 5-11），T_2 的权重则随着 TE 的增加而增加（图 5-12）。和梯度回波序列相比，由于自旋回波序列中 180° 重聚脉冲的应用，磁场的不均匀性以及磁敏感性差异造成的图像伪影较少，而且化学位移伪影也较梯度回波少，这也是自旋回波序列的另一优势。

（三）快速自旋回波序列

快速自旋回波序列（fast spin echo，FSE）最早以 RARE（rapid acquisition with relaxation enhancement）的概念提出，后来各公司命名有所不同，常见的名称有 FSE（fast spin echo）、TSE（turbo spin echo）、RISE（rapid imaging spin echo）。该序列仍以 90° 激发脉冲开始，随后同样应用一系列 180° 脉冲来产生

动画：质子群的失相与相位重聚

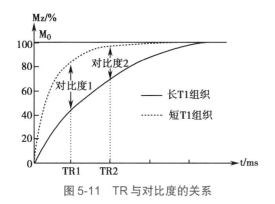

图 5-11 TR 与对比度的关系

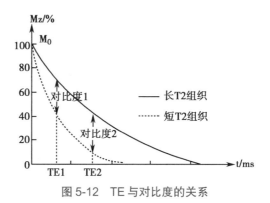

图 5-12 TE 与对比度的关系

多个回波信号。不同之处主要在于：自旋回波多回波序列的每个回波信号在采集时的相位编码梯度是相同的，因此每个回波被置于不同的 K 空间中，从而生成多幅不同权重的图像；而快速自旋回波序列多个回波信号的采集具有不同的相位编码梯度，它们被放置于同一 K 空间中，因此最终重建出的是一幅单一权重的图像。快速自旋回波序列的回波数量一般比多回波自旋回波序列要多，通常在 4～30 个之间。快速自旋回波序列的回波有一个专有的名称，称为回波链（echo train），每个回波链中包括的回波个数称为回波链长度。图 5-13 表示 4 个回波链长度的快速自旋回波序列。

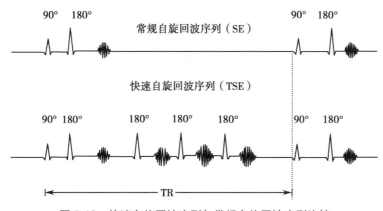

图 5-13 快速自旋回波序列与常规自旋回波序列比较

五、梯度回波脉冲序列

（一）梯度回波序列的检测原理

梯度回波（gradient echo，GRE）序列又叫场回波（field echo，FE）序列，是指通过频率编码方向上的梯度场翻转而产生回波信号的序列，它与自旋回波序列的主要区别在于两者产生回波的方式不同。在梯度回波序列中，射频激发脉冲一结束，便在读出梯度（频率编码）方向上施加一个先负后正的梯度脉冲。梯度脉冲与主磁场 B_0 叠加后，读出方向的磁场将经历一次先从大到小，后从小到大的变化过程，造成该方向上质子群的进动频率也随之发生变化，并因此产生回波信号。这种由梯度场切换而产生的回波信号称为梯度回波。梯度回波与自旋回波的另外一个不同点在于：自旋回波序列以一个90°脉冲进行射频激励，将磁化矢量完全翻转至 XY 平面进行成像；而梯度回波序列的射频激励脉冲通常小于90°，以磁化矢量在 XY 平面内的分量 Mxy 进行成像。

（二）扰相梯度回波和稳态梯度回波

在 SE 序列中，TR 远大于组织的 T_2 值。在下一个射频脉冲到来时，前一个脉冲的横向磁化矢量已基本恢复，横向磁化的残余量对继之而来的回波信号几乎没有影响。但是在梯度回波序列中，由于TR 会小于组织 T_2 值，本次射频激发产生的横向磁化残余将对下一周期回波信号造成较大的影响，导致图像出现带状伪影（banding artifact）。由此可见，在下一个射频激发之前，处理好残余的横向磁化是很有必要的。根据图像权重的不同要求,通常用相位破坏和相位重聚两种方法来减少残余横向磁化矢量的影响,两者的共同之处在于均需施加一定的梯度磁场。

横向磁化或磁化矢量 M 的横向分量 Mxy 是由小磁矩的相位相干所形成的。因此,只要破坏其相干性,剩余 Mxy 就会消失,而磁化矢量 M 的纵向分量 Mz 不受影响而依然存在。破坏 Mxy 的一种常用方式是在一定的方向上施加梯度磁场,所使用的梯度称为扰相梯度或相位破坏梯度(spoiling gradient),相应的脉冲序列称为扰相梯度回波(spoiled gradient echo,SPGR)。扰相梯度一般于信号读出后至下一个脉冲到来之前的时间从三个梯度方向同时加入(图 5-14)。实施扰相的梯度回波序列可以在较短的 TR 下获得更大权重的 T_1 加权像,但序列中由于额外梯度磁场的加入会增加机器负担并小幅度延长 TR。

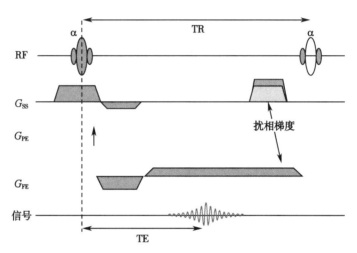

图 5-14 扰相梯度回波序列的梯度脉冲

为了保存这个稳态的分量产生了另一种对横向磁化进行处理的方法叫相位重聚,其思路与扰相正好相反。该方法不仅不消除质子的相位相干状态,反而在相位编码和频率编码两个方向施加适当的反向梯度使相位重聚(图 5-15),促使"零相位"的出现。这一反向梯度就称为相位重聚梯度(rephasing gradient)或相位补偿梯度(compensation gradient),相应的脉冲序列称为稳态梯度回波(gradient-recalled acquisition in the steady state,GRASS)。这种用梯度脉冲进行相位重聚的方法仍然会加大梯度系统的负担。

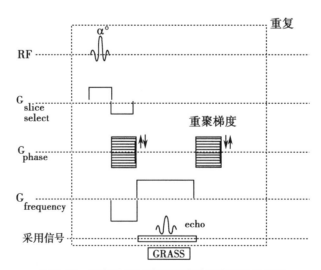

图 5-15 稳态梯度回波序列的梯度脉冲及其相位

因此,梯度回波序列家族(gradient echo pulse sequence family)按在序列末尾对剩余横向磁化的不同处理方法分为两大类,一是采用扰相技术的序列,另一类则为采用相位重聚技术的序列。

（三）梯度回波序列的应用特点

GRE 序列最显著的应用是快速成像和三维容积成像，其优点主要体现在下述几个方面：①不用 90° 脉冲激发，使得纵向弛豫时间缩短，可以用短 TR 成像，提高了扫描速度；②用梯度的翻转代替 180° 相位重聚脉冲，这不仅有利于使用短 TR 实施扫描，而且增加了对磁敏感性的检测（出血等），同时它将有效地减少受检者的射频能量沉积；③在合理的时间内实现三维容积成像；④实现对流动血液的成像。

GRE 序列应用的缺点：①不能获取纯 T_2 加权图像；②对梯度系统的要求较高，扫描时整个梯度系统的负担加重，梯度切换时产生的噪声也进一步加大（实施短 TR 和短 TE 的 GRE 成像时，梯度系统处于高速切换状态）；③小翻转角和短 TR 的使用降低了图像的信噪比；④增大了磁敏感性伪影和化学位移伪影，特别是 TE 较大时；⑤由于没有 180° 相位重聚脉冲，增加了对磁场不均匀的敏感性，磁敏感伪影增加。

六、反转恢复和快速反转恢复序列

反转恢复序列（inversion recovery，IR）由两部分组成，第一部分是一个负 180° 的射频脉冲，在一定的延迟时间（inversion time，TI）后，紧接的第二部分通常是自旋回波或快速自旋回波序列。如果第二部分是一个快速自旋回波，则该序列被称为快速反转恢复序列（fast inversion recovery，FIR）。

（一）反转恢复的原理

如果用 −180° 射频脉冲对组织进行激发，将使组织的宏观纵向磁化矢量（+Z 轴方向）偏转到主磁场相反的方向上（−Z 轴方向），该 180° 脉冲就被称为反转脉冲。−180° 脉冲的射频能量明显大于 90° 脉冲，当 −180° 脉冲关闭后，纵向磁化矢量仍然沿 T_1 弛豫增长曲线恢复，但弛豫所需时间明显延长。

（二）反转恢复序列

反转恢复（inversion recovery，IR）序列实际上是在自旋回波序列前施加了一个 180° 的反转脉冲。也就是说在反转脉冲之后再依次施加 90° 脉冲和 180° 聚焦脉冲，并采集一个回波信号。由于 180° 反转脉冲延长了组织的 T_1 弛豫时间，该序列增加了组织间的 T_1 对比，可以作为 T_1 加权序列应用于临床。在反转恢复序列中，−180° 反转脉冲中点至 90° 脉冲中点的时间间隔定义为反转时间（TI），90° 脉冲中点到回波中点的时间间隔定义为 TE，而把相邻的两个负 180° 反转预脉冲中点的时间间隔定义为 TR。为了保证在下一次 180° 反转脉冲前各组织的纵向磁化矢量都能基本回到平衡状态，以保持 TI 产生的对比度，要求足够长的 TR，一般为 TI 时间的 3～4 倍。在反转恢复序列用以获得 T_1 加权图像时，图像的 T_1 对比主要是由 TI 来决定的，一般选取两组织 T_1 值的中间值，而 TR 的作用在于氢质子充分的纵向弛豫以保证图像的信噪比。

反转恢复序列具有以下特点：组织的 T_1 对比优于自旋回波序列；一次反转脉冲后序列仅采集一个回波信号，而且 TR 很长，导致扫描时间很长。该序列主要用于增加脑灰白质之间的 T_1 对比，对儿童髓鞘发育研究有较高价值。由于反转恢复序列的扫描时间长，在实际的临床应用中的应用相对较少，目前已被快速反转恢复序列所替代。

（三）快速反转恢复序列

快速反转恢复序列（fast inversion recovery，FIR 或 turbo inversion recovery，TIR）也称为反转恢复快速自旋回波（IR-FSE 或 IR-TSE）序列。在了解反转脉冲和反转恢复序列之后，快速反转恢复序列的理解就非常简单了。反转恢复序列是由一个 180° 反转脉冲和紧随其后的一个自旋回波序列构成，相应的快速反转恢复序列则是一个 180° 反转脉冲和随后的一个快速自旋回波序列构成（图 5-16）。同样的，在序列中，180° 反转脉冲中点至 90° 脉冲中点的时间间隔定义为反转时间（TI）；90° 脉冲中点到回波中点的时间间隔定义为 TE，但由于多个回波的原因，TE 为有效 TE；相邻的两个 180° 反转脉冲中点的时间间隔为 TR。

基于上述序列结构，快速反转恢复序列具有以下特点：

1. 成像速度快　由于序列中有回波链的存在，其成像速度明显快于反转恢复序列，这种速度上的差异类似于自旋回波和快速自旋回波序列间的差别。在其他成像参数不变的情况下，扫描时间缩短的倍数等于回波链的长度。

2. T₁ 权重效果适中 由于回波链的存在,氢质子在弛豫过程中 T₂ 的影响增大,因此该序列在获得 T₁ 加权图像时,其效果不如反转恢复序列,但优于快速自旋回波序列。

3. 容易出现模糊效应 同样由于存在回波链的原因,相应的 TE 为有效 TE,图像上出现与快速回波序列类似的模糊效应。

4. 可抑制特定组织信号 通过选择不同的 TI,可选择性抑制相应 T₁ 值的组织信号。在保证 TR 足够长的情况下,抑制某种组织信号的 TI 值等于该组织 T₁ 值的 69.3%。

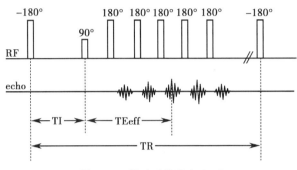

图 5-16 快速反转恢复序列

(四)快速反转恢复序列的临床应用

1. 短反转时间反转恢复序列 短反转时间反转恢复序列(short TI inversion recovery,STIR)亦可称为 short time inversion recovery,脂肪组织在 T₁ 加权图像以及自旋回波 T₂ 加权图像上均呈现为高信号,而许多病变组织在同样的 T₂ 加权以及增强后的 T₁ 加权图像上亦表现为高信号,两者容易造成混淆。STIR 的一个重要临床应用就在于可以抑制高信号的脂肪组织,以便能够更清晰地显示病变。

脂肪组织的纵向弛豫速度很快,即 T₁ 值很短。在 1.5T 的磁场环境中它的 T₁ 值约为 230 毫秒,相应的 TI 值为 160 毫秒左右。在 TR 足够长的前提下,如果 90° 的射频脉冲在反转脉冲后 160 毫秒的时间点进行激发,此时脂肪组织的纵向磁化矢量处于零点,不会接收 90° 脉冲的射频能量,因此它的信号被抑制(图 5-17)。在实际的临床应用中 TI 的选择一般在 150～170 毫秒,TR 一般大于 2 000 毫秒。

2. 液体抑制反转恢复序列 液体抑制反转恢复序列(fluid attenuated inversion recovery,FLAIR)类似于高信号的脂肪对病变显示的影响,T₂ 加权图像上更高信号的自由水同样会影响其周边病变的显示,特别是在脑部或脊髓等神经系统的应用中。例如,当大脑皮质病变、脑室旁病变等相对较小且靠近脑室或蛛网膜下腔时,在 T₂ 加权图像上呈现略高信号或高信号的病灶常被更高信号的脑脊液掩盖而显示不清。如果能把脑脊液的信号加以抑制,病灶就能得到充分暴露。FLAIR 序列,即黑水序列,就是这样一种能够有效地抑制脑脊液信号的成像技术。

FLAIR 序列实际上就是长 TI 的快速反转恢复序列,因为脑脊液的 T₁ 值很长,在 1.5T 场强中约为 3 000～4 000 毫秒,选择 TI 为 2 100～2 500 毫秒时,脑脊液的宏观纵向磁化矢量刚好接近于零,即可有效抑制脑脊液的信号(图 5-17)。

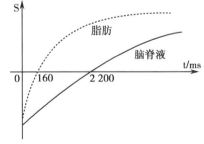

图 5-17 抑制脂肪和脑脊液的 TI 选择

3. 快速反转恢复 T₁WI 序列 也称为 T₁ FLAIR。上述的 STIR 和 FLAIR 序列是利用了反转恢复可以抑制某一特定组织信号的原理,而快速反转恢复 T₁WI 序列则是利用了反转恢复可以增加图像 T₁ 对比的特性。该序列在临床上主要用于脑实质的 T₁ 加权成像,图像上大脑灰白质间的 T₁ 对比明显优于自旋回波或快速自旋回波的 T₁WI 序列。序列的实质是快速反转恢复,不同之处在于 TI 的选择。以 1.5T 的扫描机为例,TI 选择 700 毫秒左右,相应的 TR 为 2 000～2 500 毫秒,ETL 为 4～8,并把回波链中的第一个回波填充在 K 空间的中央(即选择最短的有效 TE)。

七、平面回波成像序列

平面回波成像（echo planar imaging，EPI）是 MRI 中成像速度最快的一种方法，可以在 30 毫秒之内采集一幅完整的图像，使每秒钟获取的图像达到 20 幅以上。它不仅能使运动器官"冻结"显示清晰的断层图像，而且可以在不使用门控的前提下实时地显示心脏的动态图像。

（一）平面回波序列的检测原理

EPI 必须和梯度回波或者自旋回波相结合形成相应的梯度回波 EPI 或自旋回波 EPI 序列。在 EPI 序列中，读出梯度是一种按正弦波形式振荡的梯度场，其振荡频率在 0.5Hz～1kHz 之间。以读出方向连续施加梯度场的方法来产生多个梯度回波，这些回波信号被直接采样后填入 K 空间，并被分别进行编码。EPI 序列可以在一次激发后得到图像所有的空间信息。

如果 EPI 序列在一次激发后获得图像重建的全部数据，则被称为单次激发 EPI（single shot EPI，SS-EPI），也叫 Snap shot EPI，它是 EPI 序列的标准形式。与单次激发 EPI 不同的是，多次激发 EPI（multi-shot EPI，MS-EPI）的 K 空间要通过多次迂回（隔行）扫描才能填满。与单次激发 EPI 相比，多次激发 EPI 对梯度的要求相对较低，磁化率伪影也较少，但扫描时间较长。

从数据采集的角度来看，MS-EPI 与 FSE（图 5-18）非常近似，FSE 也可在每次激发后收集多个相位编码步后生成的回波信号。两者的最基本区别在于信号的形成方式不同：FSE 用一连串的 180°重聚脉冲来产生所需的回波信号，而 MS-EPI 是利用梯度的振荡实现的。因此，MS-EPI 的回波链时间（回波链中所有回波占据的时间以及回波间隔的时间）远比 FSE 的短。

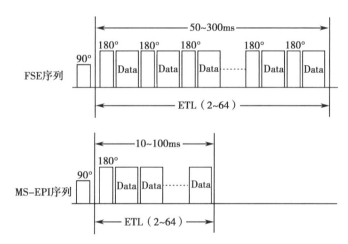

图 5-18　FSE 序列和 MS-EPI 序列回波链时间的比较

（二）平面回波序列的特点及其应用

EPI 图像的对比度取决于它前面使用的脉冲序列。自旋回波 EPI，因为 180°脉冲的应用消除了磁场不均匀性的影响，可以高速地获取 T_2 加权像。与标准 SE 序列不同的是，EPI 的全部数据是在一次或几次射频激发后获取，TR 时间足够长，因而图像中可以基本不包含 T_1 对比度。梯度回波 EPI 没有应用 180°脉冲，图像为 T_2^* 权重且成像较快。如果要应用 EPI 获取 T_1 加权图像，一般采用反转恢复的方式，通过施加 −180°反转脉冲来实现。

EPI 序列能有效地减少各种运动对图像质量的影响，可以进行心脏的高速形态学和功能成像研究。目前的临床实践中，EPI 序列广泛地应用于扩散成像（diffusion weighted imaging，DWI）、扩散张量成像（diffusion tensor imaging，DTI）、灌注成像（perfusion weighed imaging，PWI）以及脑功能成像（functional magnetic resonance imaging，fMRI）等方面。扩散成像通过对水分子随机运动过程的检测观察器官功能状态，是急性脑梗死最敏感的诊断方法。扩散张量成像是扩散成像的进一步发展，可以定量评估大脑白质的各向异性以及白质的完整性等。灌注成像则是利用梯度回波 EPI 图像的 T_2^* 权重特性，获取钆对比剂注射后的首过灌注信息。梯度回波 EPI 也被应用于血氧水平依赖成像（blood oxygen level dependent，BOLD）的脑功能成像中，它充分利用了去氧血红蛋白的 T_2^* 效应。

八、三维成像及其脉冲序列

(一)三维成像的概念

三维成像(three-dimensional imaging,3D)又叫三维体积成像或三维容积成像(three-dimensional volume imaging),指获得的成像数据来自一个较大范围的容积,而不是某个单一层面,也可以理解为某一成像对象体积连续层面的数据采集方式。三维成像通常采用短 TR 的快速扫描序列,采集数据时没有层间距,采集后的数据可以按任意方向重建断层图像,不受数据采集时的方向限制,而且更有利于成像对象的体积分析研究。

(二)三维成像的脉冲序列

3D 成像的信号获取方法与 2D 成像完全相同,两者的不同之处在于 3D 射频激发的是整个容积内的组织,并在层面选择梯度方向施加一个层面编码梯度(相位编码梯度),实现层面上的空间定位。3D 序列中层面编码的步数由成像容积在层面选择方向上的像素来决定。在成像容积确定的前提下,该方向上的像素越多,图像重建时层面的厚度就越薄,在切层方向可得到更高的分辨力。如果要获得任意方向上的高质量重组图像,3D 容积成像一般采用各向同性(成像体素为一个立方体)的数据采集方式。虽然自旋回波和梯度回波序列均可以用以进行 3D 成像,但考虑到扫描时间,3D 成像的 TR 不宜过长,因此临床上大范围的 3D 成像一般均采用梯度回波序列。

第三节 磁共振特殊成像技术

一、磁共振血管成像技术

磁共振血管成像(magnetic resonance angiography,MRA)已经成为磁共振检查的常规技术之一。具有无创、简便、费用低等优点。与其他血管成像手段不同的是,MRA 技术不但提供血管的形态信息,还可提供血流的方向、流速、流量等定量信息。临床常用的 MRA 成像方法包括时间飞越法 MRA (time of flight MRA,TOF-MRA)、相位对比 MRA(phase contrast MRA,PC-MRA)及对比增强 MRA (contrast enhancement MRA,CE-MRA)。下面将重点介绍这三种 MRA 成像技术。

(一)时间飞越法 MRA

1. 基本原理 时间飞越法技术基于血流的流入增强效应。它采用快速扫描技术进行采集,使成像容积或层面内的静止组织被反复激发而处于饱和状态,几乎不产生磁共振信号,从而抑制了静止的背景组织,而刚进入成像容积的血流尚未受到射频脉冲的激发,因而可以吸收射频脉冲能量并产生强的磁共振信号,与静止无信号的背景组织形成明显对比。

2. 常用形式 TOF-MRA 技术有二维(2D-TOF-MRA)和三维(3D-TOF-MRA)两种形式,两者各有优缺点。

(1)2D-TOF-MRA:利用 TOF 技术进行连续的薄层采集,再将整个扫描区域内连续多层图像数据进行后处理重建(图 5-19)。2D-TOF-MRA 一般采用扰相 GRE T_1WI 序列,它对流动高度敏感,选择最短的 TE 以较少流动失相位所致的信号丢失,选择大角度的射频脉冲以抑制背景组织信号干扰,并可通过设置 RF 脉冲对不需显示的血管进行预饱和处理,从而可以实现分别显示动脉和静脉的目的。

2D-TOF-MRA 的优点:①扫描速度快,采集时间短;②由于采用较短的 TR 和较大的反转角,因此,背景组织信号抑制较好,可实现大容积成像;③由于是单层采集,层面内血流的饱和现象较轻,有利于静脉慢血流的显示,对颅内小血管和矢状窦显示比 3D-TOF-MRA 好。

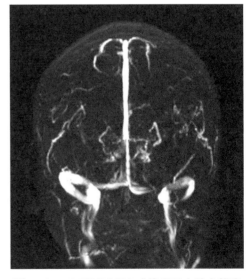

图 5-19 2D-TOF-MRA 成像显示大脑大静脉

2D-TOF-MRA 的缺点：①对于与采集层面平行方向流动的血流不敏感，采集过程中患者运动可引起信号空间编码错位，可能夸大血管狭窄程度；②后处理重建的效果不如三维成像；③由于层面方向空间分辨力相对较低，体素较大，流动失相位较明显，特别是受湍流的影响较大，容易出现相应的假象。

（2）3D-TOF-MRA：是将整个容积分成几个层块进行激励和数据采集，然后利用最大密度投影（MIP）处理获得的数据（图 5-20）。3D-TOF-MRA 一般也采用扰相 GRET$_1$WI 序列。

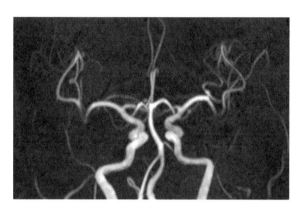

图 5-20　3D-TOF-MRA 成像显示大脑动脉

3D-TOF-MRA 的优点：①信号可在更大的体积内采集，具有较高的信噪比，信号丢失少；②具有较高的空间分辨力；③由于体素较小，流动失相位相对较轻，受湍流的影响相对较小，适用于动脉瘤、动脉狭窄等病变；④后处理重建的图像质量较好。

3D-TOF-MRA 缺点：①对于慢速流动的血流不敏感，不利于慢血流的显示；②对静脉解剖显示不够准确；③扫描时间相对延长；④选择小的激发角度，使得背景组织的抑制效果不如二维 TOF-MRA。

3. 临床应用　TOF-MRA 是当下临床应用最为广泛的 MRA 成像技术，最常用于脑部血管成像，也可用于颈部及下肢等血管的成像。临床上，依据目标血管的走向、血流速度以及血管长度选择 2D-TOF-MRA 或 3D-TOF-MRA。脑部动脉的检查一般采用 3D-TOF-MRA，脑部静脉的检查常采用 2D-TOF-MRA；颈部血管成像可采用 2D-TOF-MRA 或 3D-TOF-MRA；下肢血管成像多采用 2D-TOF-MRA。

采用 TOF 技术采集 MRA 可同时显示动静脉。但为了便于观察，常采用空间饱和技术选择性显示动脉或静脉。处于同一解剖位置内的动脉和静脉血流方向通常相反，选择在某一血管血流方向的上游施加一个预饱和带，使得流经成像区域或层面处于饱和状态的血液无法接受 MRA 射频脉冲能量而不能产生信号，同时血液流向相反的血管则会显像。

（二）相位对比法 MRA

1. 基本原理　PC-MRA 也是采用快速扫描技术，是利用血液流动所致的宏观横向磁化向量（Mxy）的相位发生变化来抑制背景、突出血管信号的一种方法。相位编码采用双极梯度场对流动进行编码，即在射频脉冲激发后，于层面选择梯度与读出梯度之间施加两个方向相反的梯度场，其大小和持续时间完全相同，对于静止组织内的质子群，两个梯度场的作用正好完全抵消，因此到 TE 时刻静止组织的相位变化为零。而流动血液内的质子群两次梯度场施加时的位置发生了变化，使得第一次梯度场造成的相位变化不能被第二个梯度场完全纠正，到 TE 时刻可以检测到流动质子群的相位变化。因此，运动质子与静止组织间存在相位偏移，而利用获得相位差异来实现血管成像，即可获得 PC-MRA 图像。

2. 成像特点　PC-MRA 成像技术具备如下特点：①图像包括幅度图像和相位图像；②幅度图像的信号强度与血流流速成正比；③相位图像的信号强度取决于血流流速和血流方向，正血流为高信号，流速越大信号越强，反之亦然，相位图像可以用于血流的定量分析；④采用减影技术可以剔除静止的背景组织。

PC-MRA 的优点：①能够更好地抑制背景组织，利于小血管的显示；②有利于慢速血流的显示，尤适合于静脉成像；③可进行血流的定量分析。

PC-MRA 的缺点：①成像时间较长；②图像后处理相对复杂；③成像之前需要确定编码流速，恰当的编码流速直接影响图像的质量。

3. 临床应用 限于 PC-MRA 的成像特点，其临床应用没有 TOF-MRA 广泛。主要用于：①静脉显像；②心脏大血管的血流分析；③脑脊液的流速分析。在实际应用过程中，常将 PC-MRA 和 TOF-MRA 两种技术联合使用，前者用于静脉显像和血流分析，后者用于动脉显像。

（三）对比增强 MRA

1. 基本原理 CE-MRA 是利用顺磁性对比剂的超短 T_1 作用使血液的 T_1 值缩短，显著短于周围背景组织，然后利用超快速且权重很重的 T_1WI 序列来记录这种 T_1 弛豫差别的成像方法。CE-MRA 显示血管的原理不同于前述 MRA 利用 MR 的流入增强效应，而是利用钆对比剂缩短血管内血液 T_1 值的特性。静脉团注顺磁性对比剂采用成像进行非常快速的梯度回波序列，实现在钆剂迅速缩短血液 T_1 的一过性峰值时间内的成像。与 TOF-MRA 技术不同，CE-MRA 成像平面常与血管走行方向一致（通常采用冠状面而前者成像平面常垂直于兴趣血管的走行方向。采用这种成像方式可以在保持最大空间分辨力的情况下，增大扫描范围。

2. 技术要点 CE-MRA 的成像原理比较简单，在实际操作时需要掌握几个关键技术。

（1）对比剂的应用：对比剂的应用是 CE-MRA 的关键技术之一。通常采用的对比剂为细胞外液非特异性离子型对比剂 Gd-DTPA。根据不同的检查部位、范围和目的，对比剂的入路、用量和注射流率应做相应调整。

一般的 CE-MRA 多采用肘前区浅静脉或手背部浅静脉作为入路。对于下肢静脉、髂静脉或下腔静脉的检查最好采用足背部浅静脉作为入路，利用止血带扎在踝部阻断浅静脉血流，使对比剂经深静脉回流，对比剂需用生理盐水稀释 6～10 倍，最好从双侧足背静脉同时团注稀释的对比剂。

单部位的动脉成像如肾动脉 CE-MRA 等，采用单倍剂量 0.1mmol/kg 或 1.5 倍剂量即可，注射流率一般为 2～3ml/s。多部位的动脉成像如一次完成腹主动脉、髂动脉和下肢动脉的检查，由于完成整个检查所需时间相对较长，则通常需要 2～3 倍剂量，注射流率为 1.5～2ml/s。进行肾静脉、颈静脉、门静脉等血管检查时，则需要 2～3 倍剂量，注射流率提高到 3～5ml/s 效果较好。

对比剂的注射可采用 MR 专用高压注射器。由于 Gd-DTPA 黏度较低，利用人工推注的方法也能达到很好的效果。

（2）成像参数的调整：成像参数的调整对于保证 CE-MRA 的质量至关重要。成像参数主要有 TR，TE，激发角度、容积厚度和层数、矩阵、FOV 等。TE 应选择最小值。TR 和激发角度将决定 T_1 权重，在 1.5T 扫描机上如 TR 为 5 毫秒，则激发角度以 30°～50° 较为合适，如果 TR 延长则激发角度应适当加大以保证一定的 T_1 权重。扫描容积厚度和 FOV 决定采集的范围，在保证涵盖目标血管的前提下容积厚度越小越好，减少容积厚度可缩短扫描序列的采集时间（TA），或可在保持 TA 不变的前提下缩小层厚而提高空间分辨力。TR、矩阵和层数将决定 TA 的长短，在体部 CE-MRA 时需要通过调整这些参数来缩短 TA 以便屏气扫描，而在颈部或下肢等没有呼吸运动的部位则允许适当延长 TA，从而提高空间分辨力。

（3）扫描时机的掌握：扫描时机的掌握是 CE-MRA 成败的关键。扫描序列启动的过早或过晚都会严重影响 CE-MRA 的质量，甚至导致检查的失败，决定图像对比的是填充 K 空间中心区域的磁共振信号。扫描序列何时启动的原则是在目标血管中，对比剂浓度最高的时刻采集填充 K 空间中心区域的磁共振信号。

决定扫描时刻前需要了解的关键参数：①循环时间，即对比剂开始注射到目标血管内对比剂浓度达到峰值所需的时间；②扫描序列的采集时间（TA）；③扫描序列的 K 空间填充方式。综合考虑上述三个参数，扫描时刻的决定目前主要有三种方法。

1）循环时间计算法：循环时间常通过经验估计或试注射对比剂的方法获得。一般成人从肘静脉注射，对比剂到达腹主动脉需 12～20 秒，平均约 15 秒。试注射对比剂是从静脉推注小剂量（一般为 2ml），同时启动二维快速梯度回波序列对目标血管进行单层连续扫描，观察目标血管的信号变化，从而获得循环时间，决定从开始注射对比剂到启动扫描序列的延时时间。

2）透视监控技术：该技术无须考虑循环时间，采用 K 空间中心优先采集技术。它是在开始注射对比剂后，同时启动超快速二维梯度回波序列，对目标血管进行监控。当发现对比剂已经进入目标血管时，立刻切换到 CE-MRA 序列并启动扫描。从二维监控序列切换到三维 CE-MRA 序列并启动，一般仅需要 1 秒。目前多采用此方法。

3）自动触发技术：在目标血管处设置一个感兴趣区，并事先设置信号强度阈值，启动超快速二维梯度回波序列动态探测感兴趣区的信号强度变化。当信号强度达到阈值时，MR 扫描机将自动切换到 CE-MRA 序列并开始扫描。

（4）后处理技术：利用三维 CE-MRA 序列采集到的只是各个单层的原始图像，这些图像需要通过计算机的后处理功能重建取得三维立体图像。目前常用的后处理技术主要是最大密度投影和多平面重建，也可采用 VR、SSD、仿真内镜的技术进行图像重建，其中 MIP 和 MPR 更为常用。

（5）抑制脂肪组织的信号：尽管注射对比剂后血液的 T_1 值明显缩短，而且利用权重加强的 T_1WI 序列进行采集，其他组织的信号被有效抑制。但由于脂肪组织 T_1 值也很短，利用该序列并不能很好抑制脂肪组织的信号，脂肪信号的存在将降低重建图像的质量。

3. CE-MRA 的优缺点　CE-MRA 主要利用对比剂实现血管的显示，与利用血液流动成像的其他磁共振技术相比，具有以下优点：①对于血管腔的显示比其他磁共振技术更为可靠；②出现血管狭窄的假象明显减少，血管狭窄的程度反映比较真实；③一次注射对比剂可完成多部位动脉和静脉的显示；④动脉瘤不易遗漏；⑤成像速度快。缺点：①需要注射对比剂；②易受时间的影响可能产生静脉的干扰；③不能提供血液流动的信息。

4. 临床应用　CE-MRA 主要应用于以下几个方面：

（1）脑部或颈部血管可作常规 MRA 的补充，以增加可信度。CE-MRA 可清晰显示颅底动脉环（威利斯环）及其分支、椎基底动脉、颈部椎动脉、颈总动脉分叉及颈内动脉等，主要用于颈部和脑部动脉狭窄或闭塞、动脉瘤、血管畸形等病变的检查。

（2）肺动脉主要包括肺动脉栓塞和肺动静脉瘘等，对于肺动脉栓塞可很好显示亚段以上血管的栓塞；对于肺动静脉瘘可显示供血动脉和引流静脉。

（3）主动脉主要用于主动脉瘤、主动脉夹层、主动脉畸形等病变检查。

（4）肾动脉主要用于肾动脉狭窄、动脉瘤等的检查。

（5）肠系膜血管和门静脉主要用于肠系膜血管的狭窄或血栓、门静脉高压及其侧支循环的检查。

（6）四肢血管主要用于肢体血管的狭窄、动脉瘤、血栓性脉管炎及血管畸形等病变的检查。

二、磁共振水成像技术

磁共振水成像技术在临床应用广泛，目前已成为临床 MRI 最常用的技术之一。

（一）基本原理

磁共振水成像技术的原理主要是利用水的长 T_2 特性。由于人体所有组织中水样成分如脑脊液、尿液、胆汁、淋巴液、胃肠液等的 T_2 值远远大于其他实质性脏器，在采用扫描序列时重点突出组织的 T_2 特性，使水成分由于 T_2 值延长而保持较大的横向磁化矢量，而其他含水成分少的组织横向磁化矢量几乎衰减为零，所采集的图像信号主要来自于水样结构，所以该技术称为水成像技术。实际上长 TR 主要是为了取得 T_2 效果，特长 TE（如 500 毫秒以上）是为了增强 T_2 效果，水的 T_2 值 2 000～2 500 毫秒，大于体内其他组织。因此，含水量少的邻近器官信号被压低，形成暗的背景，使含水结构更加突出，从而达到含水器官腔成像的目的。

（二）成像序列

早期的水成像技术多采用梯度回波类序列，目前临床上常采用 TSE/FSE 或单次激发 TSE/FSE T_2WI 序列以及 Balance-SSFP 类序列。

1. FSE T_2WI　该序列采用三维采集，可以用于内耳水成像和磁共振脊髓造影；也可联合呼吸触发技术进行二维或三维采集，可用于磁共振胰胆管成像（MRCP）和磁共振尿路成像（MRU）。

2. 单次激发 FSE T_2WI　最常用于 MRCP 和 MRU 成像，可进行二维或三维采集，可采用屏气扫描或呼吸触发技术。

3. 三维 Balance-SSFP 序列　主要用于磁共振内耳水成像。

（三）临床应用

近年来，随着 MR 设备硬件及软件的发展，成像时间缩短，成像速度加快，信噪比提高，使 MR 水成像技术得到较为广泛的应用。下面重点介绍临床较为常用的水成像技术。

1. 磁共振胆胰管成像（magnetic resonance cholangiopancreatography，MRCP）　是目前临床上最常用的水成像技术。主要适应证：胆道结石、胆道肿瘤、胆道炎症、胰腺肿瘤、慢性胰腺炎、胆胰管变异或畸形等。常用的 MRCP 方式有二种（图 5-21）。

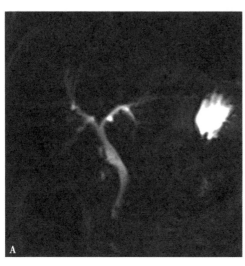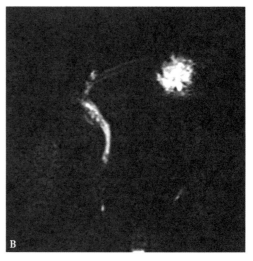

图 5-21　MRCP 成像

A. 为二维厚层投射扫描 MRCP 的 MIP 图，可显示胆总管下端小结石；B. 三维容积采集 MRCP 的薄层图像，亦可显示胆总管下端小结石。

（1）三维容积采集：多采用长 ETL 的 FSE/TSE 或 SS-FSE/HASTE 序列，配合呼吸触发技术进行三维容积采集，获得多层连续的薄层图像，利用 MIP 进行重建。该方法的优点在于可获得薄层原始图像，有助于管腔内小病变的显示；图像可进行各种后处理，且重建图像效果好。缺点在于扫描时间相对较长，如果患者呼吸运动不均匀，则图像质量不佳，难以满足诊断需要。

（2）二维厚层块投射扫描：对厚度为 2～10cm 的容积进行厚层块激发和采集，一次扫描得到一幅厚层块投影图像。该方法的优点在于扫描速度快，一幅图像仅需要一到数秒钟，管道结构的连续性较好，一般不出现阶梯样伪影。缺点在于不能获得薄层原始图像，不能进行后处理，不能多方位观察，容易遗漏小病变。

上述二种 MRCP 方法各有优劣，在实际工作中将两种方法结合应用是最佳的方案。分析图像时要注重对原始薄层图像的观察，并与肝胆胰脾常规磁共振序列图像相结合，以减少病变遗漏。

2. 磁共振尿路成像（magnetic resonance urography，MRU）　与其他磁共振水成像技术一样，都是通过重 T_2 加权图像突出显示泌尿收集系统内液体（即尿液），同时抑制周围软组织的信号，在不使用对比剂和逆行插管的情况下就可以显示尿路的情况。

MRU 检查仍然会受到腹部运动伪影的影响，但相对于 MRCP 影响要小。目前绝大多数 MRU 在屏气条件下进行，也可采用呼吸门控技术。检查序列与 MRCP 类似，目前多采用 3D FSE/TSE 序列或 SS-FSE/HASTE 序列。绝大多数患者，特别是对于泌尿系统有梗阻的患者，检查前只需要适当憋尿即可进行。而对于部分无尿路梗阻或程度较轻者，可考虑使用利尿药或在腹部使用腹带压迫，有利于输尿管的显示。但检查过程中要注意，长时间憋尿容易增加患者痛苦，部分患者可能因此而不能坚持完成检查。

MRU 对尿路梗阻性病变的梗阻部位、程度的判断具有很高的敏感性和特异性，特别是对于因肾功能差造成静脉肾盂造影中尿路不能显影者，具有较高的临床应用价值。MRU 对尿路梗阻性病变的定性诊断有一定帮助，但通常需要结合常规磁共振序列图像。对于输尿管膀胱入口处梗阻，常需要多方位成像才能更清楚显示梗阻端形态，要避免梗阻部位被充盈的膀胱所掩盖。

3. 磁共振内耳水成像　内耳膜迷路由膜半规管、蜗半规管、椭圆囊和球囊组成，其内含有内淋巴液，外有骨迷路包绕，内耳道内充满脑脊液。采用重 T_2 加权磁共振水成像技术，突出膜迷路内淋巴液和内耳道内脑脊液的信号，使之呈高信号，而骨性结构如螺旋板、蜗轴则呈低信号，这样可突出膜迷路和内耳道的影像。经 MIP 三维重组后还可多方向、多角度地观察这些细小复杂的解剖结构。由于内耳本身是微小的结构，因此成像要求进行薄层和高空间分辨力的扫描。多采用 FSE/TSE 或双激发 Balance-SSFP 序列进行三维采集。磁共振内耳水成像使耳显微外科疾病的诊断更加直观、科学，可以清晰显示内耳膜迷路与内听道的精细结构和解剖位置关系，可显示先天性的发育异常，了解内耳发育不良的程度和部位，如米歇尔畸形、耳蜗导管扩张及耳硬化症等；直接显示内淋巴囊，对迷路炎、迷路积水及梅尼埃病的诊断有帮助；可在术前为内耳显微外科手术提供可靠的解剖信息。但因为磁共振本身禁忌的因素，不适合耳蜗移植术后的复查。

4. 其他水成像技术　水成像技术除了在前面所述部位的应用以外，较常用的部位还有椎管与涎腺的水成像。其原理，所用序列和扫描方法与前述其他水成像技术类似。其中椎管的水成像也被称为磁共振脊髓造影显像（magnetic resonance myelography，MRM）可显示椎管与神经根鞘内的脑脊液形态，对于椎管梗阻范围、硬膜囊受压的程度和脊髓膨出有一定的诊断价值。水成像技术也可应用于全身其他部位，显示该部位的液体，如应用于头部的脑脊液，显示脑室系统的形态与梗阻情况。

三、脑功能磁共振成像技术

从广义上讲，脑功能磁共振成像包含很多成像技术，DWI 和 DTI、PWI、MRS 以及 BOLD 等均属于广义上的脑功能磁共振成像范畴。从狭义上讲，主要是指基于血氧合水平依赖（blood oxygenation level dependent effect，BOLD）效应的脑功能磁共振成像（functional MRI，fMRI）技术。近年来的研究发现，大脑的神经元活动时，相关部位的局部脑血容积会发生改变，BOLD 正是利用脑活动生理过程中，脑血流、脑血流容积、血液氧含量等微弱的能量代谢差异来成像。下面将详细介绍 BOLD 成像技术。

（一）基本原理

人体各种生理活动都由相应的大脑皮质控制，脑活动是快速的神经元生理和生化变化，是大量消耗能量的过程，脑组织不能储存能量，几乎只能从葡萄糖中获取能量，通过脑灌注到达毛细血管床供给活动的神经元。因此，区域脑活动的增加将伴随脑局部灌注和代谢的增加，脑组织血流、血流容积以及血氧消耗均增加，血流量增加超出了氧耗量的增加。这种差异导致脑活动区域静脉血氧合血红蛋白增加，脱氧血红蛋白相对少。脱氧血红蛋白主要缩短 T_2 弛豫时间，引起 T_2 加权像信号减低。当浓度减低时则导致 T_2^* 或 T_2 时间延长，在 T_2^* 或 T_2 加权像上信号增强，使脑功能成像时启动区表现为高信号。

（二）成像技术

fMRI 需要高场强结合高梯度场及快速梯度切换率的磁共振设备。此外，要求高性能计算机系统进行图像重建、数据传输和 fMRI 图像处理，需要选择对磁化率变化最敏感的扫描序列。常用序列为 GRE 结合 EPI 成像技术（GRE-EPI），优点是时间分辨力高、运动伪影少，可在几分钟内完成一次 fMRI 采集，并获得较高的空间分辨力。

进行 fMRI 时，成像的步骤可分为以下几个步骤：确定实验系统、优化扫描序列、制订刺激方案、定位像扫描、功能像采集和数据的获取、数据处理和受激发区可视性显示等。通过外在有规律的刺激或内在执行某种认知任务与对照状态交互进行，将同一状态下反复获得的多幅图像叠加平均得到的图像，称为均值图像，两种状态下产生的均值图像进行匹配减影，获得功能图像，再应用图像动态处理功能，将功能图像叠加在解剖图像上，得到脑功能活动定位图，使解剖与功能定位达到统一。

（三）临床应用

（1）神经外科学：最大程度切除肿瘤而同时使感觉、运动、语言等重要的功能区得以保留，延长患者的生存时间并提高生存质量是外科手术的最终目的。fMRI 已能对初级感觉运动皮质、辅助运动区、运动皮质、语言运动中枢等功能区作出准确判定，可显示肿瘤对功能区的侵犯及肿瘤周围功能区发生的变形和移位。可在术前行 fMRI 检查以协助神经外科医师制订手术方案,避免术中损伤皮质功能区。术后 fMRI 可显示病侧功能区残留和对侧功能区代偿情况,对功能恢复提供参考。

fMRI 在癫痫手术中的应用已较成熟,在致癫性放电时 fMRI 可发现异常活动脑区。fMRI 能准确定位癫痫灶和周围的功能区皮质,指导癫痫手术方式及癫痫灶的切除范围。

fMRI 还可应用于脑动静脉畸形、海绵状血管瘤等颅内血管畸形和结节性硬化症等手术前后的功能定位。

(2)神经病学:fMRI 对神经病学研究相对较多。多发性硬化累及顶叶运动皮质导致肢体运动障碍,受累肢体运动时双侧运动皮质活动区域增加,而神经炎患者活动皮质的范围减小。fMRI 可用于评价脑卒中患者的中枢损害及功能重组情况,在指导康复治疗中起重要作用。

(3)精神病学:fMRI 在精神病学领域的应用开展的较少,对疾病的早期诊断和鉴别诊断、皮质功能重组的观察、治疗和预后研究可能有重要作用。

四、磁敏感加权成像技术

磁敏感加权成像(susceptibility weighted imaging,SWI)是新近发展起来的成像技术。SWI 是一个三维采集,完全流动补偿的、高分辨力的、薄层重建的梯度回波序列,它所形成的影像对比有别于传统的 T_1WI、T_2WI 及 PDWI,可充分显示组织之间内在的磁敏感特性的差别,如显示静脉血、出血(红细胞不同时期的降解成分)、铁离子等的沉积等。

(一)基本原理

与传统的梯度回波采集技术不同,SWI 运用了分别采集强度数据和相位数据的方式,在此基础上进行数据的后处理,可将处理后的相位信息叠加到强度信息上,更加强调组织间的磁敏感性差异,形成最终的 SWI 图像。

1. 与 SWI 相关的组织磁敏感性特点　物质的磁敏感性是物质的基本特性之一,可用磁化率表示,磁化率越大物质的磁敏感性越大。某种物质的磁化率是指该物质进入外磁场后的磁化强度与外磁场的比率。反磁性物质的磁化率为负值,顺磁性物质的磁化率为正值,但一般较低,铁磁性物质的磁化率为正值,比较高。

(1)血红蛋白及其降解产物的磁敏感性:血液及其氧合程度的不同表现出不同的磁特性,完全氧饱和的血液呈反磁性,而静脉血呈顺磁性,这与血红蛋白的结构有关。血红蛋白是血氧的主要携带者,有四个蛋白亚单位(球蛋白)组成,每一个蛋白亚单位内含一个亚铁(Fe^{2+})血红素分子,周围环以卟啉环。当 Fe^{2+} 与氧结合时,没有不成对的电子存在,因此氧合血红蛋白为反磁性。当氧从血红蛋白上解离形成脱氧血红蛋白(deoxygenated hemoglobin)时,其分子结构发生变化,带有 4 个不成对的电子,表现为顺磁性。血红蛋白的第三种状态是正铁血红蛋白(methemoglobin),含有 5 个不成对的电子,具有较强的顺磁性,其磁敏感性较弱。血红蛋白降解的最后产物是含铁血黄素(hemosiderin),具有高度顺磁性。在血红蛋白的四种状态中,以脱氧血红蛋白和含铁血黄素表现的磁敏感性较强。

(2)非血红蛋白铁及钙化的磁敏感性:组织中另一个能引起明显磁敏感性改变的来源是非血红素铁。铁在体内不同的代谢过程中可以有不同的表现形式,以铁蛋白(ferritin)常见,为高顺磁性。正常人随着年龄的增长,铁在脑内的沉积增加,但在某些神经变性疾病中,如帕金森病、亨廷顿病及阿尔茨海默病等,铁的异常沉积被认为与疾病的病理机制有关。

无论是顺磁性还是反磁性的物质,只要能改变局部磁场,导致周围空间相位的改变,就能产生信号去相位,造成 T_2^* 减小。去相位的结果不取决于物质是顺磁性还是反磁性,而取决于物质在一个体素内能多大程度地改变磁场。如钙在脑内的结合状态呈弱反磁性物质,但大多数情况下它可以产生局部磁场,导致信号去相位,造成 T_2^* 缩短,信号减低。

2. 序列的采集处理及参数设置　SWI 采用三维采集,空间分辨力明显提高。选择薄层采集,明显降低了背景场 T_2^* 噪声的影响。在所有方向上进行了完全的流动补偿,去除小动脉的影响。在采集原始数据时,将强度的数据与相位的数据分开重新排列,采集结束时可得到两组图像即强度图像和相位图像。此后可在工作站上进行资料的进一步后处理,对相位数据进行高通(high pass)滤波,中心矩阵常选择 96×96 或 64×64,形成校正的相位图像,用校正的相位图像作为相位加权因子也称为相位蒙片(phase mask),叠加在强度数据上(如进行 4 次加权),形成最终的 SWI 图像,更加强调组织间的磁敏感性差异。

外磁场越大,磁化率伪影越重,同样 SWI 所形成的对比是场强依赖性的。目前 SWI 可在 1.5T 及 3.0T 的磁共振成像系统上实现,3.0T 上所获得的 SWI 的对比好于 1.5T。由于外磁场强度的不同,在 1.5T 与 3.0T 磁共振上 SWI 选用的成像参数有所不同,需要根据不同的目的调整成像参数。

（二）成像方法

1. 设备的选择　由于 SWI 为场强依赖性技术,外加静磁场越高的磁共振成像设备,理论上 SWI 的信噪比和空间分辨力越好。目前临床上 SWI 只能在 1.5T 及以上场强的磁共振成像设备上实现,且需要特殊的软件支持包括序列的设计和后处理软件。

2. 线圈的选择　正交头线圈及多通道相控阵线圈均可用于 SWI 成像,相应的后处理算法有所不同。与正交头线圈采集相比,采集相同层厚及范围的 SWI,多通道相控阵线圈获得的数据量大,图像后处理所需时间长,图像的信噪比更好。

3. 受检者的情况　与常规头部磁共振检查要求一致,患者在成像过程中要保持头部一直不动。患者头部的金属异物会严重影响图像质量,造成图像扭曲变形。

4. 成像方位与相位编码方向　采用横断面扫描,可选择矩形 FOV 或正方形 FOV,相位编码方向一般选择左右方向。由于 SWI 为三维采集,可以进行最小密度投影(minimum intensity projection, MIP)重建,以显示脑部整体的小静脉情况(图 5-22)。

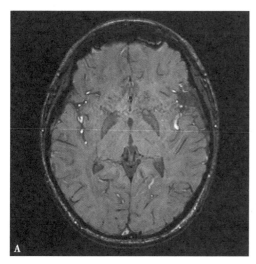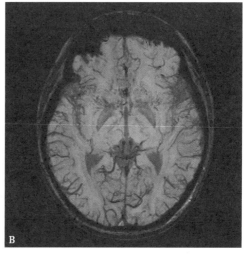

图 5-22　SWI 图像

A. 为 SWI 图像,可清晰显示小静脉; B. 为 SWI 的 mIP 图像,可显示小静脉在横断位上的投影。

5. 层厚及范围的选择　在神经核团的结构观察上,应首先考虑更好的空间分辨力,可选择更薄的层厚(1~1.5mm),其他病变的检出均应更多地考虑充分的覆盖范围,因此在层厚与层数及采集时间选择上需要按实际情况做权衡(可选择 2.5~3mm 层厚)。

（三）临床应用

用于 SWI 对脱氧血红蛋白等顺磁性成分敏感,因此在小静脉的显示上有其独到的优势。目前临床上主要应用于中枢神经系统,包括脑创伤的检查、血管畸形尤其是小血管及静脉畸形的检查、脑血管病、退行性神经变性病以及脑肿瘤的血管评价等。

五、磁共振波谱成像技术

磁共振波谱(magnetic resonance spectroscopy, MRS)成像是目前唯一可以无创性检测活体器官和组织代谢、生化、化合物定量分析的技术。MRS 是利用质子在化合物中共振频率的化学位移现象,测定化合物组成成分及其含量的检测技术。随着高场强设备的应用及相关技术的快速发展,MRS 在活体应用日渐广泛。

（一）基本原理

MRS 与常规磁共振成像的基本原理一致，都遵循拉莫尔定律，即不同的具有奇数核子的原子核具有不同的旋磁比，在外加静磁场中，其进动频率是不同的，如 ^1H、^{31}P、^{23}Na、^{13}C、^7Li、^{19}F 等均可以产生 MRS 信号。由于氢质子（^1H）的旋磁比最大（42.58MHz/T），在生物体内最丰富，因此产生的 MRS 信号最强，且与常规 MRI 所有的激发及接收频率一致，因此临床应用技术最成熟、最方便、最广泛。

化学位移是 MRS 成像的基础之一，自旋耦合现象是原子核之间存在共价键的自旋磁矩相互作用形成的耦合，化学位移和自旋耦合是 MRS 成像基础。

MRS 需要良好的磁场均匀性，要求短的射频脉冲以激励原子核，且需要一段采集信号的时间，再将收集到的自由感应衰减信号（FID）通过傅立叶变换变成波谱。由于化学位移，不同化合物中相同原子的进动频率不同，在 MRS 频率编码不同位置形成不同的峰（图 5-23）。又由于原子核的共振频率与外加磁场有关，同一原子核在不同的外加磁场下其共振频率不同，故化学位移一般不以频率作单位。然而，原子核的共振频率与外加磁场强度的变化有一定的规律性，化学位移如果以外加磁场运行频率的百万分（parts per million，ppm）来作单位，同一原子核在不同的外加磁场强度下其化学位移的 ppm 值相同。因而，化学位移一般采用磁场强度运行频率（MHz）除以化合物共振频率（Hz）的 ppm 为单位。不同的化合物可以根据在 MRS 频率编码上共振峰的不同加以区别。

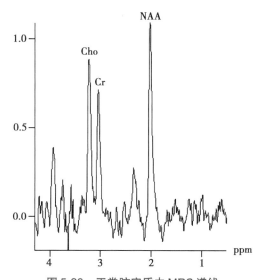

图 5-23　正常脑实质内 MRS 谱线

N- 乙酰天门冬氨酸（NAA）：为脑内第一高峰，位于 2.02ppm，是正常神经元的标志物；胆碱（Cho）位于 3.2ppm，是细胞膜翻转的标志物；肌酸（Cr）位于 3.05ppm，标志细胞的能量状态。

（二）成像方法

1. MRS 成像技术　目前临床多采用 3T（或 1.5T）的 MRI/MRS 一体化设备。目前最常应用于临床的是 ^1H-MRS。在 ^1H-MRS 技术中，影响氢质子在不同化合物中磁共振频率的因素包括以下几种：

（1）化学位移（chemical shift）：质子在不同分子中或在相同分子中的不同空间位置上受外电子的影响，其共振频率略有差异。因此，在外磁场不变的情况下，相同的原子核在不同分子中具有不同的共振频率，这就是"化学位移"。一般质子的化学位移为数十至数百赫兹。利用化学位移原理获取成像容积中单一化学成分的图像称为化学位移成像。

（2）自旋耦合（spin coupling）或 J- 耦合（J coupling）：由于氢质子存在高能级与低能级的自旋方式，加之多个质子不同能级的组合方式不同，自旋耦合可在原共振频率上产生分裂，造成双峰、三峰甚至更多的锯齿峰。自旋耦合与化学位移不同，它的大小与外磁场强度无关，而与参与自旋耦合的共价键数目成正比。在大多数情况下，自旋耦合产生的频率变化要远小于化学位移产生的频率变化。尽管如此，自旋耦合的作用可使波形中的波峰发生融合，常需要采用去耦合技术来得到较好的谱线。去耦合技术可利用自旋方式的快速变化来消除自旋方式不同造成的影响。

（3）与时间相关的影响因素包括弛豫时间和化学交换。

2. MRS 空间定位技术　准确的空间定位技术，即准确采集感兴趣容积（volume of interest，VOI）体素内的信号，而不被 VOI 以外的信号污染，是 MRS 成功的关键，空间定位技术是将产生 MR 信号的组织控制在一定容积的兴趣体内，将 MRS 信号限定在一个理想的体积内被称为定位。目前在体磁共振波谱的空间定位技术一般分为单体素技术和多体素技术。

（1）单体素技术：基本原理是应用三个互相垂直的层面选择脉冲，而采集的仅为与三个层面均相交的点（体素）内的回波信号（图 5-24）。目前常用的单体素（single voxel，SV）空间定位技术包括活体影像选择波谱（image selected in-vivo spectroscopy，ISIS）、激励回波采集模式（stimulated echo acquisition mode，STEAM）和点分辨波谱（point resolved spectroscopy，PRESS）三种，ISIS 主要用于磷谱，STEAM 主要应用于氢谱。

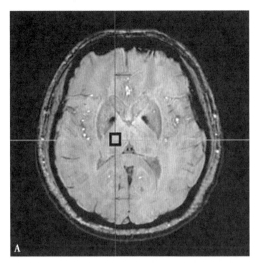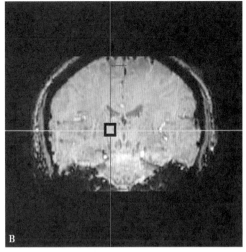

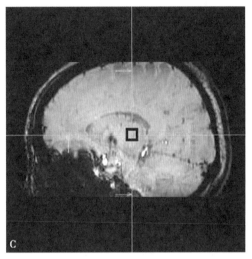

图 5-24 意图右侧丘脑单体素 MRS 定位图
A. 横断位；B. 冠状位；C. 矢状位。

（2）多体素技术：多体素采集技术可测量所选择兴趣区内多个邻近体素的磁共振信息，也称化学位移成像（chemical shift imaging, CSI）或磁共振波谱成像，可分为二维及三维的多体素采集。其优点是一次采集覆盖的范围较大，在选定的空间分布中，可以得到多个体素的代谢物谱线，比单体素的方法效率更高；不过，由于采集范围大，更容易受到磁场不均匀的影响，谱线的质量及稳定性不如单体素技术可靠，谱线的校正也更复杂，对硬件和软件的技术要求更高。与 MRI 相类似的是，其空间定位采用相位编码梯度，但在数据采集时无频率编码梯度。

（三）临床应用

在许多疾病过程中，代谢改变先于病理形态改变，而 MRS 对这种代谢改变的潜在敏感性很高，故能提供早期病变检测信息。虽然 MRI 和 MRS 都基于相同的原理，但两者之间还存在许多差异。对于临床来说最大的差别就是 MRI 得到的是解剖图像，MRS 提供的是定量的化学信息，一般以数值或图谱来表达。磁共振波谱成像（MR spectroscopic imaging, MRSI）则以图像形式提供代谢信息。

MRS 目前多应用于神经系统、前列腺和乳腺疾病的诊断，在其他系统器官如肝脏、肾脏、心脏、肌肉等也正在开展和研发。

六、磁共振饱和成像技术

在磁共振成像中，为了更好地显示感兴趣区，经常采用一些特殊的方法使感兴趣区外组织的信号减小或消失，最常使用的方法就是饱和技术。饱和技术包括局部饱和技术、磁化传递饱和技术、幅度选择饱和技术、化学位移频率选择饱和技术、频率选择反转脉冲脂肪抑制技术、选择性水或脂肪激发技术、化学位移水-脂反相位饱和成像技术、Dixon 技术。

（一）局部饱和技术

局部饱和技术是最常用的饱和技术，其原理是在成像脉冲施加前，在梯度场的配合下，利用 90°脉冲对某一个或多个选定的区域进行选择性激发，使该选定区域的组织在成像脉冲施加时已经被饱和而不能产生磁共振信号。

这种技术常用于垂直于层面的流动信号的饱和。如腹部横断面成像时，须在成像区上下加预饱和而不产生流动伪影。在 MRA 中，常在静脉流入端加预饱和来显示动脉造影像，显示静脉时则在动脉流入端加预饱和带。还可以减少运动伪影和卷褶伪影。

（二）幅度选择饱和技术

幅度饱和技术是一种选择性饱和技术，它是针对不同组织具有不同的纵向弛豫时间，在 180°磁化反转脉冲作用下，所有组织的纵向磁化都被转移至 Z 轴负向，脉冲停止后，各种组织的纵向磁化开始弛豫，负向磁化逐渐缩短，并向 0 值接近，通过 0 值后进一步向 Z 轴正向增长。

如果当某组织的纵向磁化矢量到 0 值时刻给予 90°脉冲激发，则该项组织由于没有宏观纵向磁化矢量，因此没有横向磁化矢量产生，该组织就不产生信号。利用这一特点可以选择性抑制一定 T_1 值的组织信号，可用作脂肪抑制（STIR 序列，采用短 T_1，抑制短 T_1 值的脂肪组织信号）或水抑制（FLAIR 序列，采用长 T_1，抑制长 T_1 值的水信号）。

（三）化学位移频率选择饱和技术

同一元素的原子由于所处化学结构的差异，在相同强度的磁场中其拉莫频率不同，这种频率的差异称为化学位移。如水分子中的氢质子与脂肪分子中的氢质子间进动频率相差 3.5ppm，在不同场强的磁场中其频率相差不同，化学位移的程度与主磁场强度成正比。

化学位移饱和技术就是利用这种频率的差异，在信号激发前，预先发射具有高度频率选择性的预饱和脉冲，使一种或几种单一频率的信号被饱和，而只留下感兴趣组织的纵向磁化，这是化学位移成像技术的基本原理。

（四）频率选择反转脉冲脂肪抑制技术

频率选择脂肪抑制技术需要利用连续的脉冲对脂肪组织进行预饱和，脉冲在 TR 间期占据的时间约需要 12～20 毫秒。STIR 技术需要在 TR 间期占据的时间更长（1.5T 时需要 150 毫秒左右），因此大大减少能够采集的层数，或需要延长 TR 从而增加扫描时间。而且在超快速梯度回波序列时，由于TR 很短（往往小于 10 毫秒），利用上述两种技术进行脂肪抑制显然是不现实的。

近年来在三维超快速梯度回波成像序列（如体部三维屏气扰相 $GRET_1WI$ 或 CE-MRA）中，推出一种新的脂肪抑制技术，即频率选择反转脉冲脂肪抑制技术。该技术既考虑了脂肪的进动频率，又考虑了脂肪的短 T_1 值特性。其方法是在真正射频脉冲激发前，先对三维成像容积进行预脉冲激发，这种预脉冲的带宽很窄，中心频率为脂肪中质子的进动频率，因此仅有脂肪组织被激发。同时这一脉冲略大于 90°，这样脂肪组织将出现一个较小的反方向纵向磁化向量，预脉冲结束后，脂肪组织发生纵向弛豫，其纵向磁化向量将发生从反向到零，然后到正向并逐渐增大，直至最大值（平衡状态由于预脉冲仅略大于 90°，因此从反向到零需要的时间很短，如果选择很短的 T_1（10～20 毫秒），则仅需要一次预脉冲激发就能对三维扫描容积内的脂肪组织进行很好的抑制，因此采集时间仅略有延长。

该技术的优点：①仅少量增加扫描时间；②一次预脉冲激发即完成三维容积内的脂肪抑制；③几乎不增加人体射频的能量吸收。缺点：①对场强的要求较高，在低场扫描机上不能实现；②对磁场均匀度要求较高。

（五）选择性水或脂肪激发技术

选择性水或脂肪激发技术可以选用水激发或脂肪激发。水激励属于选择性水或脂肪激发技术的一方面。选择性激发技术通常采用频率和空间选择的二项脉冲，这种脉冲实际上是偏转角和偏转方向不同的多个脉冲的组合。如一个 90°的二项脉冲可以由一个 22.5°、一个 45°和一个 22.5°脉冲组合而成。

下面就以这种组合模式的二项脉冲来介绍水激发技术的原理。第一个 22.5°脉冲激发后水和脂肪的宏观磁化向量 M 处于同相位，由于这两种成分中的氢质子进动频率存在差别，两者相位差逐渐增大；当两者处于反相位（相差 180°）时施加 45° 脉冲，这样这两种宏观磁化向量 M 又在同一平面且处于同相位，但他们与主磁场的交角不同，脂肪的 M 为 22.5°，水的 M 为 67.5°；过了一段时间后，这两种宏观磁化向量又处于反相位，这时给予第二个 22.5° 脉冲，这个脉冲把脂肪的 M 打回到主磁场方向，因此没有信号，而把水的 M 打到 XY 平面，因此只有水的信号可以采集到，这样就完成了脂肪抑制的水激发。

这种选择性激发技术可以用于 SE、FSE 及梯度回波序列中，既可以用于 2D 采集模式，也可用于 3D 采集模式，要求磁场均匀度很高，所以需要扫描前匀场。

（六）化学位移水 - 脂反相位成像技术

由于化学位移效应，水质子较脂肪质子的进动频率稍快，若干时间水质子与脂肪质子进动相位就会出现在相反的方向上，这种状态称为水 - 脂反相位。水 - 脂反相位时采集的磁共振信号，水信号与脂信号相互抵消，因此含有水和脂的组织信号被饱和，表现为低信号。这种技术常被用于诊断肝脏的脂肪浸润（图 5-25）。

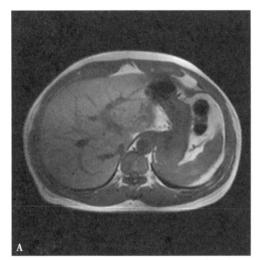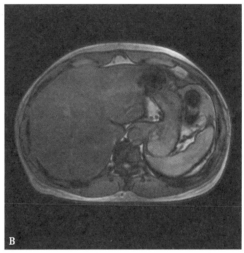

图 5-25　化学位移水 - 脂反相位饱和成像技术在肝脏脂肪浸润中的应用
A. 正相位；B. 反相位。

七、磁共振流动现象及补偿技术

流动补偿（flow compensation, FC）也称为梯度力矩消除（gradient moment nulling, GMN），是利用特殊设计的梯度场组合来减少或消除流动伪影的技术。

（一）流动伪影的产生

以自旋回波序列为例，90° 脉冲激发后，到 TE 时刻 180° 聚焦脉冲前后的读出梯度场是对称的，作用面积正好相互抵消，对于静止组织来说没有相位偏移的积累。但是对于沿着读出梯度场方向移动的组织（如流动的血液、脑脊液）等，情况则不同。由于在 180° 聚焦脉冲前后流动的质子所处的位置发生了变化，积累起来的相位偏移在 TE 时刻不能完全纠正，因此出现相位错误，这样在傅里叶转换时就会把这种相位偏移错误当成相位编码方向上的位置信息，流体的信号就会出现在相位编码方向的错误位置上，成为流动伪影。

（二）FC 原理

流动带来的相位错误可以通过梯度场的特殊设计得以纠正。FC 技术的梯度组合模式有很多种，常见的有"+1～-1""+1～-2～+1"和"+1～-3～+3～-1"等组合。简单的组合模式只能部分消除匀速流动带来的相位错误，而复杂的梯度组合则可以较好地消除包括匀速和加速流动带来的相位错误。通过多次不同面积的正、反向梯度场的变换，各种速度流体的相位偏移最终都能接近于零，从而达到消除流动伪影的目的。

（三）临床应用

FC 技术能够减少或消除的主要是沿着施加了 FC 梯度场方向上的流动液体造成伪影。在 SE 序列和梯度回波序列中，选择 FC 技术后，FC 梯度施加于层面选择、频率编码和相位编码 3 个方向上；而在 FSE/TSE 序列中，FC 一般仅能在层面选择和频率编码这两个方向中选择一个方向施加。在临床应用中，应该把 FC 方向设置为流体流动的方向。另外 FC 对于消除层面内流体引起的流动伪影效果较好，而消除垂直于层面的流体造成的流动伪影效果不甚理想。

GE 公司设备中在参数调整界面的"imaging options"卡中选择 FC 技术；西门子公司设备上在参数调整界面的"sequence"卡中设置 FC 技术；飞利浦公司设备上在参数调整界面的"Motion"卡中选择 FC 技术。

FC 技术在临床上主要用于：①减少血管流动伪影，特别是增强扫描时作用更为明显；②减少流动失相位造成的信号丢失，提高 MRA 的质量；③减少脑脊液流动伪影；④提高 T_2WI 上脑脊液的信号。

需要指出的是施加了 FC 技术后，如 SE 序列和梯度回波所能采用的最短 TE 会不同程度延长，从而会影响采集速度。因此在超快速的梯度回波序列中如 Balance-SSFP，CE-MRA 等序列中一般不采用 FC 技术。

八、磁化传递对比技术

磁化传递（magnetization transfer，MT）是一种选择性的组织信号抑制技术，又称磁化传递抑制。在磁共振成像过程中使用 MT 技术可以达到增加图像对比的目的。此外，它也可以通过磁化对比图像来获得更多的组织结构信息。

（一）基本原理

人体组织中存在着两种不同状态的水分子，磁共振成像技术中称其为自由池（free pool）和结合池（bound pool）。自由池质子的磁共振波谱频带窄，幅度高（较长的 T_2 弛豫时间），所以只有自由池质子才能直接产生磁共振信号。而结合池质子的磁共振波谱频带宽，幅度低（非常短的 T_2 弛豫时间），通常不能直接产生磁共振信号。但是，在两个池的组织中，两个池的质子始终不停地进行快速的化学交换，可产生一个稳定速率的磁化交换作用，使两个池间的磁化保持在一个平衡状态。如果一个池间的磁化被饱和，则平衡态被打破，通过磁化交换作用使另一个池出现部分饱和，从而形成一种新的对比，使小分子与大分子的对比更大。这个过程就像将后者的磁化传递给了前者，因此被称为磁化传递。

MT 技术通常是在射频脉冲激发前，使用一个中心频率与拉莫频率相差数百至数千赫兹的偏振 MT 饱和脉冲，使结合池质子的磁化被饱和，通过 MT 作用，自由池质子的磁化被部分饱和，所产生的磁共振信号幅度稍有下降。

（二）临床应用

MT 效应对脑脊液、脂肪组织、骨髓及流动的血液无明显饱和效应。目前，MT 技术主要应用于脑部 3D-TOF-MRA 及对比增强扫描中，通过 MT 技术使血管和增强组织与脑组织产生更大的对比。

九、磁共振灌注成像技术

灌注加权成像（perfusion weighted imaging，PWI）是磁共振功能成像的一种。它可以描述血流通过组织血管网的情况，通过测量一些血流动力学参数，来无创地评价组织的血流灌注状态。目前临床上可以实现全身多数脏器的 PWI 成像，但最常用于脑部。PWI 技术主要有对比剂首过法 PWI 和动脉自旋标记法 PWI 两种。

（一）对比剂首过法 PWI

首过法 PWI 利用团注顺磁性对比剂，当血 - 脑屏障完整时，首过的对比剂仅位于血管内，不向血管外间隙扩散，符合单室模型。位于血管内的对比剂产生强大的、微观上的磁敏感梯度，引起周围组织局部磁场的短暂变化，这种局部磁场的变化可以通过 MR 图像上信号强度的变化测得。在一定范围内，组织对比剂浓度与 T_2（或 T_2^*）弛豫率的改变大致呈线性关系，应用梯度回波序列，信号强度与横向弛豫率呈指数关系，通过公式可将信号强度 - 时间曲线转化为组织对比剂浓度 - 时间曲线。公式为：

$$C_t(t) = -k \cdot \log[S(t)/S(t_0)]/TE \qquad (5\text{-}2)$$

式中 $C_t(t)$ 为某时间点上组织中对比剂的浓度；$S(t)$ 为注射对比剂后某时间点上组织的信号强度；$S(t_0)$ 为注射对比剂前组织的信号强度；k 为常数；TE 为回波时间。

团注对比剂经过脑组织的时间很短，通常 18 秒左右，为了监测团注对比剂在脑组织的首过效应，PWI 序列必须足够快速。临床上脑部 PWI 通常采用 EPI 的 $T_2(T_2^*)$ 加权序列。SE-EPI 序列获得的是 T_2 加权对比，GRE-EPI 序列获得的则是 T_2^* 加权对比。能减少脑组织 - 骨和脑组织 - 气交界面的伪影，对小血管（如毛细血管）中的顺磁性对比剂引起的信号变化较敏感但对大血管（如皮质静脉）不敏感，而且 SE-EPI 序列需要更大量的对比剂，通常是标准剂量的 1.5～2 倍；GRE-EPI 序列几乎对所有管径血管中的对比剂引起的信号变化均敏感，因此，GRE-EPI T_2^*WI 是目前脑部首过法最常用的序列。脑部 PWI 常用的参数包括脑血容量（CBV）、脑血流量（CBF）和平均通过时间（MTT）。

（二）动脉自旋标记法

动脉自旋标记（arterial spin labeling，ASL）技术无须引入外源性对比剂，是一种利用血液作为内源性示踪剂（动脉自旋标记技术）的磁共振 PWI 方法。在这种技术中，流入动脉内的自旋被射频脉冲扰乱，这些被扰乱的自旋流入层内引起的图像强度改变可被检测到。ASL 技术中把感兴趣的层面称为扫描层面，而扫描层面的血流上游需要进行流入血液标记的层面称为标记层面，流入的动脉血可被连续或间断标记，ASL 根据标记方法不同分为两类，连续性 ASL（continuous ASL，CASL）和脉冲式 ASL（pulsed ASL，PASL）。由于需要进行多次采集、信号平均，成像时间较长，而且图像信噪比较差。但随着机器硬件和软件的不断提升，ASL 灌注成像技术日臻完善，且无需对比剂，采用自身血液作为内源性示踪剂，越来越广泛地应用于临床。

（三）临床应用

PWI 技术在脑血管病和一些其他疾病的诊断和治疗中成为很重要的手段，主要应用于评价急性卒中后仍有缺血危险的脑组织、肿瘤、变性等脑部疾病，还可用于评价这些疾病的疗效。

1. 脑卒中　在急性脑血管闭塞造成组织坏死后的几分钟至几小时内，及时快速评估是否存在可挽救脑组织对患者预后至关重要。在慢性可逆的缺血时，判断脑组织存活对治疗方法的选择非常重要。目前对于脑卒中评价多采用对比剂首过法 PWI，由于 ASL 扫描的时间长的限制很少应用。在脑梗死后早期，准确地区分可恢复脑组织和不可逆梗死的脑组织，不仅可以帮助选择最合适的治疗方法，还可预测患者是否能从后期再通或神经保护治疗中得到恢复。

2. 脑肿瘤　肿瘤的血管特性通常用 CBV 来反映，磁共振灌注可估计胶质瘤的分级，通常高级别胶质瘤较低级别有更高的 CBV 及通透性；磁共振灌注有助于指导立体定位活检；磁共振灌注还可用于鉴别放射损伤或肿瘤复发。

3. 脑功能研究　许多研究应用 ASL 测量神经活动改变引起的局部血流的变化，但效果不及 BOLD 技术。

十、磁共振介入与分子影像学

（一）磁共振介入

介入 MRI（interventional，MRI）是应用磁共振成像引导器械，以达到诊断或治疗作用的新技术。

1. 介入 MRI 系统磁体设计　目前磁共振成像系统磁体设计有各种各样的开放式系统，如"马蹄"形、"面包圈"样等设计，以满足临床介入 MRI 的需要。

2. 介入器械的可视化　介入器械的可视化（instrument visualization）是介入 MRI 的关键问题之一。不同于常规介入工具和外科器件，磁共振介入器械需要满足以下要求：

（1）被动可视化：使用较微弱的顺磁性穿刺针或附带有稀有金属的工具，介入器械通过由磁化率效应所产生的微小金属伪影来识别。

（2）仿真内镜显示（virtual reality visualization）：涉及光学三角系统，通过识别固定在支架上的发光二极管实施。

（3）磁共振示踪技术：在介入器械顶部或其周缘安装一个或多个微小的磁共振接收线圈，由于它能对线圈附近的自旋质子成像，从而明确介入器械的位置。

（4）天线示踪技术：又称"MR profiling"，它采用直环天线作为信号接收装置，对诸如导丝这样很薄的结构也能清晰显示。

（5）外科辅助设备：除了介入操作时在成像观察野内所运用的工具外，还有许多辅助设备需在此种环境下顺利工作。首先是患者麻醉和监测设备，其他工具（如射频切除装置、激光加热原、内镜设备等）均需能在磁场下正常工作。

3. 介入 MRI 的临床应用　主要应用于以下几个方面：

（1）应用 MRI 的良好软组织对比和在线（online）多层成像优势，对一些复杂活检操作提供引导。

（2）对热消融外科手术进行控制，因为 MRI 是唯一对程度较轻组织温度变化敏感的影像学显示技术，在此程度的温度变化下，蛋白质变性和组织破坏尚未发生。

（3）引导内镜操作，直接观察所进入管腔的周围区域。

（4）引导经腔道或经皮腔介入治疗，优势是综合运用形态学和流动灌注信息，可与血管内线圈结合使用，使介入治疗取得最佳效果，可对治疗过程进行实时随访。

（二）分子影像学

分子影像学（molecular imaging）是分子生物学和医学影像学高速发展并高度融合的产物，是分子生物学和医学影像学两者各取所长并相互渗透的结晶。

1. 分子影像学的概念　分子影像学就是活体状态下在细胞和分子水平应用影像学对生物过程进行定性和定量研究。它从生理生化水平认识疾病，阐明病变组织生物过程的变化、病变细胞基因的表达、代谢活性的高低、病变细胞是否存活以及细胞内生物活动的状态等，为临床早期诊断、治疗疾病提供分子水平信息。

2. 分子影像学的技术方法　显示分子信息的关键在于运用高特异性的成像专用探针、相应的放大技术和敏感高效的图像检出系统。分子显像的过程如下：分子探针用核素、顺磁性物质或荧光素标记后与靶目标结合，经合适的扩增方法将信息放大，然后由成像系统（如 PET、MRI）或光学成像技术发现信息。

（1）分子显像探针：要检测某一种样品或基因组中特定的 DNA 序列或基因片段，首先必须有相应的探针。探针通常要用核素或非核素物质进行示踪标记。在显示分子信息的几个关键因素中，分子显像探针的研究最为重要，它是进行分子影像学研究的先决条件。

（2）分子影像学成像技术

1）核医学成像：主要由 SPECT 和 PET 把有明确生物学效应的示踪剂送入体内，让它参加体内生物活动，再用 SPECT 或 PET 加以探测和显示，由此反映体内的特定的生物活动。

2）磁共振成像：目前用 MRI 技术进行的基因表达显像主要包括两个方面，即传统的 MRI 技术和 MRS 技术。传统的 MRI 技术中目的基因的扩增方法是采用多种标记基因，并利用不同的对比剂增加其信号来完成。MRS 通过评价特异标记底物代谢水平的改变来发现基因的表达。

利用 MRI 进行基因表达显像与 PET 相比有如下优点：① MRI 的空间分辨力高，可达到或接近显微镜的分辨率（几十微米范围）；②能同时获得生理和解剖信息，能够进行小动物生理和分子标记物的分析。相对于 PET 来说，MRI 基因表达显像的扩增信号要弱得多，需要有强大的扩增系统。磁共振分子成像目前主要用于基因表达传递成像、肿瘤血管生成以及细胞分子水平的功能成像等。

第四节　磁共振图像质量控制

一、概述

磁共振的成像原理复杂，所涉及的技术繁多，众多的因素均可影响磁共振的图像质量，是否能够做好磁共振成像技术的质量控制，直接影响到磁共振成像技术的临床诊断价值。磁共振成像技术常规质控指标包括信噪比、对比噪声比、空间分辨力、图像均匀度以及 MRI 伪影。

二、磁共振成像参数间相互影响

脉冲序列是由一系列成像参数构成的，了解这些参数的作用及其彼此间的相互关系是重要的。

只有合理的调整脉冲序列的成像参数，才能够采集到所需要的图像，并尽可能地缩短扫描时间，满足临床诊断的需要。

（一）扫描相关参数

1. 图像权重 CT图像仅仅依靠CT值来反映不同组织间差别。而磁共振图像能够反映组织间更多的信号差别，包括不同的组织可能存在的质子含量（质子密度）、T_1值及T_2值等方面的差别。还有一些特殊的成像序列，是针对某一类疾病有特定成像效果的，应该在可疑的情况下使用。比如DWI序列对脑缺血病变的早期诊断有很大价值。SWI对微量出血有很好的检出效果等。但是我们在实际扫描时不可能完成全部的权重图像采集，而是选取有针对性的序列。一般情况下，扫描序列中应该包括T_1WI及T_2WI，如果病变部位周围有脂肪或水，应该加脂肪抑制序列或水抑制序列。

2. 扫描方位 磁共振成像可以采用任意方位的扫描，扫描方位的选择对于充分显示病灶及其特征非常重要。横断位扫描是大部分脏器最常用的扫描方位，但是磁共振检查一般要求2个以上的扫描方位，才能显示磁共振任意断面成像的优势。由于扫描序列较多，不可能在每个方位都全部进行扫描，因此应该根据不同的解剖部位及病变特征选择有效而简洁的扫描方位组合。

磁共振成像扫描方位选择应遵循如下基本原则：

（1）长短轴原则：扫描时应该沿着器官或病变的长轴及短轴进行扫描，这样能够得到最大截面，便于观察器官或病变的大小。

（2）垂直切线原则：如果病变在脏器边缘或与相邻脏器关系密切，扫描时应该垂直病变和脏器的交接面，这样便于观察病变和脏器的关系及病变浸润情况。

（3）最优方位原则：磁共振图像由于不同权重图像较多，扫描方位多，所以不可能在每个扫描方位上扫描所有权重的图像。因此只能在显示病变较好的方位上着重扫描，或者在不同方位上扫描不同权重的图像，相互补充。

3. 视野（field of view，FOV） FOV指成像区域的大小，应该根据不同的患者体型、不同的检查部位而确定。在FOV设置时，应遵循的原则：①由于人体结构前后略扁，所以一般将FOV设为矩形，同时把短轴方向设为相位编码方向；②当对小的脏器进行靶扫描时，应该选择较小的FOV，同时施加防止卷褶伪影技术；③在设置FOV时，需要注意空间分辨力和信噪比的改变，在矩阵不变的情况下，FOV越大，图像的信噪比越高，但空间分辨力越低。

4. 矩阵 指的是采集矩阵，也就是频率编码和相位编码方向上需要采集的点阵。在一般序列中，相位编码的点阵总是小于或等于频率编码方向的点阵。矩阵影响图像的空间分辨力、信噪比及采集时间，在设置时应该根据检查需要进行平衡。

5. 相位编码方向 相位编码方向的选择是磁共振成像非常重要的技术，影响到图像采集时间及伪影的产生。二维MRI扫描时选择相位编码的基本原则：①从减少扫描时间考虑，我们的扫描FOV一般为矩形。为缩短扫描时间，我们一般选择FOV的短轴方向作为相位编码方向，可以在保证分辨力的情况下缩短扫描时间。②考虑减少伪影的影响，选择相位编码方向时应该尽量避免伪影重叠在观察区域。因为除化学位移伪影外，多数伪影特别是运动伪影多出现在相位编码方向上。

6. 层厚及层间距 层厚主要影响图像的分辨力及信噪比，选择时要考虑多种因素，包括解剖结构、扫描序列、信噪比及分辨力要求等。层厚越厚，产生的信号越多，信噪比越高；但层面内空间分辨力越低。

层面间距是指层面之间的间隔。理想的成像是无间隔连续扫描，但是这对RF脉冲的形状有一定的要求，而实际产生的RF脉冲并不像理想的那样精确。在对目标层面激励时，由于射频脉冲的非理想性，将引起相邻层面内的质子受到额外的激励，形成层面交叉干扰。这种额外激励使得层面所经历的有效TR比设置的TR要短，磁化向量恢复不足，会导致信号强度降低。TR的缩短对信号的影响还与脉冲序列有关，这种作用对T_2加权像的影响要大于T_1加权像。因此，在T_2加权像上层面间距一般选用层厚的20%～50%可去除层面间的交叉干扰；T_1加权像上层面间距一般选用层厚的10%～30%可去除层面间的交叉干扰。

（二）序列相关参数

在一般的脉冲序列中，决定图像对比的参数主要有TR、TE、射频脉冲的偏转角度，而在一些特殊的序列中,影响对比度的参数还有磁化准备脉冲的使用与否及其参数、组织饱和脉冲等。相关参数调整在不同的序列中对图像的影响有很大差别。

SE 类序列是临床常用的序列之一,可以得到 T_1WI、T_2WI 及 PDWI。其主要可调整的参数有 TR、TE、ETL、ES 等。

单纯 SE 序列由于采集时间长,目前,SE 序列极少用于 T_2WI 及 PDWI,而主要用于 T_1WI 为尽量去除 T_2 弛豫对图像对比的"污染",SE T_1WI 一般选择最短的 TE。如果射频脉冲角度固定在 90° 不能调整,则只能通过 TR 来改变图像对比,一般 TR 在 300~800 毫秒进行调整,一般在此范围内,TR 越长图像的信噪比越高。在一些设备上,SE 序列的射频脉冲角度可以修改,则可以通过 TR 与激发角度的配合进行调整,以获得较好的 T_1 对比;一般情况下当 TR 大于 600 毫秒时,可以通过增加偏转角到 100°~120° 来增加 T_1 对比;而当 TR 小于 300 毫秒时,可以把偏转角缩小到 60°~80°。但是由于大于或小于 90° 的脉冲所产生的横向磁化向量都不及 90° 脉冲,因此非 90° 脉冲获得的图像的信噪比均有所下降。

FSE 序列是目前常用的 MRI 脉冲序列,除了 TR、TE 外,FSE 序列与图像对比相关的可调整参数还有射频脉冲角度、ETL、ES 等。

FSE T_1WI 多用于对 T_1 对比要求较低的部位,其主要调整参数为 TR 和 TE,TE 尽量选择最短 TE;TR 可以适当延长,但是原则上不超过 800 毫秒。

FSE T_2WI 及 PDWI 需要调整的参数较多,TR 时间一般较长,至少大于 2 000 毫秒,根据所用的 ETL、ES 及采集层数的不同,一般为 2 500~6 000 毫秒。PDWI 的 TE 应该小于 30 毫秒。而 T_2WI 的 TE 时间根据不同的检查部位及检查目的而不同。由于连续的 180° 聚焦脉冲,组织的 T_2 值会有所延长,因此对一般脏器而言,T_2WI 的有效 TE 值应该比该脏器的 T_2 值偏高 30% 左右。

FSE 射频脉冲角度一般为 90° 脉冲,典型的聚焦脉冲角度为 180° 脉冲,后者可以在 120°~180° 调整,聚焦脉冲降低后可以大大降低射频脉冲能量,从而降低 SAR 值,虽然图像信噪比会有所下降,但在 120°~170° 之间调整,对图像质量影响不大。

ETL 及 ES 对图像的影响较大,在 ES 不变的情况下,ETL 增加,会使有效 TE 增加,增加图像 T_2 权重。ES 的缩短可以缩小回波之间的幅度差别,可以间接的提高图像的信噪比和对比度,而且可以允许适当延长 ETL 从而缩短图像的采集时间;但是同时会增加磁化转移效应、增加脂肪组织信号并增加 SAR 值。

GRE 类序列是如今临床最常用的序列。使用不同的扫描定时参数和翻转角,可分别获得 T_1WI、T_2WI 和 PDWI。其参数复杂多样,临床经常调整的包括 TR、TE、偏转角、采集带宽、射频模式等。

三、磁共振成像伪影及补偿技术

伪影是指磁共振图像中与实际解剖结构不相符的信号,可以表现为图像变形、重叠、缺失、模糊等。MRI 检查中伪影主要造成三个方面的问题:①使图像质量下降,甚至无法分析;②掩盖病灶,造成漏诊;③出现假病灶,造成误诊。因此正确的认识伪影并采取相应的对策对于提高 MRI 临床诊断水平非常重要。本部分重点介绍临床中最为常见的磁共振图像伪影及相关补偿技术。

(一)化学位移伪影

化学位移伪影(chemical shift artifact)是指由于化学位移现象导致的图像伪影。由于化学位移现象的存在,水分子中的氢质子的进动频率要比脂肪中氢质子的进动频率约高 3.5ppm,相当于 150Hz/T,在 1.5T 的设备中其进动频率差别约为 225Hz。磁共振成像一般以水质子的进动频率为中心频率,由于脂质子的进动频率低于水质子的进动频率,在傅里叶变换时,会把脂质子进动的低频率误认为空间位置的低频率,这样在重建后的磁共振图像上脂肪组织的信号会在频率编码方向上向梯度场强较低(进动频率较低)的一侧错位。

化学位移伪影的对策主要包括以下四个方面:①增加频率编码的带宽,可以减轻化学位移伪影,同时回波的采样速度还得到提高,但图像的信噪比(SNR)降低;②选用场强更低的磁共振设备进行扫描,场强越高,水质子与脂质子的进动频率差别越大,化学位移伪影越明显;③改变频率编码方向,因为化学移位伪影主要发生于与频率编码方向垂直的水脂界面上;④施加脂肪抑制技术,化学位移伪影形成的基础是脂肪组织相对于其他组织的位置错误移动。

（二）勾边伪影

在梯度回波序列的反相位（反相位 TE）图像上，脏器与脂肪组织的界面处会出现宽度为一个像素的黑线，勾勒于脏器的周边被称为勾边伪影或黑线伪影（black line artifact），最常出现于腹部脏器周围肌肉间隙等部位。勾边伪影产生的原因也是由于水质子与脂质子的化学位移效应，也属于化学位移伪影的一种，但不完全同于前面所述的化学位移伪影。

减少或消除勾边伪影的方法：①通过 TE 的改变采集同相位的图像；②施加脂肪抑制技术；③用自旋回波类序列取代梯度回波序列。

（三）卷褶伪影

当受检部位的大小超出 FOV 的大小，FOV 外的组织信号将折叠到图像的另一侧，这种折叠被称为卷褶伪影（foldover artifact）。

磁共振信号在图像上的位置取决于信号的相位和频率，信号的相位和频率分别由相位编码和频率编码梯度场获得。信号的相位和频率具有一定范围，这个范围仅能对 FOV 内的信号进行空间编码，当 FOV 外的组织信号融入图像后，将发生相位或频率的错误，把 FOV 外一侧的组织信号错当成另一侧的组织信号，因而把信号卷褶到对侧，从而形成卷褶伪影。

消除卷褶伪影的对策：①增大 FOV，使之大于受检部位；②相位编码方向过采样，对相位编码方向上超出 FOV 范围的组织也进行相位编码，但在重建图像时，并不把这些过采样的区域包含到图像中，FOV 外的组织因为有正确的相位信息，因此不发生卷褶；③施加空间预饱和带，给 FOV 外相位编码方向上组织区域放置一个空间预饱和带，把该区域内的组织信号进行抑制。

（四）随机自主运动伪影

随机自主运动伪影是由于受检者能够自主控制的运动产生的伪影，如吞咽动作、眼球运动等。

主要对策：①检查前争取患者的配合，保证扫描期间保持不动；②尽量缩短图像采集时间；③采用能够纠正运动的脉冲序列技术如 GE 公司的螺旋桨（Propeller）技术和西门子公司的刀锋（Blade）技术；④吞咽运动伪影可以在喉部施加空间预饱和带。

（五）呼吸运动伪影

呼吸运动伪影主要出现在胸腹部磁共振图像上，其特点：①主要造成图像模糊或表现为腹壁脂肪影重叠于脏器或掩盖病灶；②伪影出现在相位编码方向上；③呼吸运动具有一定的节律性和可控制性。

清除呼吸运动伪影对策包括以下几个方面：①施加呼吸触发技术或导航回波呼吸运动伪影；②呼吸补偿技术，主要用于 SE T_1WI；③采用快速成像序列屏气扫描；④对于呼吸不均匀又不能屏气的患者还可以采用对呼吸运动不敏感的超快速序列，如单次激发 FSE、单次激发 EPI 等；⑤施加脂肪抑制技术，因为磁共振图像上脂肪信号很高，造成的伪影也很明显；⑥在前腹壁施加预饱和带抑制腹壁皮下脂肪的信号，也可抑制腹壁的运动伪影；⑦增加 NEX 可以在一定程度上减轻呼吸运动伪影。

第五节　MRI 临床检查技术

一、磁共振检查前准备

由于 MRI 设备是利用强磁场来工作，具有特殊性，因此检查前，需要做相应的准备工作：

（一）核对检查信息

包括患者的一般资料，相关症状及体征，临床检查的目的和检查部位是否一致。

（二）询问患者有无检查禁忌证

如有下列情况则严禁 MRI 检查：体内有心脏起搏器或金属磁性植入物，由意外导致的铁磁性异物在体内的存留，尤其是眼球内的铁磁性异物。

（三）去除随身携带的金属物品

患者及陪同进入扫描间的家属在检查前，应去除手机、磁卡、腰带、义齿、钥匙、硬币、手表、打火机等金属磁性物品。

（四）对患者的告知及准备

告知患者大致扫描时间及会出现噪音，嘱咐患者保持绝对静止不动，并根据检查部位做好相应训练。如颈部扫描不能做吞咽的动作，胸腹部检查需训练患者呼吸及屏气，眼部扫描尽量不要转动眼球，腹部检查相应的胃肠道准备等。如有幽闭恐惧症或婴幼儿患者可适当使用镇静药物，患者的配合对获得高质量图像非常重要。

（五）增强检查准备

对增强扫描者应仔细询问其过敏史，并向患者及家属说明所用对比剂可能发生的不良反应，患者及家属阅读并签署检查同意书后方可进行检查。

（六）应对危重患者

对危重者一般不进行 MRI 检查，如需要检查，则必须有临床医师的陪同，备好急救药品及抢救器械，在发生意外时能及时开展抢救。

二、中枢神经系统 MRI 检查技术

（一）颅脑 MRI 扫描

【适应证】

常用于诊断脑血管病、颅脑占位病变、脑白质病变、感染性病变、脑外伤、先天性颅脑发育异常等病变。

【线圈选择】

头多通道线圈、头正交线圈或头颈联合线圈。

【患者体位】

患者呈仰卧位，头先进，头部置于线圈内，眉间线位于线圈中心，头两侧以海绵固定，身体长轴与床面长轴一致，双臂自然放置身体两侧，肥胖者两肩尽量下沉，驼背者臀下垫高，使头颅尽可能伸入线圈中心，十字定位灯的纵向线与患者头颅正中矢状面一致，定位灯中心位于患者双眉中心，位置锁定后将检查部位送至磁体中心。

【扫描】

1. 定位及范围　采用快速定位成像序列，获得横轴、矢状及冠状三个平面定位像。

（1）横轴位：在矢状面定位像上，使定位线平行于胼胝体膝部下缘和压部下缘的连线，在冠状面定位像上平行于双侧颞叶底部连线（图 5-26），扫描范围从颅底至脑顶部。

（2）矢状位：在横轴位及冠状位定位像上，定位线均与大脑纵裂平行，扫描范围根据颅脑左右径或病变范围而定。

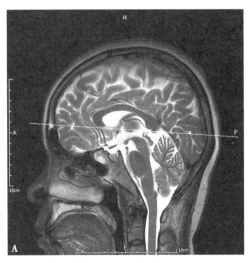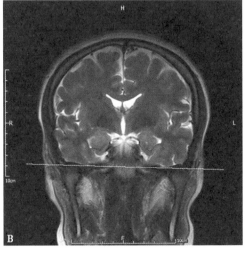

图 5-26　颅脑横轴位定位

A. 在矢状面图像上定位示意图；B. 在冠状位图像上定位示意图。

（3）冠状位：在横轴位定位像上，定位线垂直于大脑纵裂，在矢状位定位像上，定位线平行于脑干，扫描范围根据颅脑前后径及病变范围而定。

2. 序列及参数　常用序列为 SE T_1WI、FSE T_2WI 及 FLAIR 序列，其中 FLAIR 对病灶的显示更为敏感，其他序列如 DWI 序列对诊断早期脑梗死最为敏感，SWI 序列可诊断脑内微出血灶及微小的血管畸形，如需观察脑血管病变可选择 MRA 成像技术。对于病变的定性诊断还可做增强扫描，注射 Gd-DTPA 对比剂后行 T_1WI 序列冠状、矢状及横轴位扫描，还可以根据临床需要做脑灌注成像，MRS 及 DTI 等。常规扫描参数层厚 6～8mm，层间距 1～2mm，FOV 为 22～25cm，矩阵（192～400）×（256～512）。

（二）颅脑 MRA 扫描

【适应证】

脑血管畸形及脑内病变需要观察脑血管时做 MRA 检查。

【线圈选择】

头多通道线圈、头正交线圈或头颈联合线圈。

【患者体位】

同颅脑 MRI 扫描。

【扫描】

1. 常用序列及方位　采用快速定位成像序列，获得横轴、矢状及冠状三平面定位像。

（1）颅脑动脉 MRA：常用 3D-TOF-MRA 技术，横轴位扫描，在矢状位定位像上，定位层面平行于胼胝体膝部及压部下缘的连线，在冠状面定位上平行于双侧颞叶底部连线，常设置三到四个层块部分重叠扫描，在扫描野上方设置预饱和带，以消除静脉影像，扫描范围从扣带回至枕骨大孔或依据病变范围而定。

（2）颅脑静脉 MRA：常用 3D-PC-MRA 技术，矢状位扫描，在冠状位和横轴位定位像上，定位层面与大脑中线平行，在颅底下方设置预饱和带以消除动脉影像，扫描范围包括颅脑左右缘。

0506

2. 图像后处理　对扫描获得的原始图像进行最大密度投影（MIP）和多平面重组（MPR），生成的血管三维图像做任意方向的旋转，得到不同角度的图像，利于对各个血管的观察。

单图：颅脑 MRA 后处理图像

（三）垂体 MRI 扫描

【适应证】

常用于垂体大腺瘤、垂体微腺瘤及鞍区病变的诊断。

【线圈选择】

头多通道线圈、头正交线圈或头颈联合线圈。

【患者体位】

同颅脑 MRI 扫描。

【扫描】

1. 定位及范围　采用快速定位成像序列，获得横轴、矢状及冠状三个平面定位像。

（1）冠状位：在横轴位定位像上，定位线垂直于大脑纵裂，在矢状位定位像上，定位线平行于垂体柄，中心线经过垂体柄（图 5-27）。扫描范围包括蝶鞍前后或视病变范围而定。

（2）矢状位：在横轴位及冠状位定位像上，定位线均与大脑纵裂平行，扫描范围包括双侧海绵窦或视病变范围而定。

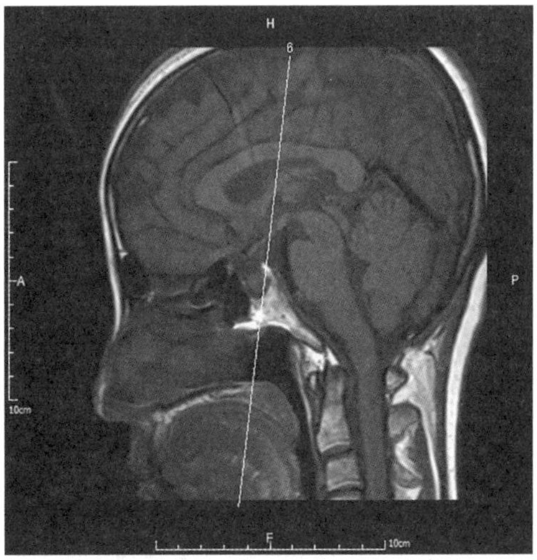

2. 序列及参数

（1）基本序列：SE T_1WI 及 FSE T_2WI 序列

（2）增强扫描序列：主要用于垂体大腺瘤及鞍区病变的诊断。采用 T_1WI 序列，注射对比剂后行冠状及矢状扫描。

图 5-27　垂体冠状位定位

（3）垂体动态增强扫描：主要用于垂体微腺瘤的诊断。采用冠状 T_1WI 序列，预扫描一次后静脉注入 Gd-DTPA 对比剂，然后连续扫描 5～10 次。

（4）扫描参数：根据病变的大小确定扫描的层间距及层厚，一般无明显病变者薄层扫描，层厚为 3mm，层间距 0.3mm，FOV 为 16～20cm，矩阵（192～256）×（256～320）。

（四）颞叶 MRI 扫描

【线圈选择】

头多通道线圈、头正交线圈或头颈联合线圈。

【患者体位】

同颅脑 MRI 扫描。

【扫描】

1. 扫描定位及范围　采用快速定位成像序列，获得横轴、矢状及冠状三个平面定位像。

（1）矢状位：在横轴位及冠状位定位像上，定位线均与大脑纵裂平行，扫描范围包括全脑。

（2）横轴位：在已获得的矢状位上定位，定位线平行于颞叶或侧脑室颞角的长轴，在冠状面定位像上平行于双侧颞叶底部连线（图 5-28），扫描范围从颞叶下部至胼胝体膝部上方。

（3）斜冠状位：在横轴位定位像上，定位线垂直于大脑纵裂，在矢状位图像上，定位线垂直于颞叶或侧脑室颞角的长轴，扫描范围从颞极到枕骨。

2. 扫描序列及参数　除常规 SE T_1WI 及 FSE T_2WI 序列外，还可根据需要做双侧海马的 MRS 检查。常规须薄层扫描，层厚为 3mm，层间距 0.3～0.5mm，FOV 为 22～24cm，矩阵 320×256。

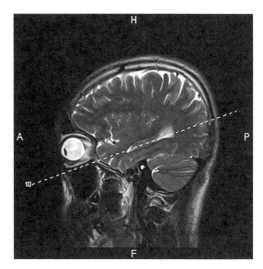

图 5-28　颞叶横轴位定位

三、脊柱与脊髓 MRI 检查技术

【适应证】

常用于椎间盘病变、椎体及椎管占位性病变、脊椎与脊髓的感染性疾病及外伤等。

【线圈选择】

头颈联合线圈、颈胸腰联合线圈或胸腰椎联合线圈。

【患者体位】

患者呈仰卧位，头先进，将要检查的部位置于相应线圈处，身体长轴与线圈长轴一致，双臂自然放置身体两侧，十字定位灯的纵向线与患者正中矢状面一致，横向线定位颈椎位于甲状软骨水平，胸椎位于胸骨角水平，腰椎位于髂嵴水平，位置锁定后送床至磁体中心。

【扫描】

1. 定位及范围　采用快速定位成像序列，获得横轴、矢状及冠状三个平面定位像，注意胸椎扫描时定位像范围要包括全部颈椎，以便于胸椎计数。

脊柱的 MR 扫描，尤其是对椎间盘的扫描，常规是以矢状位及横轴位为主，如要观察神经根或椎管内病变可加扫冠状位。

（1）矢状位：在冠状位定位像上，定位线与脊柱长轴平行（图 5-29A）；在矢状位定位像上设定扫描范围，颈椎从颅底至胸椎上部，胸椎从第七颈椎至腰椎上段，腰椎从胸椎下部至骶椎上部。

（2）横轴位：在矢状面定位像上设置，根据所要观察的目的不同，定位线平行于椎间盘或椎体（图 5-29B），扫描范围根据临床需要或视病变范围而定。

（3）冠状位：在矢状位定位像上，定位线平行于病变区的脊髓长轴；在横轴位定位像上，定位线平行于椎体横径，扫描范围根据病变范围而定。

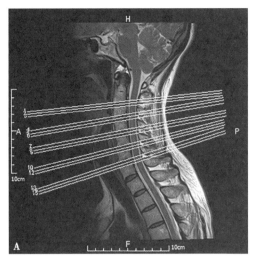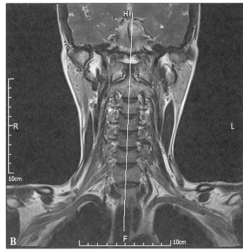

图 5-29　颈椎扫描定位

A. 颈椎矢状位定位；B. 颈椎横轴位定位。

2. 序列及参数　常用 SE 或 FSE T_1WI、FSE T_2WI 序列，如果有外伤、炎症及肿瘤转移等病变，可增加脂肪抑制序列，根据需要可加做增强扫描。常规扫描参数层厚 3～6mm，层间距 0.3～0.6mm，FOV 矢状位为 22～35cm，横轴位为 18～24cm，矩阵（192～320）×（256～512），可在椎体前方设置预饱和带，颈椎主要用于抑制吞咽运动伪影，胸椎可消除心脏大血管搏动伪影，于腰椎主要消除腹主动脉及呼吸运动伪影。

四、五官及颈部 MRI 检查技术

（一）眼眶 MRI 扫描

【适应证】

眼球及眼眶内占位、炎症及外伤等病变。

【线圈选择】

头多通道线圈或头颈联合线圈。

【患者体位】

体位同颅脑 MRI 扫描，同时嘱咐受检者闭眼，眼球尽量保持静止。

【扫描】

1. 定位及范围　采用快速定位成像序列，获得横轴、矢状及冠状三个平面定位像。

（1）横轴位：在矢状面定位像上，定位线平行于视神经眶内段的走行方向，在冠状面定位像上定位线垂直于大脑纵裂，扫描范围包括眼眶上下壁。

（2）斜矢状位：在横轴位定位像上，定位线与视神经走行方向平行，在冠状位定位像上定位线与大脑纵裂平行（图 5-30），左右眼眶单独进行扫描，扫描范围包括眼眶内外壁。

（3）冠状位：在横轴位定位像上，定位线垂直于大脑纵裂，在矢状位定位像上，定位线垂直于视神经走行方向，扫描范围从眼球前部至眶尖。

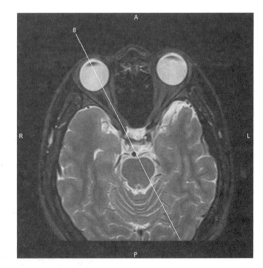

图 5-30　眼眶斜矢状位定位

2. 序列及参数　常用 SE T_1WI、FSE T_2WI 序列，由于眼眶内脂肪易掩盖微小病变，因此扫描时常辅以脂肪抑制技术。常规使用薄层扫描，层厚 3mm，层间距 0.3～0.6mm，FOV 为 20～24cm，矩阵（192～256）×（256～320）。

（二）鼻窦及鼻咽 MRI 扫描

【适应证】

适用于鼻窦、鼻咽及颌面部炎症及肿瘤等病变。

【线圈选择】

头多通道线圈或头颈联合线圈。

【患者体位】

体位同颅脑 MRI 扫描，十字定位灯的横向线位于眼眶下缘，纵向线与患者头颅正中矢状面一致。

【扫描】

1. 定位及范围　采用快速定位成像序列，获得横轴、矢状及冠状三个平面定位像。

（1）横轴位：在矢状面及冠状面定位像上，定位线平行于硬腭，扫描范围包括额窦至上颌窦。

（2）矢状位：在横轴位及冠状位定位像上，定位线与头颅中线结构平行，扫描范围包括双侧颞骨。

（3）冠状位：在横轴位定位像上，定位线垂直于头颅中线结构，在矢状位定位像上，定位线垂直于硬腭，扫描范围从鼻尖至枕骨大孔前缘。

2. 序列及参数　常用 FSE T₁WI、FSE T₂WI 序列，根据需要加脂肪抑制技术。扫描参数为层厚 3～5mm，层间距 0.5～1.0mm，FOV 为 20～24cm，矩阵（200～256）×（256～320）。

（三）耳部及内听道 MRI 扫描

【适应证】

适用于耳部炎症、肿瘤及先天发育异常等疾病。

【线圈选择】

头多通道线圈或头颈联合线圈。

【患者体位】

同颅脑 MRI 扫描。

【扫描】

1. 定位及范围　采用快速定位成像序列，获得横轴、矢状及冠状三个平面定位像。

（1）横轴位：在矢状面定位像上，定位线平行于胼胝体膝部下缘和压部下缘的连线，在冠状面定位像上平行于双侧颞叶底部连线，扫描范围从小脑幕至乳突尖部。

（2）冠状位：在横轴位定位像上，定位线平行于双侧面听神经连线（图 5-31），在矢状位定位像上，定位线垂直于胼胝体膝部下缘和压部下缘连线，扫描范围从蝶鞍至胼胝体压部。

2. 序列及参数　常用 SE T₁WI、FSE T₂WI 序列，辅以脂肪抑制技术；根据临床需要可做 3D 重 T₂WI 序列内耳水成像，对扫描后获得原始图像进行 MPR、MIP 的后处理，有利于病变的观察。扫描参数常规薄层扫描，层厚为 3mm，层间距 0.3mm，FOV 为 18～24cm，矩阵（192～256）×（256～300）。3D 序列采用层厚为 0.5～1mm 的无间距扫描。

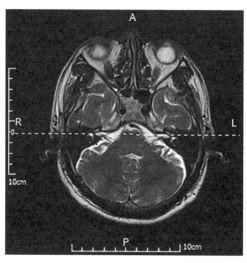

图 5-31　内听道冠状定位

五、呼吸系统 MRI 检查技术

由于 MRI 图像上肺组织呈极低信号,病变显示效果不佳,所以肺部病变的影像检查仍以 CT 为主。因 MRI 的软组织分辨力较高,其对纵隔疾病的诊断具有一定的优势。

1. 线圈选择　体部相控阵线圈。

2. 患者体位　仰卧位,头先进,身体长轴与床面长轴一致,双臂自然放置身体两侧或上举置头两侧,将线圈置于受检者前胸部并固定,双侧乳头连线中点对线圈中心,对受检者进行均匀呼吸及屏气训练,放置呼吸门控装置于胸腹部起伏明显处。十字定位灯的纵向线与患者及线圈中线一致,横向线位于线圈中心,位置锁定后送床至磁体中心。

3. 扫描

(1)定位及范围:常规采用横轴位、冠状位扫描,必要时可加扫矢状位。扫描范围包括全部胸部或视病变范围而定。

(2)序列及参数:常用 FSE 或 GRE T_1WI、FSE T_2WI 序列及脂肪抑制序列,屏气或呼吸触发扫描。常规扫描参数层厚 5~10mm,层间距 0.5~2.0mm,FOV 为 32~40cm,矩阵(160~300)×(256~384)。

六、循环系统 MRI 检查技术

【适应证】

适用于心肌及瓣膜病变、先天性心脏病、心脏肿瘤、心包疾病、心胸部大血管病变等。

【线圈选择】

心脏专用相控阵线圈或体部相控阵线圈。

【患者体位】

同胸部 MRI 扫描,需放置心电门控(或外周脉搏门控)及呼吸门控装置。

【扫描】

1. 定位及范围　采用快速定位成像序列,获得横轴、矢状及冠状三个平面定位像。

(1)横轴位:在冠状及矢状面定位像上,定位线垂直于身体长轴。扫描范围从主动脉弓至心尖。

(2)矢状位:在横轴位定位像上,定位线平行于人体正中矢状线。

(3)冠状位:在横轴位定位像上,定位线垂直于人体正中矢状线。

(4)两腔心位:在横轴位图像上,选择显示左右心室及室间隔的层面进行定位,定位线与室间隔平行(图 5-32A)。

(5)四腔心位:在两腔心位上,选择显示心尖及二尖瓣的层面,定位线平行于二尖瓣中点与心尖的连线(图 5-32B)。

(6)短轴位:在四腔心位上,定位线垂直于室间隔(图 5-32C)。

(7)主动脉弓位:在横轴位图像上,选择显示升主动脉及降主动脉的层面定位(图 5-32D),定位线同时经过升主动脉和降主动脉。

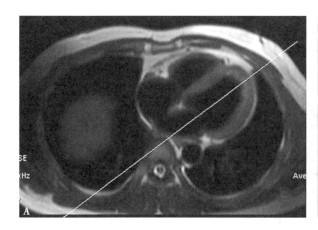
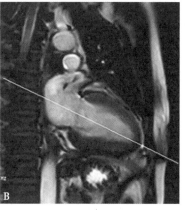

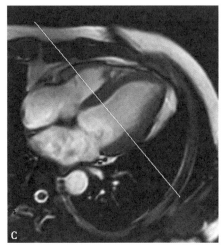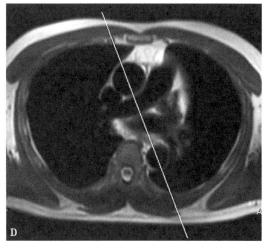

图 5-32　心脏大血管扫描定位

A. 两腔心位；B. 四腔心位；C. 短轴位；D. 主动脉弓位

2. 序列及参数　常用 IR-FSE 及 GRE 序列，IR-FSE 序列黑血对比成像，显示心脏大血管的形态及信号，根据需要加脂肪抑制技术，GRE 序列亮血对比成像，可用于心功能分析及心肌灌注成像等。常规扫描参数层厚 6～8mm，层间距 0～2mm，FOV 为 34～48cm，矩阵（128～256）×（128～256）。

七、消化系统 MRI 检查技术

（一）肝胆脾胰 MRI 扫描

【适应证】

常用于诊断肝胆脾胰的占位性病变、感染及弥漫性病变等。

【线圈选择】

体部相控阵线圈。

【患者准备及体位】

受检者检查前应空腹 6 小时以上，并对其进行呼吸及屏气训练，受检者呼吸均匀与否将会影响图像的清晰度，在应用呼吸门控技术扫描时，要求受检者每次呼吸频率及幅度尽量一致，而需要屏气时，则要求受检者的每次屏气都在吸气末或呼气末，以保证扫描所得的图像层面一致。

检查时受检者呈仰卧位，头先进，身体长轴与床面长轴一致，双臂自然放置身体两侧或上举至头两侧，将线圈置于受检者前胸部，线圈中心对准剑突并固定，放置呼吸门控装置于腹部起伏明显处，十字定位灯的纵向线与受检者身体中线一致，横向线位于线圈中心，位置锁定后送床至磁体中心。

【扫描】

1. 定位及范围　采用快速定位成像序列，获得横轴、矢状及冠状三个平面定位像。常规做横轴位及冠状位，根据需要可加做矢状位。

（1）横轴位：在冠状及矢状面定位像上，定位线垂直于身体长轴。扫描范围包括全部肝胆脾或全部胰腺。

（2）冠状位：在横轴位定位像上，定位线垂直于人体正中矢状线，在矢状位定位像上定位线平行于身体长轴。

（3）斜冠状位：常用于胰腺检查，在横轴位定位像上，定位线平行于胰腺的走行方向，扫描范围包括全部胰腺。

（4）矢状位：在横轴位及冠状位定位像上，定位线平行于人体正中矢状线。

2. 序列及参数　常用 SE T_1WI、GRE T_1WI、FSE T_2WI 序列，辅以脂肪抑制技术，根据需要做弥散加权成像及动态增强扫描。动态增强扫描用 T_1WI 序列，注入对比剂 Gd-DTPA 后于 25 秒、60 秒及 3 分钟分别进行扫描获得动脉期、门脉期及平衡期图像，对比剂剂量为 0.2ml/kg，注射速率为 2～3ml/s。常规扫描参数肝脏层厚 5～8mm，层间距 1.0～2.0mm，FOV 为 30～40cm，矩阵（160～256）×（256～384）。胰腺需薄层扫描，层厚 3～5mm，层间距 0.5～1.0mm。

（二）MR 胆胰管成像（MRCP）

线圈选择、患者准备及体位均与肝脏 MRI 扫描相同，必要时可在检查前口服阴性对比剂，抑制胃肠道内高信号的液体，突出胰胆管的成像效果。

【扫描】

1. 扫描方式　主要有三种，2D 连续薄层 MRCP、3D-MRCP 及 2D 厚层块投射 MRCP，在实际工作中至少需要二种方式结合使用。

2. 定位　MRCP 是在常规平扫的基础上进行，在已获得的横轴位图像上观察胆道的走行方向，2D 连续薄层 MRCP、3D-MRCP 扫描定位线平行于目标胆管的走行方向，厚层块 MRCP 则进行多角度多次扫描。

3. 图像后处理　2D 连续薄层 MRCP 及 3D-MRCP 扫描后获得的图像需要进行 MIP、MPR 重组，多角度旋转，更好的观察胆道的全貌。但是经后处理得到的图像不能很好地显示管腔内细小病变，因此我们要结合薄层原始图像进行观察。

单图：胰胆管水成像

八、泌尿生殖系统 MRI 检查技术

（一）肾上腺、肾脏及输尿管 MRI 扫描

【适应证】

常用于诊断肾上腺及肾脏的肿瘤、感染及血管性病变等。

【线圈选择】

体部相控阵线圈。

【患者准备及体位】

同肝脏 MRI 扫描，剑突与脐连线中点对准线圈中心。如果做 MRU 检查，则需要在检查前适当憋尿。

【扫描】

1. 定位及范围　与肝脏扫描相似，肾脏扫描范围包括全部肾脏或依据病变范围而定。肾上腺扫描范围横轴位应从肾上腺上方至肾门水平，依据病变大小扩大扫描范围。

2. 序列及参数　常用 SE T_1WI、GRE T_1WI、FSE T_2WI 序列，辅以脂肪抑制技术，必要时增强扫描及 MRU 检查，MRU 对尿路梗阻的部位及程度显示良好。肾上腺扫描时由于器官体积较小，周围高信号脂肪有利于显示其解剖形态，因此无占位病变时 T_2WI 可以不加脂肪抑制技术。肾脏常规扫描层厚 5～7mm，层间距 0.5～1.0mm，FOV 为 32～40cm，矩阵（160～256）×（256～400）。肾上腺体积较小，因此需要薄层扫描，层厚为 3～5mm，层间距 0.5～1.0mm。

（二）子宫及附件 MRI 扫描

【适应证】

适用于子宫及附件肿瘤的诊断及鉴别诊断、肿瘤分期等。

【线圈选择】

体部相控阵线圈。

【患者准备及体位】

子宫附件检查前无需空腹，如有金属节育器需提前取出，膀胱内有适当的尿液存留。

受检者仰卧，头先进或足先进，双臂上举或置于身体两侧，脐与耻骨联合中点对准线圈中心，因呼吸运动对子宫附件磁共振成像影响小，所以无需使用呼吸门控。

【扫描】

1. 定位及范围　采用快速定位成像序列，获得横轴、矢状及冠状三个平面定位像。常规做横轴位、冠状位及矢状位扫描，由于受检者的子宫附件位置变异较大，根据需要可做斜矢状位、斜横轴位及斜冠状位。

（1）矢状位：在横轴位及冠状位定位像上，定位线平行于人体正中矢状线。扫描范围包括子宫及

附件或根据病变范围而定。

（2）横轴位：在冠状及矢状面定位像上，定位线垂直于身体长轴。扫描范围包括全部盆腔。

（3）冠状位：在横轴位定位像上，定位线垂直于人体正中矢状线，在矢状位定位像上定位线平行于身体长轴。

（4）斜矢状位：冠状位上定位线平行于子宫走行方向。

（5）斜横轴位：矢状位定位像上，定位线垂直于子宫长轴（图5-33）。

（6）斜冠状位：矢状位定位像上，定位线平行于子宫长轴。

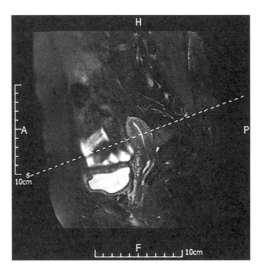

图 5-33　子宫斜横轴位定位

2. 序列及参数　常用 FSE 及 GRE T$_1$WI、FSE T$_2$WI 序列、脂肪抑制序列，必要时做 DWI、动态增强扫描。常规扫描参数为层厚 3～6mm，层间距 0.5～1.0mm，FOV 为 20～40cm，矩阵（128～256）×（256～320）。

（三）前列腺 MRI 扫描

【适应证】

适用于前列腺炎、前列腺癌、良恶性病变的诊断及鉴别诊断、前列腺癌的分期等。

【线圈选择】

体部相控阵线圈或直肠内线圈。

【患者准备及体位】

检查前膀胱内有适当的尿液存留，如果用直肠内线圈则需要进行清肠，以保证直肠内清洁。受检者体位及中心线定位同子宫 MRI 扫描。

【扫描】

1. 定位及范围　采用快速定位成像序列，获得横轴、矢状及冠状三个平面定位像。

（1）矢状位：在横轴位及冠状位定位像上，定位线平行于人体正中矢状线。

（2）横轴位：在冠状位及矢状位定位像上，定位线垂直于身体长轴。

（3）冠状位：在横轴位定位像上，定位线垂直于人体正中矢状线，在矢状位定位像上定位线平行于身体长轴。

（4）扫描范围：包括前列腺及精囊腺或根据病变范围而定，由于 MRI 检查经常用于前列腺癌的分期，因此在扫描时，除了前列腺局部薄层扫描，最好有包括全部盆腔的扫描，以利于对周围组织及淋巴结的观察。

2. 序列及参数　常用 FSE T$_1$WI、FSE T$_2$WI 序列、脂肪抑制序列，根据需要做 DWI、动态增强扫描及 MRS 扫描。常规扫描参数为层厚 3～5mm，层间距 0.5～1.0mm，FOV 为 20～40cm，矩阵（128～256）×（256～320）。

（四）乳腺 MRI 扫描

【适应证】

适用于乳腺良恶性病变的诊断及鉴别、肿瘤分期及乳腺植入物的评估等。

【线圈选择】

乳腺专用线圈（图 5-34）。

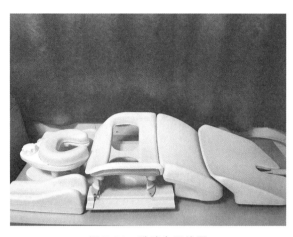

图 5-34　乳腺专用线圈

【患者体位】

　　受检者身体俯卧于乳腺线圈上，头先进，双侧乳腺自然悬垂于线圈孔洞内，额部置于头部支架上，双臂上举置于头两旁，由于乳腺检查时间较长，尽量保证受检者体位舒适。十字定位灯中点对准双侧乳头连线的中心。

【扫描】

　　1. 定位及范围　采用快速定位成像序列，获得横轴、矢状及冠状三个平面定位像。常规做横轴位及斜矢状位，根据需要可加做冠状位。

　　（1）横轴位：在矢状位及冠状位定位像上，定位线基本垂直于身体长轴，上下包括全部乳腺及上下部分胸壁。

　　（2）斜矢状位：双侧乳腺分别扫描，在横轴位定位像上，定位线平行于乳腺基底部中点与乳头的连线（图 5-35）。扫描范围包括全部乳腺及左右部分胸壁。

　　（3）冠状位：在横轴位定位像上，定位线平行于双侧乳头连线，扫描范围包括全部乳腺。

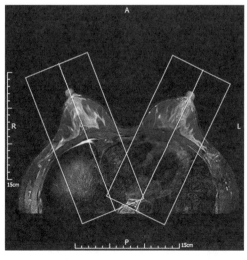

图 5-35　乳腺斜矢状位定位

2. 序列及参数 常用 SE、FSE 及 STIR 序列,由于乳腺内富含脂肪,干扰对病灶的观察,因此脂肪抑制技术应用较多;乳腺 MRI 检查常需要做动态增强扫描,一般设 10 个动态,扫描后可绘制时间 - 信号强度曲线,有助于病变的诊断及鉴别。根据临床需要还可做 DWI 及 MRS。常规扫描参数为层厚 4～6mm,层间距 0.5～1.0mm,FOV 为 20～40cm,矩阵(128～320)×(256～512)。

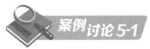

案例讨论 5-1

案例讨论
5-1

患者女,36 岁,近 3 月出现停经,泌乳症状,内分泌检查泌乳素增高,临床怀疑垂体病变。请问最适宜的影像检查方法是什么,具体的操作过程。

九、四肢关节及软组织 MRI 检查技术

(一)肩关节 MRI 扫描

【适应证】

适用于肩关节骨质及软组织的急慢性损伤、感染及肿瘤等病变。

【线圈选择】

肩关节专用表面线圈或包绕式表面线圈。

【患者体位】

被检者呈仰卧位,头先进,被检侧肩关节尽量向检查床中线处靠近,并置于线圈中心,被检侧上肢伸直,掌心向上,为避免被检者手臂无意识运动,可用沙袋固定前臂及手掌,十字定位灯的横向线对准线圈中心,位置锁定后送床至磁体中心。

【扫描】

1. 定位及范围 采用快速定位成像序列,获得横轴、矢状及冠状三个平面定位像。

(1)横轴位:在冠状位定位像上,定位线垂直于关节盂,在矢状位定位像上,定位线垂直于肱骨长轴,扫描范围从肩锁关节上方至关节盂下方。

(2)斜冠状位:在横轴位定位像上,选择冈上肌腱层面或盂肱关节层面,定位线平行于冈上肌腱长轴或垂直于盂肱关节面,在矢状位定位像上,定位线平行于肱骨长轴(图 5-36),扫描范围包括肱骨头及其前后部分软组织。

(3)斜矢状位:在横轴位定位像上,选择冈上肌腱层面或盂肱关节层面,定位线垂直于冈上肌腱长轴或平行于盂肱关节面,在冠状位定位像上,定位线平行于肱骨长轴,扫描范围包括肱骨头外侧缘至关节盂内侧部分。

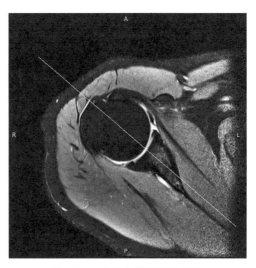

图 5-36 肩关节斜冠状位定位

2. 序列及参数 常用 SE、FSE、STIR 序列, 脂肪抑制技术在肩关节 MRI 扫描中应用较多, 对于韧带及骨髓病变显示较好。扫描参数为层厚 3～4mm, 层间距 0.3～0.4mm, FOV 为 16～18cm, 矩阵 (256～320) × (256～320)。

（二）腕关节 MRI 扫描

【适应证】

适用于腕关节骨质及肌腱韧带的损伤、感染及肿瘤等病变。

【线圈选择】

腕关节专用线圈或包绕式表面线圈。

【患者体位】

仰卧位, 头先进, 被检侧腕关节尽量向床板中心靠近, 掌心向下, 用沙袋固定手臂并与身体隔开。如被检者配合, 可采取俯卧位, 手掌伸于头上, 掌心朝下, 此体位腕关节可置于主磁场中心, 线圈中心对准腕关节中心后固定, 十字定位灯的横向线对准线圈中心, 位置锁定后送床至磁体中心。

【扫描】

1. 定位及范围 采用快速定位成像序列, 获得横轴、矢状及冠状三个平面定位像。

（1）横轴位: 在冠状位定位像上, 定位线平行于腕关节面, 扫描范围包括全部腕关节。

（2）冠状位: 在横轴位定位像上, 定位线平行于尺桡骨茎突连线。

（3）矢状位: 在横轴位定位像上, 定位线垂直于尺桡骨茎突连线。

2. 序列及参数 常用 SE、FSE、STIR 序列, 3D-GRE 序列也常用于腕关节的扫描, 有利于软骨病变的显示。扫描层厚 3mm, 层间距 0.3mm, FOV 为 12cm, 矩阵 (192～256) × (256～320)。

（三）髋关节 MRI 扫描

【适应证】

适用于髋关节骨质及软组织的炎症、外伤及肿瘤等病变, MRI 检查对诊断早期股骨头缺血坏死最为敏感。

【线圈选择】

体部相控阵线圈。

【患者体位】

仰卧位, 头先进, 身体长轴与床面长轴一致, 线圈中心对准双侧髂前上棘连线, 十字定位灯的纵向线与受检者身体中线一致, 横向线位于线圈中心, 位置锁定后送床至磁体中心。

【扫描】

1. 定位及范围 采用快速定位成像序列, 获得横轴、矢状及冠状三个平面定位像。双侧髋关节同时扫描, 常规做横轴位及冠状位。

（1）横轴位: 在冠状面定位像上, 定位线平行于双侧股骨头中心连线。扫描范围包括髋臼窝上缘至股骨小转子, 或依据病变范围而定。

（2）冠状位: 在横轴位定位像上, 定位线平行于双侧股骨头中心连线。扫描范围包括全部髋关节。

2. 序列及参数 常用 SE T$_1$WI、FSE T$_2$WI 及 STIR 序列。扫描层厚 3～4mm, 层间距 0.3～1.0mm, FOV 为 30～40cm, 矩阵 (256～320) × (256～320)。

（四）膝关节 MRI 扫描

【适应证】

适用于膝关节骨质、半月板及韧带的损伤、退行性骨关节病、感染及肿瘤等病变的诊断。

【线圈选择】

膝关节专用线圈或包绕式表面线圈。

【患者体位】

仰卧位, 足先进, 被检侧膝关节自然伸直, 置于膝关节线圈内, 髌骨下缘对准线圈中心, 小腿处以沙袋固定, 十字定位灯的横向线对准线圈中心, 位置锁定后送床至磁体中心。

【扫描】

1. 定位及范围 采用快速定位成像序列, 获得横轴、矢状及冠状三个平面定位像。

（1）横轴位：在冠状位定位像上，定位线平行于膝关节间隙，在矢状位定位像上定位线垂直于股骨长轴，扫描范围从髌骨上缘至胫骨结节。

（2）矢状位：在横轴位定位像上，定位线垂直于股骨内外侧髁后缘连线，冠状位上定位线垂直于胫骨平台（图5-37）。扫描范围包括膝关节内外侧副韧带。

（3）冠状位：在横轴位定位像上，定位线平行于股骨内外侧髁后缘连线，矢状位上定位线垂直于胫骨平台。扫描范围从髌骨至股骨髁后缘。

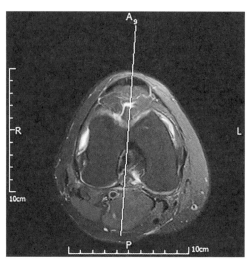

图 5-37 膝关节矢状位定位

2. 序列及参数 常用 SE、FSE 及 STIR 序列，FSE 序列联合脂肪抑制技术成像应用较多，其与 STIR 序列在实际操作中选其一即可。扫描层厚 3～4mm，层间距 0.3～0.4mm，FOV 为 16～18cm，矩阵（240～384）×（256～320）。

（五）踝关节 MRI 扫描

【适应证】

适用于踝关节骨质及软组织的急慢性损伤、感染及肿瘤等病变。

【线圈选择】

踝关节专用线圈或包绕式表面线圈，亦可用头部线圈。

【患者体位】

仰卧位，足先进，被检侧踝关节自然伸直呈中立位，置于线圈内，旁边以沙袋固定，小腿下放置海绵垫，内外踝连线中点对准线圈中心，十字定位灯的横向线对准线圈中心，位置锁定后送床至磁体中心。

【扫描】

1. 定位及范围 采用快速定位成像序列，获得横轴、矢状及冠状三个平面定位像。

（1）横轴位：在冠状位及矢状位定位像上，定位线平行于胫骨下缘关节面，扫描范围从胫腓关节至跟骨下缘。

（2）矢状位：在横轴位定位像上，定位线垂直于内外踝连线，冠状位上定位线平行于胫骨长轴。扫描范围包括内外踝。

（3）冠状位：在横轴位定位像上，定位线平行于内外踝连线，矢状位上定位线平行于胫骨长轴。

2. 序列及参数 常用 SE、FSE 及 STIR 序列，FSE 序列联合脂肪抑制技术成像应用较广。扫描层厚 3～4mm，层间距 0.3～0.4mm，FOV 为 12～16cm，矩阵（240～384）×（256～320）。

十、外周血管 MRA 检查技术

（一）颈部 MRA 扫描

【线圈选择】

头颈联合线圈或颈胸腰联合线圈。

【患者体位】

同颈椎 MRI 扫描。

【扫描】

1. 常用序列及方位　采用快速定位成像序列,获得颈部横轴、矢状及冠状三平面定位像,常用以下两种扫描方法:

(1)3D-TOF-MRA:采用横断面扫描,在矢状位及冠状位定位像上,定位层面垂直于颈部长轴,在扫描野上方设置预饱和带,以消除静脉伪影,分段扫描,每个层块间会有重叠,扫描范围包括延髓至主动脉弓水平。

(2)3D-CE-MRA:注射钆类对比剂,采用冠状位扫描,在矢状位定位像上,定位层面与颈部长轴平行,扫描范围包括全部颈部血管(图 5-38)。静脉注入对比剂及等量生理盐水,注射剂量为 0.1～0.2mmol/kg,注射速度为 3.0ml/s,常采用透视触发技术监测目标血管,发现对比剂进入血管时立即进行扫描。

2. 图像后处理　对扫描获得的原始图像进行 MIP 和 MPR 后处理(图 5-39),可获得任意方向的血管图像。

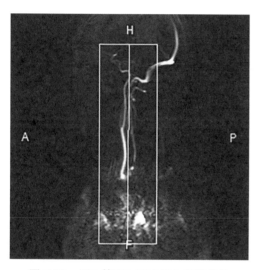

图 5-38　颈血管 3D-CE-MRA 扫描定位

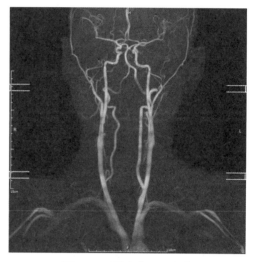

图 5-39　颈动脉 MIP 图像

(二)胸腹部血管 MRA 扫描

【线圈选择】

体部相控阵线圈。

【患者体位】

仰卧位,头先进,身体长轴与床面长轴一致,双上肢置于头上,对被检者进行屏气训练,将所要扫描胸部或腹部的目标血管置于线圈中心,位置锁定后送床至磁体中心。

【扫描】

常用 3D-CE-MRA 技术,配合自动移床方法。在获取的定位像上定位,范围包括目标血管。根据扫描范围通常设置 1～2 段层块扫描,每个层块间会有重叠。首先进行蒙片扫描,然后注射钆类对比剂及等量生理盐水,注射剂量为 0.2mmol/kg,注射速率为 3ml/s,常采用透视触发技术监测目标血管,发现对比剂进入时立即进行扫描,注意在扫描前给受检者预留出屏气的时间。检查结束后对扫描获得的原始图像与蒙片进行减影后,做 MIP 和 MPR 后处理,获得任意方向的血管图像。

(三)下肢血管 MRA 扫描

【线圈选择】

体部相控阵线圈或下肢专用线圈。

【患者体位】

仰卧位,足先进,身体长轴与床面长轴一致,双上肢置于胸前,双下肢足踝部垫高,使盆腔及双下肢基本位于同一水平面,双下肢置于线圈中心,位置锁定后送床至磁体中心。

【扫描】

常用 3D-CE-MRA 技术,配合自动移床方法。在获取的定位像上定位,范围包括腹盆部及双下肢血管,通常设置 3 段层块进行扫描,每个层块间会有重叠。先进行蒙片扫描,然后注射钆类对比剂及等量生理盐水,注射剂量为 0.2mmol/kg,注射速率为 2.0ml/s,常采用透视触发技术监测目标血管,发现对比剂进入时立即进行扫描,扫描腹部段时需屏气。对扫描获得的原始图像与蒙片进行减影后,进行 MIP 和 MPR 后处理,获得任意方向的血管图像。

十一、外周神经 MRI 检查技术

(一)臂丛神经 MRI 扫描

【线圈选择】

头颈联合线圈或体部相控阵线圈。

【患者体位】

同颈椎 MRI 扫描,注意肩部适当垫高,下颌微收,减小颈椎曲度。

【扫描】

扫描方位以冠状位为主,辅以横轴位扫描。冠状位定位是在矢状位定位像上,当颈胸椎排列连线为直线或近似直线时,定位线平行于各椎体后缘,当排列连线为曲线时,定位线平行于 C_5、C_6 椎体后缘,扫描范围从 C_4 椎体上缘至 T_2 椎体下缘,前后包括椎体前缘和椎管后缘,左右包括双侧腋窝。横轴位定位是在矢状位定位像上,定位线平行于椎间盘,扫描范围包括 C_3 至 T_2 椎体。

扫描序列有 SE T_1WI、FSE T_2WI、3D STIR SPACE、3D True FISP 序列、背景抑制弥散加权成像(diffusion weighted imaging with background body signal suppression,DWIBS)序列等,对 3D 序列的原始图像可进行 MIP 及 MPR 后处理,任意角度观察臂丛神经。

(二)腰骶丛神经 MRI 扫描

【线圈选择】

脊柱相控阵线圈或体部相控阵线圈。

【患者体位】

同腰椎 MRI 扫描,注意双膝垫高,使腰椎曲度变直。

【扫描】

扫描方位有腰椎冠状位(与腰椎长轴平行)、骶骨冠状位(与 S_1 椎体上缘到 S_4 椎体下缘中点连线平行)、斜冠状位(位于腰冠状位和骶冠状位之间)、水平横轴位(垂直于腰冠状位)、横轴位(垂直于骶冠状位)以及斜矢状位,斜矢状位定位方法:平行于常规盆腔横轴位的梨状肌长轴扫描,获得坐骨神经的斜冠状位,在此图像上,定位线与坐骨神经平行获得斜矢状位图像。腰椎冠状位及横轴位是腰骶丛神经的主要成像方位。

扫描序列有 SE T_1WI、FSE T_2WI、3D STIR SPACE、3D True FISP、DWIBS 序列等,对 3D 序列的原始图像可进行 MIP 及 MPR 后处理,任意角度观察腰骶丛神经。

十二、磁共振成像技术的新进展

近年来,磁共振成像技术得到了广泛的应用,逐渐成为临床检查及科研的主要手段,随着科学的发展及相关技术的进步,磁共振设备无论在硬件上及软件上都得到了明显提升。

磁共振在设备上的发展主要体现在磁体、射频系统、梯度系统及控制和冷却系统等。主磁体提供强大的静场强度,其目前的发展方向是高场强、短磁体、大孔径及低损耗等,临床上常用的磁共振设备静磁场强度在 0.2T 到 3T 之间,4T 以上系统应用于科研,磁场强度越高,信噪比越高,扫描时间短,而短磁体和大孔径能更好地增加患者的舒适度,减少幽闭恐惧症的发生。超导磁体需要在液氦维持的低温环境下运行,现代的技术能够将挥发的液氦回收,损失几乎为零,极大地降低了成本。射频系统的发展主要朝着多源发射技术、多通道相控阵线圈及全景化一体线圈技术方向发展,多源发射技术可根据患者的实际情况自动调整射频发射模式,多源阵列式全景线圈目前支持最优化的 4、8、16、32、64 个接收通道配置的多通道接收线圈,从硬到软、从体外到腔内、从单通道到全景化一体线圈,以及各种靶向性线圈的出现，射频线圈的发展非常迅速，使磁共振成像速度及图像质量都有极大的提高。梯度系统是 MRI 的重要部分，向着高性能双梯度的方向发展。衡量梯度性能的两个指标是梯度强度与切换率，目前最高梯度场强达 80mT/m，切换率达 200mT/m/ms，提高了成像的速度及分辨力，双梯度技术的发展满足了大 FOV 成像的需求，也减少了受检者外周神经的刺激。

随着磁共振成像系统硬件的发展，其成像技术在临床的应用研究也取得了很大的成就，目前许多检查技术已经广泛地应用于临床，如 DWI 对超急性期脑梗死以及全身各器官疾病的诊断，SWI 对微出血、血管病变以及铁等顺磁性物质显示有独特效果。磁共振水成像因其安全无创和无需对比剂等优势应用于胰胆管、泌尿系和内耳等病变检查，MRS 通过观察组织代谢及生化变化进行疾病的诊断及鉴别诊断等。还有一些成像技术在临床上的应用范围也逐渐扩大，磁共振三维动脉自旋标记（three-dimension arterial spin labeling，3D ASL）技术是近年来发展起来的灌注成像技术，现已应用于脑血管疾病的诊断。因其无需外源性对比剂及可重复性等特点，并能真实的反映组织血流灌注情况，逐渐成为临床常用的检查手段。DWIBS 亦称全身类 PET 技术，全身大范围扫描，无需对比剂即可进行全身肿瘤的筛查。但由于图像分辨力有限，需要结合常规 MRI 检查，更利于病变的诊断。随着技术的进步及临床需求的增加，磁共振血管成像技术已不再满足于仅观察管腔的狭窄或扩张程度，直接观察血管壁病变的成像技术已成为发展趋势，高分辨力磁共振（high-resolution magnetic resonance imaging，HRMRI）血管壁成像可清晰显示血管壁斑块成分及斑块出血等情况。近年来，该成像技术在颈动脉成像中取得了较满意的结果，而对颅内动脉及冠状动脉硬化斑块的评估有待于进一步提高和完善。

本章小结

磁共振成像技术因其无辐射及软组织分辨力高等优势，在临床上得到了广泛的应用。近几年随着技术的发展使其功能也越来越强大，在实际工作中我们要注意磁共振检查的特殊性，熟悉其适应证及禁忌证，做好检查前准备。了解磁共振成像原理，选择合适的脉冲序列及成像参数，提高磁共振成像质量，掌握各系统的磁共振检查技术及检查适应证，并根据疾病特点选择适宜的特殊成像方式，从而达到诊断疾病的目的。

案例讨论 5-2

患者，男，65 岁，突然口角歪斜，言语不清，步态不稳，随后出现昏迷情况。既往高血压（160/110mmHg），高血脂病史。查体血压 157/109mmHg，急诊入院。

（王惠苑　肖　勇　刘小明）

案例讨论
5-2

思维导图

扫一扫,测一测

思考题

1. 简述磁共振图像的成像原理。
2. 简述梯度系统、射频系统的作用。
3. 脉冲序列的分类、常用参数及意义。
4. SE、GRE、IR 序列的构成及图像对比特点。

5. STIR、FLAIR 序列的用途及图像特点。

6. 简述磁共振血管成像方法及各自优缺点。

7. 简述磁共振水成像技术原理、MR 功能成像定义。

8. 简述磁共振常见成像伪影及其补偿技术。

9. 简述磁共振检查前准备及禁忌证。

10. 简述人体各部位磁共振检查技术的检查方法及主要技术参数。

课件

第一节　超声构造与成像基础

超声成像技术是利用超声波，经人体组织界面的反射、散射和透射，使超声波成为人体组织的信息载体，借助于电子学、电子计算机技术和图像处理技术等手段，对携带人体组织信息的超声波进行接收、分析处理，直到成像的一种技术。

一、超声成像的物理基础

（一）超声波的定义与特性

1. 超声波的定义　声源振动频率大于 20 000Hz 的机械波为超声波，超声诊断所用声源振动频率常选用在 2～14MHz。

2. 超声波的特性　超声在弹性介质（气体、液体和固体）中以纵波形式传播，遵守声波的物理特性，包括束射（方向性）、反射、折射、绕射、散射、吸收、衰减、空化及多普勒效应等。

（二）超声波的发生、传播与衰减

1. 超声波的发生　临床工作中应用的超声波通常由超声换能器产生。目前最常用的换能器由压电材料构成的，利用逆压电效应将电能转换为声能发射超声波，利用正压电效应将声能转换为电能接收超声波。

2. 超声波的传播　超声波有三个基本的物理量，即波长（λ），频率（f）以及声速（c），它们的关系见公式 6-1：

$$c=f\cdot\lambda \quad 或 \quad \lambda=c/f \tag{6-1}$$

如果频率固定，则超声波在声速高的介质中传播，其波长也大；如果超声波在声速相同的同一介质中传播，则所用频率越高，波长越小。超声波的传播与波长、频率和声速有着密切的关系。

超声能发现最小障碍物的能力，称为分辨力，主要包括空间分辨力和对比分辨力。空间分辨力指能够辨别两个细小目标空间位置的能力，包括轴向分辨力、横向分辨力和侧向分辨力。横向分辨力是区分与声束轴线上垂直的平面上两个物体的能力，与声束宽度有关系。纵向分辨力为区别声轴线上两个物体的能力，与超声的频率有关。对比度分辨力指从灰阶与亮度方面分辨不同目标的能力。

3. 超声波的衰减　超声波在介质内传播时，其能量会随距离的增大而逐渐减少，这一现象被称为声波的衰减。声波衰减程度随组织的不同而不同：组织内含水分越多，声波衰减越小；液体中含蛋白成分越多，声波衰减越大；组织中含胶原蛋白和钙质越多，声波衰减越大。超声波在人体中衰减程度的一般规律：骨＞肌腱（软骨）＞肝＞脂肪＞血液＞尿液（或胆汁）。

（三）声束聚焦

为提高超声侧向和横向分辨力，一般需通过外部条件来限制声束的分布，使焦区的声束变窄，此方法即声束聚焦，超声发射和接收都可具有聚焦功能。

（四）时间增益补偿／深度增益补偿

由于生物组织对超声波的衰减作用，相同的病变在不同深度的回声并不相同，为使不同深度的同一病变仍能获得相近的声像图，可通过时间增益补偿（time gain compensation，TGC）／深度增益补偿（depth gain compensation，DGC）来补偿回声信息强度。

（五）后处理

为使声像图更利于诊断分析，常需要改变声像图的输出表现。这种根据诊断需求，对数字化声像图采取的不同的变换方式为超声后处理。

（六）多普勒血流显像

当声源与观察者作相对运动时，声波密集，频率增高；当声源与观察者作背向运动时声波疏散，频率减低，这种引起声波频率变化的现象为多普勒效应。在超声医学诊断中，当探头工作时，换能器发出超声波，由运动着的红细胞发出散射回波，再由接收换能器接收此回波。超声多普勒技术可用于检测心血管内的血流方向、流速和湍流程度、横膈的活动以及胎儿的呼吸等。通常，红色表示血流朝向探头方向，蓝色表示血流背向探头方向，绿色五彩镶嵌表示湍流。

二、超声诊断仪及其构造

超声诊断仪是精密电子仪器，主要由探头、主机、显示器和记录器、打印机等装置构成，见图 6-1 超声诊断仪。

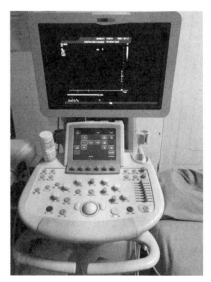

图 6-1　超声诊断仪

（一）超声探头

探头是超声诊断仪中发射和接收超声波的器件，由换能器、转动装置、电缆、接插件以及外壳等部件组成。

1. 探头种类　超声探头种类繁多，主要有电子扫描式（电子线阵型、电子凸阵型及电子相控阵型等）、机械扫描式及用于某些特殊用途的腔内探头、穿刺探头、术中探头和微型内窥镜探头等，见图 6-2 各种探头类型。

2. 探头适用范围　临床上根据检查部位和检查方法的不同会选择不同的探头。凸阵探头用于腹部、盆部以及妇产科的检查；线阵探头用于外周血管、小器官以及浅表器官的检查；扇形探头用于心脏和颅脑等的检查；腔内探头用于腔内超声探测；微型内窥镜探头用于超声内镜检查。

3. 探头频率选择　超声探头的频率选择随声衰减和探测部位的不同而不同，频率越高、波长越短、衰减越多、穿透力越弱。一般而言高频率（7.0MHz 以上）的超声波适用于浅表器官和外周血管的检查；低频率（2.0～5.0MHz）的超声波适用于深部脏器如胸、腹、盆部等检查。

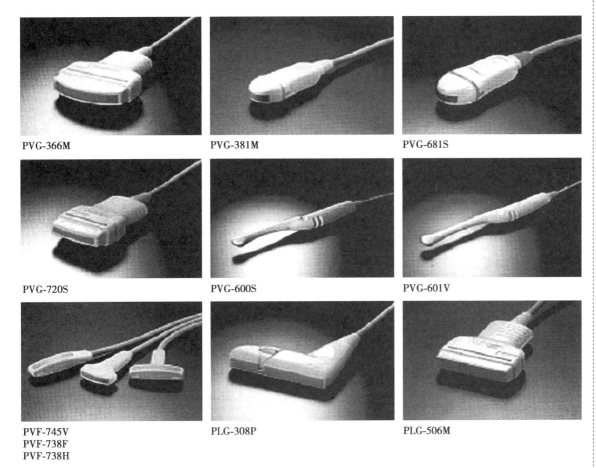

PVG-366M　　　PVG-381M　　　PVG-681S

PVG-720S　　　PVG-600S　　　PVG-601V

PVF-745V
PVF-738F
PVF-738H　　　PLG-308P　　　PLG-506M

图 6-2　各种探头类型

（二）超声诊断仪的工作条件

超声诊断仪的室内温度要求在 25℃±3℃ 范围内，房间相对湿度要求在 30%～80% 范围内，且位置和供电线路应远离强磁场、强电场，避开电磁波干扰；另外，应根据设备的功率和电力控制要求，配置可靠的稳压电源，并设有固定的接地装置。

三、超声探测切面及超声回声的描述

（一）超声探测切面

1. 纵切面　扫查面与人体的长轴平行。
2. 横切面　扫查面与人体的长轴垂直。
3. 斜切面　扫查面与人体的长轴成一定角度。
4. 冠状切面　扫查面与人体额状面平行。

（二）超声回声的描述

1. 超声回声强度的描述与命名

（1）强回声：灰度明亮，呈极亮的点状或团状回声，后方伴声影，如结石、气体、金属、致密骨以及钙化等。

（2）高回声：灰度较明亮，呈点状、片状、条状或团块状回声，后方不伴声影，如肾窦、纤维组织等。

（3）中等回声：灰度中等，呈点状或团块状回声，如正常肝实质、脾实质等实质性脏器。

（4）低回声：灰度较暗淡，呈均质细小的点状回声，如正常肾皮质等均质结构。

（5）弱回声：灰度暗淡，呈均匀细小的灰黑点状回声或接近于无回声，有时需提高增益才能显示，如正常淋巴结、肾锥体等。

（6）无回声：灰度极暗的黑色区，均匀的液体无声阻抗差，无界面反射，呈无回声区，如胆汁、尿液、血液、羊水等液体。

视频：超声
设备及应用

组图：超声
探测切面

组图：超声
回声强度

四、超声图像的质量控制

（一）受检者准备

检查肝、胆、胰腺、胃等需空腹 8 小时以上。经腹壁超声检查妇科、早孕、膀胱、前列腺等盆腔脏器检查需膀胱适量充盈。

（二）超声诊断仪的功能调节

1. 灰阶成像调节

（1）显示器的调节：对显示器的亮度、对比度、色度、饱和度应适度调节，避免视觉疲劳。

（2）图像深度调节：一般应将所检查脏器或目标显示完整，并使之处于整个显示范围的中央区域为宜，当需要重点观察某一部位时，可调整深度或运用局部放大功能进行调节。

（3）总增益调节：总增益调节可控制整个声像的回声强度。加大增益，可提高回声信号，使图像亮度增加，但过大则使图像失真。增益太小将导致有效的弱信号无法显示而被遗漏。

（4）深度增益补偿调节：深度增益补偿调节又叫时间增益补偿调节，用来调节补偿声束在体内因距离造成的回声衰减以获得最佳图像。

（5）聚焦深度和数量的调节：聚焦点应尽量调节至超声检查或测量观察的区域范围，为使图像分辨力更好，可选择单个或同时设置多个聚焦区。但是，聚焦点设置过多，会导致图像帧频的降低。

2. 彩色多普勒成像调节

（1）频率调节：可根据需要显示彩色血流的位置深度进行调节。一般显示较深部位时，应当适当降低检查频率。

（2）取样框的调节：取样框的大小取决于取样区域的大小，以选调至略大于需要观察的区域为佳。

（3）彩色增益调节：彩色增益大小应根据被检测血流速度的大小适当调节，以显示取样框内血管的全部血流而又使彩色溢出最低为佳。

（4）彩标调节：彩标应根据所检血管中血流速度的大小予以适度调节，以稍高于被检测血管内的峰值流速但不会出现混迭现象为宜。

（5）彩色滤波调节：应根据血流速度大小适当调节彩色滤波，以能滤除正常血流速度以外的其他组织结构活动所致的干扰信号或彩色伪差为宜；当检测低速血流时应降低滤波阈值，但过低也有可能产生"闪彩"伪差。

3. 频谱多普勒成像调节

（1）取样线偏转调节：当取样线与血管流速间的夹角大于 60° 时，必须做调节，使夹角尽量小于等于 60°；尤其在检查心脏切面时，夹角至少要小于 20°。

（2）取样线的位置：该线应通过彩色血流管道直径的中轴，才可获得具有代表性的流速曲线。

（3）取样门的位置：必须置于流道中轴处。

（4）取样门的大小：通常设为 1～2mm。

（5）θ 角：又叫声束 - 血流方向夹角，必须进行准确校正，即校正线与被检测血管段的流道平行。

（6）流速曲线标尺调节：同彩标。

（7）基线的调节：当曲线位于基线上方时，应将基线放置于曲线图的稍下方，反之，将基线放置于曲线图的稍上方，而非始终将基线置于中间位置。

第二节 胸、腹、盆部超声检查技术

一、胸壁与胸腔超声检查技术

1. 检查前准备 胸壁及胸腔超声检查前无需特殊准备。

2. 检查体位 胸壁检查可以采用仰卧位或俯卧位；胸腔检查可坐位、半坐位，对病情较重、神志不清等患者可以仰卧位检查。

3. 扫查途径与方法 胸壁超声检查主要采用线阵探头，频率 5～7MHz，探查时纵切面、横切面、斜切面结合。胸腔超声检查时采用凸阵探头，频率3～5 MHz，声束可以穿过胸壁向深部胸腔内传播和产生反射。需要注意的是避开肋骨和胸骨的干扰，在前后胸可利用肋间作为声窗；在腋下，可以用探头自上而下扫查，配合反复的深呼吸。肺的超声扫查是利用正常肺组织与气体之间的多次反射伪像，采用线阵探头，频率5～7MHz，垂直于肋骨的纵切面和平行于肋骨的肋间横切面扫查。

　　4. 观察内容　胸壁超声检查可显示前后壁的皮下组织及胸肌，女性可以显示双侧前胸部乳腺组织，测量肋间肌后缘距皮肤的深度，可以帮助乳腺或胸部放疗前制订放疗的剂量和深度（图6-3）。胸腔超声可显示前后胸腔内是否存在无回声的胸腔积液，积液的位置、范围、内部是否分隔，中等量及大量胸腔积液可在体表投影处定位，便于临床穿刺。肺部超声显示束状高回声A线及B线，B线是由多个小液气泡形成的振铃伪像融合而成。

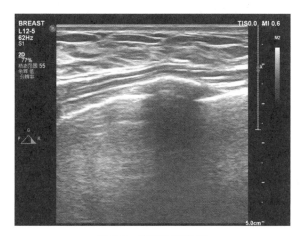

图6-3　胸壁超声图像

0605
单图：胸腔超声

　　5. 临床应用价值　胸壁超声可以观察胸壁有无结节，有无其他器官肿块转移的肿物，指导临床制订胸部放疗的剂量、范围和深度。胸腔超声可以观察胸腔有无气胸、积液，有无肺不张实变等，并且可以帮助临床定位，穿刺引流胸腔积液，对积液进行实验室检查，寻找积液的病因。肺部超声检查可以检测肺水肿。

二、肝脏超声检查技术

　　1. 检查前准备　肝脏超声检查尽量在空腹状态下，减少腹腔气体干扰，一般要求检查前禁食8小时以上。对疑似传染性肝炎者，要注意消毒及隔离措施，检查前探头外套隔离套，检查者戴手套，检查后向探头反复喷洒足量消毒剂，检查者双手严格消毒。

　　2. 检查体位

　　（1）仰卧位：患者双手上举抱头，使肋间隙增宽，利于肋间声窗增大。

　　（2）左侧卧位：患者右臂上举抱头，显示右肝结构。

　　（3）右侧卧位：一般不常使用，主要观察左肝较长、肝左缘位于左侧肋弓及脾上方患者。

　　（4）半坐位、坐位：较少使用，适于不能平卧或侧卧者，或肝脏位置较高者，这些体位可以使肝脏位置下移，便于检查。

　　3. 扫查途径与方法　可从右肋下、左肋下、剑突下、和右肋间等处进行扫查。肝脏的扫查途径和切面较多，基本切面包括纵切面、横切面及斜切面。

　　（1）纵切面：经腹主动脉纵切面、经下腔静脉纵切面、肝-胆囊纵切面、肝-右肾纵切面。

　　（2）横切面：探头横置于上腹部，嘱患者深吸气腹壁向外膨隆后屏气，探头垂直由上至下横断扫查，可显示第二肝门及左肝的门静脉"工"字形结构。

　　（3）斜切面

　　1）右肋缘下斜切面，探头置于右肋弓下缘，紧压腹壁使声束朝向右肩，嘱患者深吸气后屏气膈肌下移可显示膈面，侧动探头连续扫查。显示第一肝门（由门静脉主干、胆总管上段、肝动脉组成）

（图6-4）、第二肝门（肝右静脉、肝中静脉、肝左静脉汇入下腔静脉）和近膈顶部的肝实质（图6-5）。

2）左肋弓下缘斜切面，探头置于左肋弓下缘，嘱患者深吸气腹壁向外膨隆后屏气，紧压腹壁探头朝向患者左肩做侧动扫查，可显示肝左外叶、门静脉左支矢状部及肝左静脉等。

3）剑突下斜切面，探头于剑突下，探头紧压腹壁由后向前扫查，直至几乎与腹壁平行，扫查时需患者深吸气后屏气，尤其是较为肥胖和腹部胀气较重者。该切面可基本显示整个左右肝的全貌，尤其是肝左内叶，及门静脉左右支和伴行的左右肝管。

4）右肋间斜切面，探头置于右侧肋间，由上向下逐个肋间扫查，直至肝脏下缘。它主要显示肝右叶、第一肝门及肝右静脉。

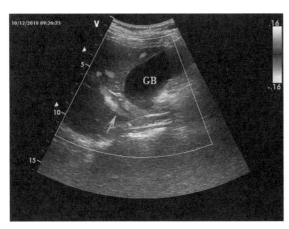

图6-4　第一肝门超声图像

GB：胆囊，箭头为门静脉主干。

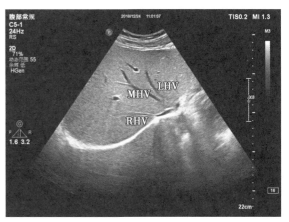

图6-5　第二肝门超声图像

RHV：右肝静脉；MHV：中肝静脉；LHV：左肝静脉。

4．观察内容　肝脏位置是否为右上腹，少数人肝位于左上腹，脾位于右上腹，为内脏反位。肝脏大小、形态、内部回声、肝内管道是否正常，有无肝内占位、钙化，胆管是否扩张、狭窄或闭塞，血管是否扩张或狭窄等。

肝实质为中等回声，呈分布均匀的、细小的点状回声，其回声强度略高于肾实质，与脾脏回声相似。肝内管道包括血管和胆管，血管包括门静脉、肝静脉、肝动脉，胆管由左右胆管及其分支汇合而成。门静脉主干分为左右支，左支呈"工"字形结构，右支位于右肝，分为右前叶支和右后叶支，呈"Y"字形结构。门静脉管壁较厚，回声强，管腔内透声好。肝静脉管壁薄，回声低，走行与门静脉是交叉关系，左、中、右三支肝静脉在第二肝门处汇入下腔静脉。由肝总动脉分出的肝固有动脉走行在十二指肠韧带内，于门静脉起始段前方、胆总管内侧上行至肝门部，再分为左、右肝动脉，内径较细，二维超声需结合彩色血流显示。肝内胆管与门静脉分支相伴行，正常时一般仅可显示一、二级胆管。

5．临床应用价值　肝脏超声检查目的是判定肝脏的位置、形态、大小、内部回声、血管及胆管是否正常，肝内有无异常肿物，肿物是囊性或实性，和血管及胆管的关系，有无周围组织挤压等。常规超声发现异常后，可以进一步做超声造影或超声引导下穿刺活检。肝脏超声是临床常规的重要的检查手段，在有疑似病变时可以建议临床MRI、CT等影像检查，进一步明确肿物的性质。

三、胆道系统超声检查技术

胆道系统包括肝内胆管、肝外胆管、胆囊和Oddi括约肌等部分。肝内胆管起自毛细胆管，汇集成小叶间胆管、肝段胆管、肝叶胆管以及左右肝管。左右肝管为一级分支，左内叶、左外叶、右前叶、右后叶胆管为二级分支，各肝段胆管为三级分支。左右肝管出肝后，在肝门部汇合成肝总管。肝总管与胆囊管汇合成胆总管。80%～90%人的胆总管与主胰管在肠壁内汇合成胆胰壶腹，开口于十二指肠乳头。胆囊位于胆囊窝内，胆囊管从胆囊颈部发出，与肝总管汇合称为胆总管。

1．检查前准备　患者应该空腹8小时以上，饮水只能喝白开水。需要做胆囊收缩功能的患者带两个油煎鸡蛋备用做脂餐试验。

2．检查体位　常采取仰卧位，也可根据具体情况采取左右侧卧位，个别可采取半坐位或坐位。

0606

组图：门静脉及肝动脉血流频谱

3. 扫查途径与方法及观察内容

（1）胆囊的超声扫查切面

1）右肋缘下斜切面：可以获得胆囊的长轴和短轴切面。

2）右肋间斜切面：显示胆囊的全貌，对胆囊颈部也可清晰显示。

（2）胆管的超声扫查切面

1）右肋缘下斜切面：找到门静脉主干，在其前方可见胆总管回声，向肝内远端可追踪显示左右肝管。

2）右肋间斜切面：可观察位于门静脉右支前方的右肝管，门静脉主干前方的胆总管上段，可向胆总管下段追踪扫查。

3）剑突下横切面：观察左肝管及其分支。

正常胆囊为囊性结构，无回声，呈椭圆形，轮廓清晰，胆囊壁为线状高回声，薄而光滑。超声一般只能显示肝内胆管的一、二级分支，即左右肝管及分支，左右肝管内径约为 0.2～0.3cm，小于伴行门静脉的 1/3。肝总管和胆总管统称为肝外胆管，大致分为上、下两段，上段位于门静脉主干的右前方，较易显示，一般可作为观察胆管变化和测量内径的部位（图 6-6），而下段与下腔静脉伴行并延伸进入胰头背外侧，因有肠气干扰常较难清晰显示。

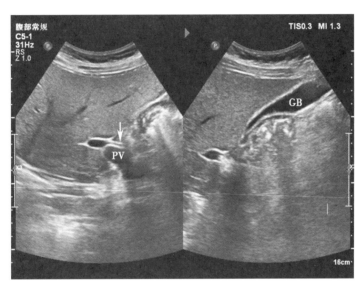

图 6-6　胆囊及肝外胆管超声图像
PV：门静脉；GB：胆囊；箭头为胆总管。

4. 临床应用价值　通过胆囊及胆道超声扫查，显示胆囊是否增大或萎缩，胆囊壁是否增厚，是否有息肉样回声附着，胆囊腔内是否有结石强回声或点状回声堆积。肝内胆管或肝外胆管是否增宽或狭窄闭塞，胆管内有无结石强回声，有无团块状或不规则形低回声。如果发现异常可以提示临床做进一步检查，如 MRI、CT 等。

四、胰腺超声检查技术

1. 检查前准备　患者检查前一天清淡饮食，检查前空腹 8 小时以上。胰腺的超声检查应在钡餐及胃镜检查前进行。如果腹部胀气胰腺显示不清，可间断饮水约 500ml 后检查，多数能够改善扫查效果。

2. 检查体位

（1）仰卧位：是最常用的检查体位，嘱患者深吸气并屏气，有时还要缓慢呼气同时上下侧动探头观察。

（2）坐位或半坐位：当胃内胀气较重时，结合饮水试验，间断多次饮水，以充盈水的胃为声窗，能够获得更好的扫查效果。

（3）侧卧位：当胃和结肠气体较多时，常导致胰腺尾部扫查不清，如左侧卧位配合饮水，使气体向胃幽门或者十二指肠移动，能更好地显示胰尾。同样，右侧卧位可使气体移向胃底，有利于胰头、胰体的显示。

3. 扫查途径与方法　主要采用剑突下腹部的横向和纵向扫查。

（1）横切面：显示胰腺的长轴切面。主要的解剖标志是上腹部脾静脉，脾静脉中段前方是胰腺，后方为肠系膜上动脉、左肾静脉、腹主动脉、下腔静脉和脊柱。该切面是最常用的胰腺扫查切面。

（2）纵切面：获得不同垂线方向胰腺短轴切面，分别经胰头、胰颈、胰体、胰尾，显示胰腺内部结构及与相应血管之间的关系。

（3）左季肋部斜切面：常用来显示胰尾和左肾上极。

4. 观察内容

（1）观察胰腺的大小、形态、表面、内部回声、胰管及与周围组织关系。如显示局限性肿块，应观察其位置、大小、边界、内部回声、血流及与周围的关系。

（2）观察胰腺病变周围血管是否受压移位，胰腺周围是否有淋巴结肿大。

（3）除观察胰腺本身的异常病变外，比如急性胰腺炎，还应观察胆道系统有无异常，如结石等。胰腺周围及后腹膜其他部位是否有积液，是否合并腹水及胸水等。

正常胰腺可分为蝌蚪形、哑铃形及腊肠形三种形态。胰腺内部为均匀的细小点状回声，其强度比正常肝脏回声稍强（图 6-7）。主胰管为胰腺实质内沿长轴走行的无回声管道结构，管壁表现为光滑的线状高回声。

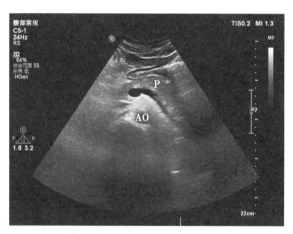

图 6-7　胰腺超声图像
P：胰腺；AO：腹主动脉。

5. 临床应用价值　胰腺的大小形态和回声是否正常，其通常与胰腺病变密切相关，炎症可能引起胰腺增大，回声减低；胰腺肿物可能会出现胰腺增大，形态异常，局部见异常回声病灶。低位胆道梗阻会出现主胰管扩张。

五、脾脏超声检查技术

1. 检查前准备　患者应空腹 8 小时，但急诊患者应随时检查。

2. 检查体位　主要体位是右侧卧位，左上肢上举使肋间隙增宽，有利于脾脏的显示。它也可采用仰卧位，采用冠状切面和横切面进行观察。

3. 扫查途径与方法

（1）左肋间斜切面：右侧卧位左侧腋前线至腋后线间的肋间斜切扫查。

（2）冠状切面：于左腋中线至腋后线间，可以显示脾实质和脾门，测量脾脏长度及厚度。

（3）左肋下切面：可观察脾下缘的肋下长度。

4. 观察内容

（1）脾脏的位置、形态、大小、包膜和实质回声。

（2）脾脏内部有无局灶性病变，观察其大小、形态、边界、回声，内部及周围的血流情况。

（3）脾门处脾静脉有无扩张，脾实质内有无血流缺失。

单图：脾脏
超声图像

（4）脾脏与周围脏器的关系。

脾脏实质回声均匀，包膜平整光滑，脾门显示出脾的脾静脉和入脾的脾动脉。

5．临床应用价值　脾超声检查主要观察脾是否增大，如果脾增大，是否是门静脉高压所致，脾实质有无占位病变，有无脾梗死灶，脾静脉是否扩张。

六、胃肠道超声检查技术

胃肠道为含气体和液体的空腔脏器。扫查时，需要根据目标所处的位置随时间调节聚焦区的深度补偿曲线。特别是在胃肠充水的情况下，距声束远端的胃肠壁常因后方增强效应，结构显示不清，必须降低相应深度的增益补偿，才能使后方的组织结构显示清楚。

1．检查前准备

（1）检查前日晚餐清淡软食，检查日禁食 8～12 小时，必要时洗胃或服用缓泻药清理胃肠道。超声检查尽量在 X 线胃肠造影或纤维镜检查之前。急诊患者不受上述限制。

（2）胃超声扫查，经腹壁胃充盈扫查，需空腹饮水 500～800ml 或服用胃肠口服声学对比剂 400～600ml。临床疑为胃肠梗阻、穿孔、胰腺炎者禁忌口服对比剂。

（3）结肠超声检查（经腹壁／结肠充盈扫查）。检查前排便。乙状结肠及直肠上段检查可嘱受检查者充盈膀胱。需保留灌肠者，检查前日晚餐进流食，睡前服轻泻剂，晨起排便，清洁灌肠。

2．检查体位　胃超声体位：一般以仰卧位、右侧卧位为主，辅以坐位、左侧卧位、膝胸卧位。结肠超声体位：通常采用仰卧位为主，结合左右侧卧位或垫高臀部，以利于肠管的显示。

3．扫查途径与方法　仪器：高分辨力实时超声诊断仪。探头一般选用凸阵、线阵式或扇形扫描式。经腹超声频率一般用 3～5MHz，小儿、瘦长体型或浅表区域可选用 5～7MHz 或更高频率探头，如体胖、病灶深及有肠气干扰者应首选扇形探头。消化道内镜超声需要特殊设备和探头，一般是 5～17MHz 或更高频率探头。阑尾扫查需采用 5MHz 以上的探头。

4．观察内容及声像图表现　正常胃肠声像图共同特征：

（1）胃肠层次结构：正常胃肠壁层次结构清晰、连续性良好，厚度均匀，管壁无异常增厚、结节或肿物隆起，表面不应出现异常凹陷如溃疡，且管壁回声无异常减低或增强。

（2）可压缩性：正常管壁柔软，管壁张力低，管腔可以压闭而无压痛，管腔无扩张、无局部狭窄、变形或移位，腔内无潴留。

（3）胃肠蠕动：正常胃肠有生理性蠕动。

5．临床应用价值　胃肠道超声检查是临床上逐步开展的新技术，但是由于操作未普及，故还是有很多问题亟待规范。胃肠道超声主要观察胃壁或肠道壁是否完整，内壁有无溃疡或肿物，观察胃肠道蠕动是否规律，胃肠道腔内有无狭窄或梗阻。

单图：胃超
声图像

七、腹壁、腹腔及腹膜后超声检查技术

1．检查前准备　腹壁检查时无需特殊准备，腹腔及腹膜后检查需禁食 8 小时以上，必要时饮水或灌肠后检查，以减少胃肠道气体的干扰。如需检查盆腔，充盈膀胱后效果更好。

2．检查体位　腹壁检查时取最大程度暴露需检查部位，如仰卧位或侧卧位。腹腔及腹膜后检查常规采用仰卧位，必要时为避开肠气干扰，也可根据需要采取侧卧位、俯卧位等。

3．扫查途径与方法　腹壁检查多采用高频的浅表探头，经体表扫查。腹腔及腹膜后检查多采用低频的腹部探头，纵切面、横切面及冠状切面多方向扫查。

单图：腹主
动脉超声图
像

（1）纵切面扫查：腹膜后检查以腹主动脉、下腔静脉的纵切面为基本扫查切面，探头左右侧滑动连续纵切面探查，再向下于左右侧髂血管周围，沿血管长轴连续扫查。

（2）横切面扫查：于左右肋下开始向下腹部横断面扫查，尤其是肝与右肾之间、脾与左肾之间、膀胱子宫陷窝、膀胱直肠陷窝都是腹部探查的重点部位，观察有无积液，有无异常回声，有无占位病变。

4．观察内容　超声检查腹壁回声是否均匀，有无增厚，有无积液或积脓，有无血肿，是否有占位病变。腹部及腹膜后主要观察有无肿块，确定其位置、大小、数量、形态、有无包膜、肿块的边缘是否光滑规整、活动度、回声，以及与周围脏器及大血管的关系。

单图：髂血
管超声图像

笔记

5. 临床应用价值 对不明原因的下腹痛、腹盆部肿瘤治疗期间及肿瘤切除术后等患者,需要腹膜后的超声复查,排除腹膜后的病变,尤其是有无肿瘤复发或肿大淋巴结。

八、泌尿系统超声检查技术

1. 检查前准备 肾脏检查前一般不需特殊准备,但在检查肾血管时需空腹进行。如需了解输尿管及膀胱、男性需检查前列腺时,应多喝水并憋尿,待膀胱充盈后检查效果更好。如果用经直肠探头检查前列腺,则需要灌肠后检查。

2. 检查体位 仰卧位及左右侧卧位,用经直肠探头检查前列腺,则需要灌肠后左侧卧位,脊柱两端向胸前屈曲,四肢屈曲靠近胸前。

3. 扫查途径与方法 超声检查肾脏包括冠状切面、横切面及斜切面。检查输尿管则从肾盂输尿管连接处开始向下依次扫查输尿管上段、中段和输尿管膀胱连接的壁内段,中段因周围肠管气体干扰不易显示,可以通过探头加压,推移气体的方法,也可以左右侧卧,让气体向扫查的对侧移动的方法。膀胱检查时要在膀胱适当充盈状态下,显示膀胱尖部、底部、三角区及膀胱颈部等。前列腺检查时采用纵切面及横切面扫查,由于经腹部检查时前列腺位置较深,前列腺显示较困难,要适度探头加压显示效果更佳。

4. 观察内容 肾的位置,有无孤立肾、重复肾或融合肾,肾大小、形态、皮质髓质和肾窦分界是否清楚,肾窦有无积水,肾内有无囊肿或结石,有无实性或混合性占位等。

正常肾超声显示外层为被膜与脂肪囊,内部的肾实质回声,包括肾髓质及肾皮质,中心部的肾窦回声,肾窦内见肾血管(图 6-8)。肾内血管的超声检查主要采用彩色多普勒技术,直观的观察五支肾段动脉及分支,彩色多普勒能量图的血流分布可清楚地显示血流的灌注状态。

超声扫查输尿管的表现:输尿管上段可以通过与肾盂的连接处显示,但由于输尿管上中段受周围肠管气体干扰而不易探及,自肾盂输尿管连接处开始,向下逐段追踪输尿管体表投影区,并结合探头的侧动和适当加压可以提高显示效果。当膀胱充盈,输尿管膀胱壁内段开口处显示局部轻微隆起,两侧输尿管口可见喷尿现象。

充盈正常的膀胱,内部呈均匀的无回声区,膀胱壁光滑,为完整的高回声带,膀胱横切面在耻骨联合以上显示梯形或椭圆形。

正常前列腺经腹壁检查时,横切面呈左右对称的栗子形,包膜为光滑的带状高回声,内部为细小点状中等回声,分布均匀,内腺回声略低,外腺回声略高。纵切面前列腺呈椭球状,其尖部指向前下方,正中线可见尿道内口呈轻微凹入。

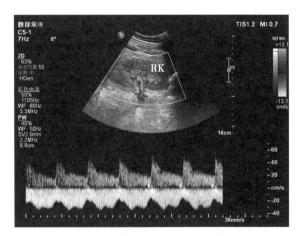

图 6-8 肾与肾血管超声图像

5. 临床应用价值 泌尿系超声检查是临床诊断的重要手段,急腹症的肾结石和输尿管膀胱结石都是可以应用超声检查并诊断的,治疗前中后也依赖超声复查。此外肾脏积水、肾肿瘤、肾畸形都可以超声检查并提出诊断意见,通过进一步的影像学技术得以明确诊断。输尿管及膀胱的肿物也不少见,超声做这方面的诊断准确率和敏感性也很高。

九、妇科超声检查技术

1. 检查前准备

（1）经腹部超声检查：检查前多喝水憋尿，适度充盈膀胱，膀胱上缘达到或超过子宫底即可。危急患者或无法饮水者，可消毒外阴后经导尿管注射生理盐水 400ml 左右，但需注意避免将空气注入，影响图像质量。

（2）经阴道超声检查：检查前需排空膀胱。但是无性生活史者、已婚妇女月经期、阴道畸形等均不可采用经阴道超声检查。

（3）经直肠超声检查：检查前排空大小便，主要用于未婚且肥胖女性、老年性阴道萎缩以及需要了解子宫后方与直肠之间的病变情况者。

（4）经会阴部超声检查：检查前受检者无需特殊准备。

2. 检查体位　经腹部检查者仰卧位，经阴道、经直肠、经会阴检查者为截石位。

3. 扫查途径与方法及观察内容　采用纵切面、横切面及滑动的斜切面扫查，观察子宫的位置、大小、内膜厚度、肌层回声、宫腔内及子宫肌层有无占位。观察双侧卵巢的大小、内部回声及周围是否有积液或异常包块。

子宫壁呈均匀的中等回声，宫腔中央为宫腔线回声，宫腔线被子宫内膜围绕，内膜厚度和回声随月经周期变化，增殖期表现为高回声 - 低回声 - 高回声，呈"三线征"（图 6-9）。

卵巢常位于子宫体两侧，呈椭圆形，中央部髓质回声略高，周围为皮质，呈低回声，其内可见大小不等的卵泡回声。

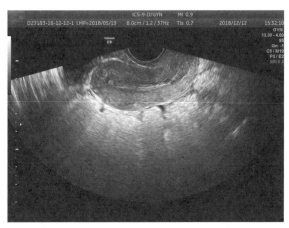

图 6-9　子宫超声图像

4. 临床应用价值　超声检查对子宫、卵巢及盆腔病变的诊断和治疗意义重要，子宫肌瘤和子宫腺肌症、子宫内膜增生和子宫内膜癌、子宫颈纳氏囊肿、卵巢多囊样变和卵巢肿物、输卵管积水等病变的超声表现有的图像表现明显，有的还需要 CT 及 MRI 进一步检查来明确诊断。同时超声引导子宫肌瘤消融术、卵巢巧克力囊肿的穿刺术及输卵管通液术等已广泛应用，疗效好、创伤小、患者接受度更高。

单图：卵巢
超声图像

十、产科超声检查技术

1. 检查前准备　妊娠满 8 周前早孕检查需多喝水憋尿，适度充盈膀胱，8 周后无需特殊准备。采用兼有经腹部探头及经阴道探头的超声诊断仪，胎儿畸形产前超声诊断需使用具有实时三维成像功能的彩色多普勒超声诊断仪。

2. 检查体位　经腹部检查为仰卧位，经阴道或经会阴检查为截石位。

3. 扫查途径与方法　根据《产前超声检查指南》（2012 年）将产前超声检查分为三类四个级别，即早孕期超声检查、中晚期妊娠超声检查和有限产前超声检查三个类别。早孕期超声检查又分为普通超声检查和孕 $11\sim13^{+6}$ 周胎儿颈项透明层（nuchal translucency，NT）超声检查；中晚期妊娠超声检查分为四个级别，即：一般产前超声检查（又称Ⅰ级产前超声检查）、常规产前超声检查（又称Ⅱ级产前超声检查）、系统产前超声检查（又称Ⅲ级产前超声检查）及针对性产前超声检查（又称Ⅳ级产前超声检查）。指南推荐作为胎儿排畸的产前超声检查的三个重要时间段为孕 11～13^{+6} 周、孕 20～24 周和孕 28～34 周。

4. 观察内容

（1）早孕期检查：观察子宫大小、形态及肌层回声，宫腔内是否有占位性病变，是否有节育环及其位置。观察妊娠囊的个数、大小、形态及位置。观察胚芽个数、大小，是否有原始心管搏动信号，测量胚芽长度或胚胎头臀长（crown-rump length，CRL）评估胎龄，测量颈部透明层厚度 NT（图 6-10）。胚胎：观察胚胎个数、形态，正确测量胚胎头臀径评估胎龄，测量胎儿心率。胎盘：妊娠 9 周后可显示早期胎盘，呈半月形中等回声。

（2）中晚孕期常规检查：观察胎儿数目，胎方位，观察并测量胎心率。胎儿生物学测量包括双顶径、头围、腹围、股骨长度。观察胎儿解剖结构检查包括胎儿颅脑侧脑室、大脑中动脉血流、脊柱、心脏位置及大小、胃泡、肾、胆囊、脐动脉数目、脐带的腹部入口及胎盘附着点、胎盘位置及分级等。

早孕期及中孕期胎儿筛查检查的内容更全面更专业化，这里不再赘述。

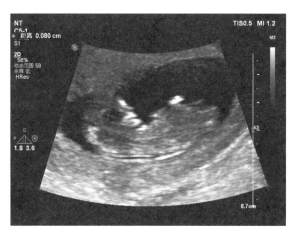

图 6-10 早孕胎儿及 NT 测量标准切面

单图：胎儿大脑中动脉血流频谱

5. 临床应用价值 早孕期妊娠的部位的判定，宫内孕或是宫外孕，指导临床和孕妇的下一步安排。中晚孕期胎儿的生物学测量可以判定胎儿的生长发育状态，是否生长受限，有无胎儿畸形等。

第三节 心脏超声检查技术

超声检查是心脏结构和功能检测的首选手段，又称为超声心动图。其优势在于实时观察心脏瓣膜的运动情况，观察各瓣膜和心腔内血流的状态，有无异常血流。如狭窄处的射流、反流处的湍流等，并可以对于心肌的运动进行多种形式的判定；如二维超声评价心肌的厚度和运动幅度，M 型超声定量心肌运动的距离，组织多普勒超声判定心肌运动的速度，对心肌的局部收缩功能和整体收缩功能进行评价。心脏超声检查包括经胸超声及经食管超声，除了二维超声还利用三维超声进行检测，目的在于显示心脏整体和局部的立体结构，便于更直观的读懂心脏的结构变化和功能改变。此外还有多种新技术应用于心脏超声检测，提高诊断的全面性和准确性。

一、经胸壁超声心动图

1. 检查前准备及体位 经胸超声检查前无特殊准备，检查时应暴露前胸部、颈前部及上腹部，左侧卧位及平卧位，上肢上抬放到头部。

2. 扫查途径与方法 经胸超声检查主要有四个声窗，胸骨左缘 2～3 肋间、心尖部、剑突下、胸骨上窝（图 6-11）。每个声窗又可以有几个不同的切面显示，这些切面共同完成后才能构成心脏的完整的结构和功能的判定。

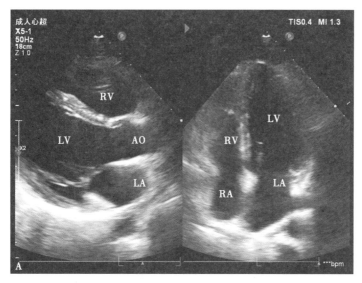

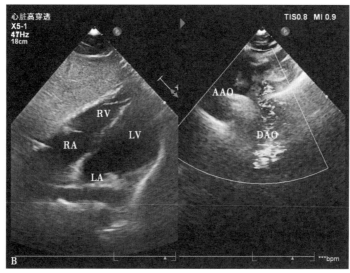

图 6-11　心脏超声的不同声窗及切面图

A. 图左：胸骨左缘左室长轴切面；图右：心尖四腔切面；B. 图左：剑突下四腔切面；图右：胸骨上窝切面。

RV：右心室；RA：右心房；LV：左心室；LA：左心房；AO：主动脉；AAO：升主动脉；DAO：降主动脉。

3. 观察内容

（1）二维超声心动图：观察左右心房是否正位，心房与心室连接、心室和大动脉连接是否正常，左右心房及心室大小是否正常，二尖瓣、三尖瓣开放及关闭有无异常，房间隔及室间隔是否存在连续中断等。

（2）M 型超声心动图：M 型超声心动图是将运动的心脏以曲线图的形式显示，其水平方向代表时间的连续变化，垂直方向代表取样线上心脏各层次（如心室壁及瓣膜）或大血管的位移。当彩超仪时间分辨力足够大时，实时显示心脏运动，例如，左室长轴切面，改变 M 型取样位置后，显示左室前壁、下壁等的移动，可以从心底部、二尖瓣瓣叶、左室腱索水平对心脏结构与功能进行测量和观察。

近年在 M 型的超声心动图基础上又发展了一些新技术，比如彩色 M 型、解剖 M 型等。彩色 M 型是在普通 M 型基础上加彩色多普勒血流信号，可显示心腔及血管内的血流随心动周期的变化过程；解剖 M 型是观察室壁与取样线不垂直或角度较小时，通过自动校正作用，观察室壁和瓣膜的运动，使测量更精准。

（3）多普勒超声心动图：多普勒超声心动图是利用超声背向散射作用，微小介质的频移信号形成灰阶频谱和彩色图像，提供心血管系统内血流的方向、速度、时相、性质和时间等血流动力学信息。常规的多普勒超声分为彩色多普勒血流成像和频谱多普勒技术两类，频谱多普勒又包括脉冲多普勒和

单图：二尖瓣 M 型超声心动图

单图：左心室壁 M 型超声心动图

单图：二尖瓣血流频谱

单图：主动脉瓣血流频谱

连续多普勒两种。脉冲频谱多普勒：测量某一感兴趣位置的血流频移信号，定位准确，适用于探测动脉静脉、房室瓣和半月瓣口血流频谱，进行定位诊断。连续频谱多普勒，收集声束方向上所有的频移信号，不能准确定位，可测量高速血流，适用于探测瓣膜狭窄或反流，计算各房室腔压力差、心内分流的速度和压差，进行定量分析。

血流方向通常以红色代表朝向探头的血流，蓝色代表背离探头的方向；色彩的亮度反应血流的速度，流速越高，色彩越鲜亮，流速越低，色彩越暗淡；适用于探测心腔内异常血流的起源、走行方向和性质。

4. 临床应用价值　经胸超声心动图能够实时观察左右心房、左右心室的大小及室壁厚度和运动情况；观察二尖瓣、三尖瓣、主动脉瓣、肺动脉瓣的位置、数目及瓣叶的活动情况；观察瓣叶的结构有无钙化、瓣缘是否粘连、是否脱垂或腱索断裂并过度甩动。

二、经食管超声心动图

经食管超声心动图是 20 世纪 70 年代开始兴起的心血管诊断技术，探头的改进经历了单平面、双平面及多平面的发展与完善，早期的 M 型到二维超声、彩色血流显像及组织多普勒等日趋全面，应用范围由成人到小儿。目前已经成为心血管疾病诊断与治疗中非常重要的手段。经食管超声检查要求禁食水 8 小时，检查前咽喉局部 2% 利多卡因喷雾局麻 2～3 次或含 5 分钟后咽下，对精神紧张的患者可予镇静剂。取左侧卧位，术中监测可取仰卧位。常用的切面有食管上段切面、食管中段切面及经胃切面。

经食管超声心动图的优势在于，对于小房间隔缺损的定位较经胸超声准确，诊断左心耳血栓、房室瓣小赘生物分辨率较高。术中监测与引导、术中心功能评估、术中即刻疗效评估都有较大作用。

三、三维超声心动图

三维超声心动图是应用三维成像技术，具有比二维更直观、更立体、更定位精准和容积测量精确的优势。三维超声成像主要由两个重要环节构成：三维数据的采集及三维图像重建和显示。在三维超声探头图像采集时，由三个相互垂直的平面的一系列图像构成了检查目标的信息，即声束方向的 A 平面与声束垂直的 B 平面，与 A、B 平面垂直的 C 平面。目前的三维超声技术是采用了先进的、可获取一个容积，或一个容积序列的机械，或电子探头才能完成的。三维容积数据的采集、显示和分析是需要通过不断的学习操作才能掌握的技能，要得到能够提供有价值的信息，需要好的后处理技巧，还要在采集容积数据之前对二维图像进行调整，如优化二维图像、采集数据的最佳切面、采集框大小、角度及质量等。

容积数据采集的类型包括静态三维、机械三维探头实时四维、空间时间相关成像、电子矩阵探头的实时四维。

四、心脏声学造影

超声对比剂是能够显著增强超声检测信号的诊断制剂，由于对比剂是球形微气泡，具有良好的反射性能，在人体微小血管和组织灌注检测及成像方面作用卓越。对比剂的种类主要有适用于肝造影的 SonoVue，适用于心脏、血管造影的 Levovist、Sonazoid 等。

心脏声学造影分成三类：左心声学造影、右心声学造影、心肌超声造影。左心声学造影，能够对左心室内膜和左室充盈度进行识别，判定心肌运动及左室射血分数，有无室壁瘤，是否有左室内占位病变等。右心声学造影目的主要是检测心内有无血流分流，如小房间隔缺损、卵圆孔未闭等，但并不是诊断先天性心脏病的主要诊断方法，而只是辅助手段。心肌声学造影，左右侧冠状动脉及分支狭窄或阻塞时，心肌内病变冠脉供应的局部心肌充盈缺损，提示病变冠脉的阻塞的部位、危险心肌的范围，为临床诊断提供参考。

五、其他心脏超声新技术

组织多普勒显像（tissue doppler imaging，TDI）是在二维超声图像上用彩色显示运动组织的运动方向和相对速度的超声诊断技术。传统的多普勒显像是对快速移动的红细胞的高频低幅信号进行测定，从而对血流速度进行测定，而 TDI 采用相似的原理，但是滤去了高频低幅的血流信号，从而获得心肌组织运动的低频高振幅的运动信号。目前临床上主要采用二尖瓣环的组织多普勒 e/a、二尖瓣血流 E/e 作为评价左心室舒张功能定量的指标之一。

斑点追踪技术（speckle tracking imaging, STI）是基于二维超声图像的基础上，选定感兴趣区内的心室壁，利用斑点追踪程序自动追踪选定区域内心肌的各个回声斑点，并采集数字化二维动态图像，存储于工作站中脱机分析。从而计算出感兴趣区的各节段心肌组织纵向、径向和周向各方向的运动轨迹情况，精确计算各个方向的收缩功能，为临床诊断和治疗提供更有效的资料。

第四节　浅表器官与血管超声检查技术

一、浅表器官超声检查技术

（一）眼部超声检查技术

1. 检查前准备　询问患者病史，查看相关的检查资料，与患者密切交流，消除患者紧张情绪。利用机器预设置键，选择浅表器官 - 眼部。

2. 检查体位　一般为仰卧位，特殊情况下可以坐位检查。检查时嘱患者眼睑闭合，尽量减少瞬目，必要时按医生的检查要求转动眼球。

3. 扫查途径与方法　正常眼部超声检查一般用常规扫查法，原则是先正常眼，后患眼，动作轻柔，纵横扫查，左右对比。目前多采用直接检查法。

（1）直接检查法：探头涂上耦合剂，直接置于眼睑上检查（图 6-12）。

（2）间接检查法：眼睑放上水囊或水浴罩，探头置其上进行检查。

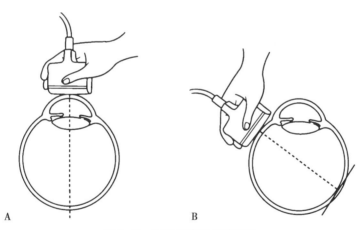

图 6-12　眼部超声直接检查法
A. 眼球轴位扫查；B. 眼球非轴位扫查。

（3）检查方法

1）二维超声检查方法：

首先将仪器的增益调整至最高，以免将细小的病变遗漏，一般按照以下顺序进行扫查：①横切扫查。将探头置于 6 点角膜巩膜缘，向下移动探头，依次得到眼球后极部、赤道部、周边部的图像，应用相同的方法分别对眼球的下方、鼻侧、颞侧进行扫查。②纵切扫查。探头旋转 90° 与横切扫查垂直，自角膜巩膜缘向穹窿部移动探头，观察病变情况。③轴位扫查。将探头置于眼球中央，得到自角膜顶点至视神经的眼球轴位图可以明确病变与视神经、黄斑之间的关系。

2）超声多普勒成像检查方法：做眼球的轴向切面，在视神经的两侧寻找到类似英文字母"S"形粗大血管即眼动脉。视神经的低回声区内可以发现红 - 蓝相间的血流信号即视网膜中央动脉和视网膜中央静脉，在视神经的两侧可以发现单一颜色的条带状血流信号为睫状后短动脉（图 6-13）。

4. 观察内容　根据需要，主要对眼球、眼眶、眼部血管进行检查。

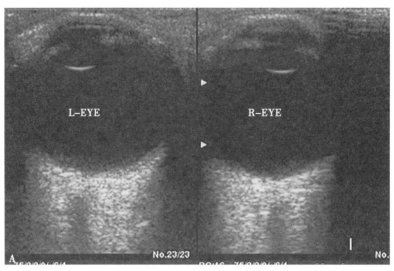

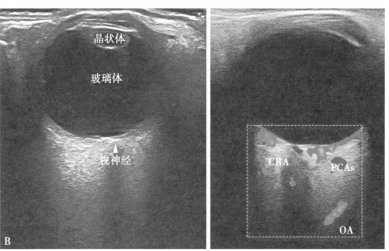

图 6-13　正常眼球及眼眶血管超声检查图像

A. 眼球轴位图像；B. 眼眶血管图。CRA：视网膜中央动脉；OA：眼动脉；

PCAs 睫状后短动脉。

5. 临床应用价值　对眼外伤、眼异物、视网膜脱离、视网膜母细胞瘤、脉络膜脱离、脉络膜黑色素瘤、玻璃体积血等眼部疾病有一定临床诊断价值。

（二）涎腺超声检查技术

1. 检查前准备　患者不需要做特殊的准备。

2. 检查体位　患者取仰卧位，检查腮腺时，头部偏向对侧，检查颌下腺、舌下腺时，头部后仰，充分暴露下颌区。

3. 扫查途径与方法　直接接触皮肤扫查，将探头置于腺体处皮肤表面，对腮腺、颌下腺进行纵切、横切多方位扫查，纵切时应与腺体长轴一致。在扫查成对腺体时，双侧对照有利于发现异常。检查舌下腺时，声束朝向口底，尽可能多切面扫查。彩色多普勒血流成像技术可提供血流情况信息，有助于病变的诊断及鉴别。

4. 观察内容　认真观察腺体的形态、大小、回声性质及周围组织情况。

5. 临床应用价值　对涎腺良性肥大、涎腺炎症、涎腺结石、涎腺囊肿、涎腺混合瘤、腺淋巴瘤、黏液表皮样癌等涎腺疾病有一定临床诊断价值。

（三）甲状腺和甲状旁腺超声检查技术

1. 检查前准备　询问患者病史、查看相关的实验室检查及影像资料、嘱患者充分暴露颈前部、取下颈部饰品，嘱患者在扫查过程中平静呼吸。利用机器预设置键，选择浅表器官—甲状腺。

2．检查体位　患者常规取仰卧位，颈部垫枕，头部后仰，充分暴露颈前区。检查一侧甲状腺时患者头部后仰的同时偏向对侧以利扫查。

3．扫查途径与方法

（1）横切扫查：将探头置于颈前正中、甲状软骨下方，从上向下滑行扫查，直至甲状腺下极消失为止，要分别对左叶和右叶进行横切扫查。

（2）纵切扫查：将探头沿甲状腺左叶、右叶的长径放置，由外向内或由内向外做一系列的纵切面滑行扫查。

（3）每侧甲状腺应在横切面测量左右径和前后径两条径线，纵切面测量甲状腺上下径，峡部测量前后径。如测量有困难可使用宽景成像或梯形成像功能。

（4）由于甲状旁腺位置较深，常异位于甲状腺内、颈动脉鞘内、食管后和胸骨上窝，应使用更低频率的探头，仔细扫查。嘱患者做吞咽动作，使病灶提升，同时采用扇形探头（扫查方向朝向足侧）在胸骨上窝和锁骨上方进行探测，有可能发现异位于胸骨或锁骨后方的病灶。

（5）常用切面：颈前正中横切面（图 6-14）。

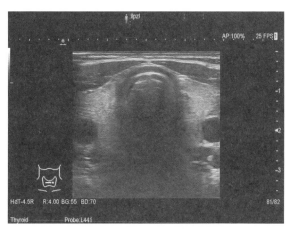

图 6-14　颈前正中横切面

4．观察内容　注意甲状腺内部回声水平，有无增高或减低，颈部淋巴结有无肿大。彩色多普勒检测甲状腺实质内的血流信号，有无增多及丰富程度。脉冲多普勒检测甲状腺上、下动脉的血流速度和血流指数等，并观察其频谱形态特征。

5．临床应用价值　可应用于甲状腺弥漫性病变、甲状腺结节性病变的诊断及治疗评估以及甲状腺恶性结节的诊断及术后随访。超声是甲状腺癌首选的影像学检查方法。但是甲状腺癌具有不同的病理类型和生物学特征，超声声像图表现复杂多样，必要时需与核素显像或 CT 成像结合起来应用。

（四）乳腺超声检查技术

1．检查前准备　询问患者病史、查看相关的影像资料、嘱患者充分暴露乳房和腋窝。利用机器预设置键，选择浅表器官—乳腺。

2．检查体位

（1）仰卧位：患者常规取仰卧位，双侧手臂上举，自然置于头部上方或枕后。

（2）半侧卧位：检查乳房外侧时，可调整为面向对侧的半侧卧位。

3．扫查途径与方法

（1）扫查方法：常用的扫查方法包括旋转扫查法、纵切法、横切法、放射状 / 反放射状扫查法（二者方向垂直）和斜切法。遵循先健侧后病侧，双侧对照扫查。

（2）扫查范围：双侧全乳腺扫查，包括乳腺的 4 个象限（外上、内上、外下、内下），乳头，乳晕复合区，腋下延伸区以及附属的淋巴结。

4．观察内容

（1）灰阶超声探查乳腺外上象限乳腺组织的厚度、回声水平。

（2）腺体结构的排列是否规则，导管是否扩张。淋巴引流区是否有肿大淋巴结。

视频：甲状腺超声扫查技术

视频：乳腺超声扫查技术

笔记

（3）彩色多普勒探查乳腺内血流信号的分布状况,是否存在异常血流信号(图6-15)。

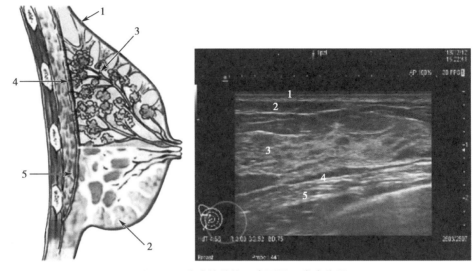

图6-15 乳腺的结构示意图及正常声像图
1. 皮肤;2. 皮下脂肪层;3. 腺体层;4. 乳腺后间隙;5. 胸壁肌层。

5.**临床应用价值** 对乳腺病灶的检出率不受乳腺密度的影响,超声可分辨出2～3mm的囊肿和实性肿物,可用于乳腺疾病尤其是乳腺癌的早期发现、早期诊断、早期治疗。超声引导下乳腺穿刺活检方便、快捷,受到临床的青睐。但对于5mm以下的病灶容易漏诊,需结合其他影像学检查。

（五）浅表淋巴结超声检查技术

1.**检查前准备** 检查用7.5～13MHz线阵探头,极为表浅的淋巴结检查最好用一薄的水囊或用更高频率的探头(15～20MHz)。

2.**检查体位** 患者仰卧,颈下或肩下垫枕以充分暴露颈部,检查一侧颈部时嘱患者将头转向对侧以方便扫查。

3.**扫查途径与方法** 可根据疾病的发生部位检查相关的浅表淋巴。对于口腔、咽等疾病,应重点扫查颏下、颌下及颈上深淋巴结;对于甲状腺疾病,应重点扫查颈中、颈下深及气管周围淋巴结;对于胸腔或腹腔疾病,应重点扫查双侧锁骨上窝淋巴结;对于乳房疾病,应重点扫查腋窝、锁骨上、下窝及胸骨旁淋巴结。检查时,先扫查颏下和下颌下淋巴结,而后沿下颌支显示腮腺淋巴结;再沿颈内颈血管鞘自上而下扫查,直至颈内静脉和锁骨下静脉的汇合处,探头向后侧移,横切锁骨上淋巴结;沿副神经走行方向自下而上横切,直至乳突(图6-16)。

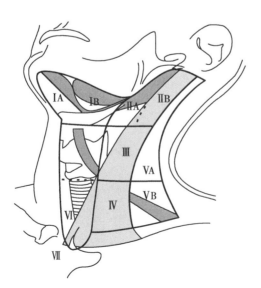

图6-16 颈部淋巴结分区
Ⅰ区:颏下及颌下区淋巴结以二腹肌为界,内下方为ⅠA区,外上方为ⅠB区;Ⅱ区:颈内静脉淋巴结上组以颈内静脉后缘为界作为ⅡA区和ⅡB区的分界,前下方为ⅡA区,后上方为ⅡB区;Ⅲ区:颈内静脉淋巴结中组;Ⅳ区:颈内静脉淋巴结下组;Ⅴ区:颈后三角区淋巴结以肩胛舌骨肌下腹为界,后上方的为ⅤA区,前下方的为ⅤB区;Ⅵ区:颈前中央区淋巴结;Ⅶ区:上纵隔淋巴结。

4. 观察内容　注意观察淋巴结的位置、大小、形态、皮质髓质厚度及淋巴门血流情况。

5. 临床应用价值　不同部位淋巴结正常值标准不同，而早期淋巴结转移，淋巴结大小可正常。因此，在疾病诊断中，淋巴结大小不作为主要观察指标，主要用于急性淋巴结炎、淋巴结结核、恶性淋巴瘤及淋巴结转移癌的诊断及鉴别。

二、血管超声检查技术

（一）颈部血管超声检查技术

1. 检查前准备　检查前无需特殊准备

2. 检查体位　患者仰卧，颈部伸展放松头稍转向检查对侧（以患者感觉无不适状态下为宜）。

3. 扫查途径与方法

（1）采用高频线阵探头扫查，右侧自无名动脉分叉处，左侧自主动脉弓起始处从颈总动脉近心端（颈根部）向远心端（头侧）移动作先横向、后纵向扫查，显示颈总动脉近心端、中部、远端，颈动脉分叉处，颈内、颈外动脉。颈外动脉位于前内侧，颈内动脉位于后外侧；观察 CCA 至 ICA、ECA 分支水平1～2cm 范围内的血管腔（图 6-17）。

（2）先显示颈总动脉纵切面图像，然后探头稍向外侧动，即可显示穿行于横突孔的椎动脉。在一排颈椎横突及其后方的声影间寻找相关结构后，向近心端扫查至颈根部，显示椎前发自锁骨下动脉的起始部，转而再向头端追踪至颅底第二横突孔，观察椎动脉灰阶图像。

（3）在常规颈、椎动脉二维显像的基础上，通过彩色血流或能量多普勒超声显像，可以进一步观察颈动脉各段的解剖结构及血流充盈状态。若高频探头对 ICA、ECA 结构检查显像不满意的情况下，可转换低频凸阵探头（2～5MHz），尽可能探测到颈内动脉颅外段全程血管腔结构。

（4）采用脉冲多普勒超声测量颈总动脉中段、颈动脉球部、颈内动脉近段、颈外动脉近段及椎动脉的峰值流速、舒张末期血流速度，检测均在血管长轴进行，选择血流平稳不受生理因素影响的部位定量测量。

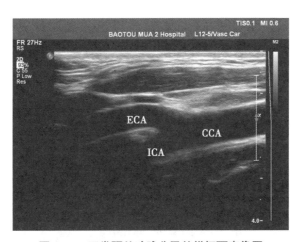

图 6-17　正常颈总动脉分叉处纵切面声像图
CCA：颈总动脉；ICA：颈内动脉；ECA：颈外动脉。

4. 观察内容　注意观察血管壁的厚薄、回声强弱、有无夹层，内膜、中层是否光滑，有无局部膨大，管腔四周有无斑块、狭窄、闭塞等形态异常。观察有无血流充盈缺损，彩色血流边缘是否整齐，彩色血流是否呈现单一色，彩色血流有无五彩镶嵌色、色彩倒错及色彩逆转现象。

5. 临床应用价值　超声检查可对颈动脉硬化性病变、椎动脉狭窄性病变、多发性大动脉炎及锁骨下动脉窃血综合征、颈动脉体瘤等颈部血管常见疾病的病变部位、范围、严重程度以及颅外脑循环异常作客观评估。

（二）腹部血管超声检查技术

1. 检查前准备　检查前空腹 8～12 小时。

视频：颈部血管超声扫查技术

2. 检查体位 常规取仰卧位，必要时侧卧位或俯卧位，但肥胖、腹胀及大量腹水患者可导致该切面检查不满意，甚至失败，此时可采用右侧卧位或左侧卧位。

3. 扫查途径与方法

（1）探头置于剑突下腹部正中线偏左 1～2cm，先扫查腹主动脉各段的横断面，而后纵断面扫查，深吸气后屏气，探头加压可消除部分肠道气体的干扰，也有助于检查。

（2）将探头置于剑突下正中线偏右约 2cm 处，自上往下纵切追踪观察下腔静脉的管壁和管腔内情况，横切下腔静脉位于腹主动脉右侧，或将探头置于右前腹肋间或右侧腰部，呈冠状面扫查，站立位或乏氏动作时，由于下腔静脉扩张，有助于帮助观察（图 6-18）。

4. 观察内容 观察腹主动脉血管壁的厚薄、回声强弱、有无夹层，内膜、中层是否光滑，有无局部膨大，管腔有无斑块、狭窄、闭塞等形态异常；下腔静脉管腔有无狭窄、扩张、阻塞、占位性病变。

5. 临床应用价值 超声检查可为临床提供腹主动脉瘤、门静脉栓塞、下腔静脉阻塞综合征等腹部血管病变的诊断及病变部位、大小、形态、范围和程度，并可提供血流动力学资料。同时可用于腹主动脉瘤治疗动态随访。

（三）四肢血管超声检查技术

1. 检查前准备 检查前无需特殊准备。

2. 检查体位 上肢血管检查一般采用仰卧位，被检肢体外展、外旋，掌心向上；下肢血管检查前一般采用仰卧位，受检的肢体略外展、外旋，膝关节稍弯曲，呈现"蛙腿位"。检查腘静脉及其远端静脉时，最好用站立位，主要是让下肢静脉充盈，容易检查。

3. 扫查途径与方法

（1）探头置于胸锁关节附近的锁骨上窝，探头朝向后下方显示锁骨下动脉内侧段，探头置于颈根部，在锁骨上、下方横切观察锁骨下动脉中远段。可从肩部前方或经腋窝扫描腋动脉，腋动脉下行至上臂为肱动脉，肱动脉在前臂上段分叉后成为桡动脉、尺动脉，桡动脉和尺动脉在腕部很表浅易显示，必要时可从腕部逆向扫描至其起始段。

（2）在腹股沟韧带下方先横切，找到股总动脉，再在此基础上纵切显示长轴。探头沿着股总动脉长轴向下扫查，扫查到股内侧内收肌群处进入收肌管至腘窝移行为腘动脉，腘动脉移行为小腿前外侧胫前动脉及胫骨中段胫后动脉及腓动脉，足背动脉是胫前动脉的直接延续，胫后动脉至足底分为足底内侧动脉和足底外侧动脉。小腿动脉显示困难时，可以用彩色和能量多普勒观察（图 6-19）。

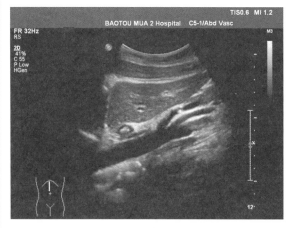
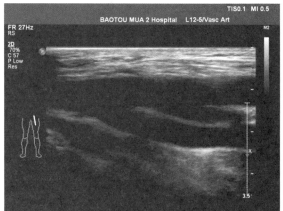

图 6-18 腹正中腹主动脉纵切面　　　　　图 6-19 股总动脉分叉处声像图

4. 观察内容 常规观察内容包括血管壁的厚薄、回声强弱、有无夹层，内膜、中层是否光滑，有无局部膨大，管腔有无斑块、狭窄、闭塞等形态异常。

5. 临床应用价值 超声检查可为临床提供动脉硬化性闭塞症、动静脉瘘、深静脉血栓形成、深静脉瓣功能不全及肢体动脉瘤等四肢血管常见疾病的诊断和病变的部位、范围、严重程度及其血流动力学改变和侧支循环形成情况。

第五节　介入超声

一、仪器设备

选择适用介入功能的超声诊断仪。根据不同部位选择适合的超声探头和穿刺适配器，经体表软组织穿刺多选用高频探头，频率 7.5～12.0MHz；对于穿刺部位较深的组织可选用低频腹部探头 3.5MHz～5.0MHz 探头。

（一）导向装置大致分为两类

一类是为介入性超声专门设计的探头，即穿刺探头；二类是与通用探头配套组合使用的穿刺适配器，即穿刺架。

（二）穿刺针具和引流管针具

常用的有 Tru-cut 活检针，规格为国产针的标号越大，外径越大。

（三）自动活检装置

一类为枪和针分离，只替换活检针；另一类为枪和针一体，一次性使用（图 6-20）。

（四）常用引流管

套管针、猪尾巴引流管。

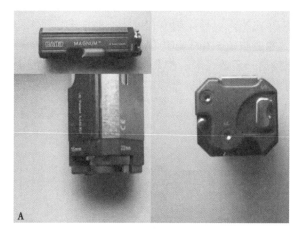
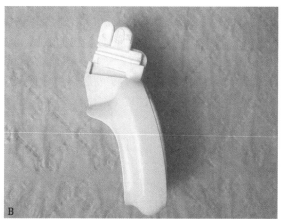

图 6-20　自动活检枪与专用穿刺架
A. 自动活检枪；B. 专用穿刺架。

二、无菌原则

（一）手术人员更衣

洗手前必须先更衣，换穿手术室的手术衣裤；换穿手术室专用鞋，戴好手术帽及口罩（帽子前面必须完全遮住头发，女医护人员需盘发束于帽内，口罩应遮住口鼻）。

（二）手术者的手消毒

洗手前摘除手部饰物，修剪指甲；用免洗外科消毒剂的手可用清洁纸巾擦干；用皂液及流动水洗手，参照外科洗手方法及标准，保证清洗和消毒效果达到外科手消毒标准。按外科标准穿手术衣、戴无菌手套。

（三）患者手术区的皮肤消毒

1. 根据穿刺部位　必要时提前做好擦洗、备皮；

2. 穿刺部位的皮肤消毒　应以注射或穿刺点为中心，由内向外缓慢旋转，逐步涂擦，共 3 遍，消毒皮肤面积应≥5×5cm。一些特殊部位、开放性伤口、手术切口部位及复杂介入手术的消毒操作应参照外科手术的方法和标准执行。

3. 遵守医疗垃圾的处理原则　不可随意丢弃用过的消毒棉等手术废物。

（四）环境要求

严格控制空气中的细菌和灰尘,各种清洁和消毒工作在术前1小时完毕。具体方法:凡进入手术区人员必须按照更衣和洗手要求,术中减少不必要的谈话,避免引起空气震荡的较大动作,禁止有传染风险的人进入手术室;对手术室定期清洁、消毒;对被污染的地面及仪器,应及时冲洗、消毒。

三、技术原则

（一）影响穿刺精准性的因素

1. 影响穿刺的精准性的超声因素　超声引导穿刺术的精准性是成功实现各种超声引导介入性操作的前提和关键。影响穿刺的精准性的超声因素有两个:超声仪分辨力和局部容积效应。由于这种误差较小,仅为一至数毫米,当穿刺目标较大时,影响不明显。然而当穿刺目标较小或要求精准性高时,其影响不可忽视,否则可能导致失败。

（1）轴向分辨力:是指在声束传导轴线上分辨两点之间最小距离。以最常用的3.5MHz探头为例,其$\lambda \approx 0.44mm$,实际的分辨力一般是它的3~4倍,故3.5MHz探头的轴向分辨力约1.3~1.7mm。如在超声引导对胆管穿刺时,针尖在纵深所显示的位置可能与实际位置有1~2mm的误差。

（2）侧向分辨力:侧向分辨力与声束的宽度有关。目前的聚焦探头,单探头声束宽度一般不超过2mm,线阵探头（侧向分辨力）则不超过4mm。总之都有一定的声束宽度。当针尖接近病灶而又落入声束宽度内时,声像图呈现针尖位于病灶内的假象。

（3）局部容积效应:超声切面所显示的图像是一定厚度层内信息的叠加图像,目前的线阵或凸阵探头声束厚度一般约为4~6mm。这种声束厚度效应,在超声引导穿刺中有可能把垂直于画面方向上接近目标的针尖呈现为在目标内的假象,而导致穿刺失败。由于超声仪在空间三维方向上分辨力的限制,即使针尖显示位于靶目标内,但实际可能偏离一至数毫米。在人体作超声引导穿刺时,由于受到呼吸、心跳等干扰,为了使超声引导穿刺更为精确,被穿刺目标至少应该大于6mm,操作中要力求使探头声束轴线通过被穿刺目标的轴心（图6-21）。

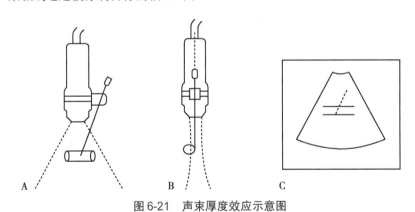

图6-21　声束厚度效应示意图
A. 正位图;B. 侧位图;C. 声像图显示针尖位于管腔内的伪像。

2. 影响穿刺精准性的肿瘤因素

（1）肿瘤的大小:过小的肿瘤不容易被瞄准,会增加取材的难度。然而,并非如常理所认为的肿瘤越大越容易穿刺成功。巨块型的肿瘤常由于生长过快而供血不足,内部含有大量的出血坏死组织,活检时会影响取材的成功率。大小适中且略偏小的肿瘤往往生长活跃易取到阳性的组织。

（2）肿瘤的形态:使用非对称性的斜面针穿刺圆形的肿瘤,针的斜面要与穿刺点切线相垂直,否则阻力增加,针易产生偏移。

（3）肿瘤的组织成分:穿刺活检时下列情况影响病理结果的产生:①肿瘤组织松散,不易得到完整的组织条,造成取材不足而影响病理结果的观察。因此取材时要观察组织条的完整性,必要时多取几条获取足够的标本量。②病灶的不同部位组织成分差异较大,一些肿瘤仅局部发生恶变,穿刺活检不一定会取到,比如节细胞神经母细胞,穿刺时应注意不同的部位多点取材。③肿瘤本身或因治疗的原因,瘤内发生部分坏死时,如取材到坏死组织难以明确诊断。穿刺前可行超声造影,确认坏死的位置,必要时在超声造影引导下进行穿刺活检。

3．影响穿刺精准性的其他因素

(1)导向器或引导针配置不当：水槽实验可验证引导穿刺系统是否准确,偏差的程度,便于纠正。

(2)呼吸造成的移动：随着呼吸,腹部脏器有不同程度的移动。为了减小或限制这种移动对穿刺的影响,应禁止患者做深呼吸。在准备进针时,要求患者平静呼吸,然后患者屏住气不动,并迅速进针。完全无法控制呼吸的患者则属相对禁忌。

(3)穿刺造成的移动：当穿刺针接触至靶器官时,该器官会向对侧移位,因而其内的病变可能偏离穿刺路线。尤其在某些位置不太固定的脏器,其偏移更为明显。锋利的穿刺细针和熟练的操作技术可以减少这一影响。

(4)针尖形状的非对称性：针尖斜面的非对称性,会在穿刺过程中产生向背侧偏移的分力而使穿刺偏离目标。采用边旋转边进针的方式可以减小这种影响。受力对称的针尖如圆锥形针尖不会发生这种偏移。

(5)穿刺路径的组织硬度：应用细长针穿刺时,当遇到阻力大的组织,如某些厚实的皮肤、筋膜以及纤维结缔组织、硬化的管道等,细长针可能弯曲变形而偏离方向。因此,先用粗的引导针穿刺皮肤和腹壁,再将细活检针通过引导针进针则能保证细针的穿刺方向。此外力求垂直进针亦可减少这一偏差。

(二) 穿刺途径的选择

选择恰当的穿刺途径,能够缩短穿刺距离,提高命中率,降低并发症。

1．选择最短途径 腹部肿块因其来源和大小不同,位置差异很大。有的近正中,有的近侧腹部,一般都能从不同方向获得其切面图像。虽然自腹前壁穿刺为常规入路,但如发现肿块位置较深时,则应在侧卧位和俯卧位再作多方向扫查,可能发现更佳入路、选择自皮肤表层至病灶的最短途径进行穿刺,可使操作较为容易,成功率大为提高。

2．是否经过正常组织 腹部实性器官穿刺时,经过正常组织与否应视该组织器官相对于肿瘤的供血状况而定。相对于富血供的肝癌来讲,肝组织供血较少,因此在肝的穿刺中要尽量经过正常肝组织取材。而对于肾癌和脾脏的占位,肾和脾供血要丰富得多,因此穿刺活检时要尽量选择最短路径,不经过或少经过正常组织为好。胰腺占位的穿刺也不宜经过正常组织,原因不仅仅是胰腺的供血更丰富,更重要的是为了防止胰漏引发的急性胰腺炎,尽量不损伤胰腺组织。

3．上腹部穿刺与胸膜腔 上腹部穿刺要注意避免损伤肺组织。实时超声仪能准确地显示肺底及其在呼吸时的上下移动、但难以显示胸膜腔的下缘及胸膜窦。肺底至胸膜腔下缘距离个体差异较大,据统计在深吸气时,其距离为2～3cm。对于近隔面的脓肿,宜在肋缘下进针,向上(头端)作穿刺或在肺底强回声带以下3cm处进针,一般可避免污染胸膜腔。

4．胆囊穿刺 对胆囊穿刺可能引起胆汁漏并发腹膜炎。非极其必要时,禁忌胆囊穿刺,因病情需要做胆囊穿刺时,宜选择经过肝脏胆囊床的入路,以减少胆汁漏的发生。

5．腹部穿刺与消化道 消化道含有污染物,尤以大肠埃希氏菌量较多,并且超声显示肠襻多不清楚。因此对腹部穿刺是否损伤胃肠道而污染腹腔多有疑虑。对肝、胆囊、脾等紧邻腹壁且位置较固定的脏器超声引导下穿刺时,能够精确地选择直接经腹壁的入路,一般不至误伤消化道。胃肠道本身的肿瘤或病变,仅用细针穿刺胃肠道作活检是安全的,不会引起局部感染或腹膜炎等并发症。对肾、肾上腺或腹膜后血肿等穿刺,原则上应采用侧卧位经侧壁或后腹壁进针,避免穿刺针进入腹膜腔,以防损伤消化道。

6．腹膜后穿刺途径的选择 腹膜后病变的穿刺途径原则上有两种：一种经腹膜腔,另一种则避开腹膜腔。

(1)经腹膜腔途径：多数腹膜后肿块,尤其突向腹腔者,取仰卧位自腹前壁经腹膜腔穿刺并无困难,系常规途径之一。近中线的腹膜后肿块,因受脊柱及厚实的腰大肌影响,腹后壁入路往往较困难,需由腹前壁穿刺。穿刺针贯穿腹腔时,可能穿过胃、肠及膀胱等脏器。

经腹膜腔作腹膜后穿刺时,原则上应当避免损伤肺、胸膜腔、胆囊、肾脏及大血管。

(2)非腹膜腔途径：侧卧位从侧腹壁或腰部进针或俯卧位从背部进针,均可避开腹膜腔达到穿刺腹膜后病变的目的。主要适用于：

1）自腹前壁切面时病变显示不清或穿刺途径无法避开重要脏器、大血管以及距离较远者。

2）对腹膜后各种脓肿的穿刺抽脓或置管引流，须避免污染腹膜腔者。

7．浅表器官的穿刺　由于高频探头的使用，甲状腺、乳腺、淋巴结等浅表器官的穿刺精准性较高。甲状腺的穿刺易并发快速出血，选择穿刺路径时要注意避开血管。

8．胸部的穿刺　超声引导下穿刺活检对周围型肺肿瘤和胸膜的病变获取病理诊断具有重要价值。需要注意的是估测好活检针的弹射深度，避免伤到正常肺组织而造成气胸和出血。胸膜的取材应选择明显增厚并供血丰富的位置。

四、常用介入超声操作技术

（一）超声介入的活检穿刺术

1．术前准备

（1）在穿刺之前，超声医师必须掌握患者的病史和病情，明确穿刺目的，用超声诊断仪仔细观察病灶或目标。同时结合具体适应证和禁忌证的规定，确定患者是否适宜做介入性超声。

（2）实验室检查：术前查血常规、凝血功能、肝功能检查、艾滋病和梅毒等血清学检查。

（3）停用阿司匹林等抗凝血药至少一周。

（4）禁食8～12小时。

（5）向患者和家属说明穿刺步骤和可能发生的意外情况，解除紧张情绪，并签署知情同意书。

2．超声诊断仪及穿刺器具

（1）一般采用高分辨力实时超声仪，扇形、凸阵或线阵穿刺探头，附加导向装置。

（2）自动活检枪装置（活检枪），配以专用的内槽式切割针。通常使用16G或18G。

（3）穿刺针和引导针　超声引导穿刺细胞学检查原则上采用细针，可选用20～23G。引导针原则上选择比活检针略粗一些的，例如18G活检针需用16G引导针，20～23G活检针可用18G引导针。

3．检查方法

（1）患者一般取仰卧位，或根据病灶穿刺部位选取侧卧位或俯卧位。

（2）常规扫查病变部位，确定穿刺点。

（3）对穿刺区域进行皮肤消毒，铺消毒巾，将穿刺导向线对准穿刺取样目标，估测穿刺角度和深度。

（4）助手协助，以示指和中指固定穿刺结节，推开重要器官、避免病变滑出穿刺区。

（5）术者用2%利多卡因，行局部麻醉。

（6）在超声引导下，左手握住探头扫描观察，准确定位穿刺点，沿着预定穿刺路径，右手持针行介入穿刺活检术。

1）细针细胞抽吸活检：右手持细针，针筒内留5ml空气，经皮快速刺入病变结节内，抽吸保持负压，然后在结节的不同方向来回提拉3～4次，注意提拉时控制深度，切勿超出结节范围。活检完成，迅速消除负压，拔出针头。

2）组织活检：用锐利手术刀，刺破皮肤和皮下组织，确定活检针置于关闭状态，沿刺破处穿刺进入病变结节内，固定管套，推动针芯，固定针芯，推动管套切割组织，最后固定管套和针芯，一起拔出。如采用活检枪，针尖到达后固定位置，扣动开关取活检，整体拔出针管（图6-22）。

（7）及时制作送检标本

1）细胞活检：根据取样量，将吸出物打于载玻片上，均匀推开涂片，涂片待干后用95%酒精固定或干燥固定后送检，为确保样本充足，可制作3～5份；

2）组织活检：分层取出活检组织，置于10%福尔马林固定液瓶中，密封送检。

（8）止血贴或局部覆盖敷料，纱布固定，压迫止血10～30分钟。

（二）肝、肾囊肿或脓肿穿刺治疗

1．术前准备　与超声引导穿刺活检相似。询问是否有乙醇过敏史。

2．超声仪及穿刺器具　超声仪与穿刺探头同超声引导穿刺活检。针具用16-21G规格的PTC针，长度视穿的器官而定，浅表的一般用较短的针，腹部应选择20～30cm的针。

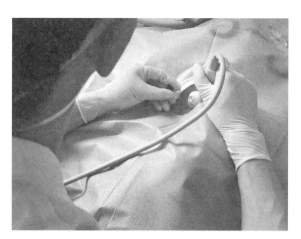

图 6-22　浅表淋巴结细针穿刺活检手法示意图

3. 检查方法

（1）同超声介入的活检穿刺术（1）～（5）。

（2）嘱患者屏气不动，在实时超声监视下，沿着确定的穿刺引导线进针。当针尖到达囊腔中心时，拔出针芯接上注射器抽液，此时患者可恢复平静呼吸。

（3）将最先抽出的部分囊液留作常规、生化、细胞学以及细菌学等检查，肾囊肿做蛋白凝固实验。

（4）囊肿硬化治疗要充分吸尽囊液，声像图显示液性无回声区基本消失。

（5）缓慢注入无水乙醇，注入量以抽出囊液量的 1/3～1/2，停留 3～5 分钟，全部抽出。如此重复冲洗 2～4 遍至抽出的液体清亮透明为止。

（6）脓腔冲洗、注药：脓肿患者抽脓后，可用无菌生理盐水反复冲洗，冲洗后腔内可注入药液，药液的种类、剂量根据脓肿的性质等病情决定，必要时可在超声引导下置管引流。

（7）退针前可再次注入少量利多卡因，预防乙醇深入腹腔引起剧痛，最后插入针芯拔针，穿刺点局部消毒加封。

本章小结

　　超声成像是利用超声声束扫描人体，通过对反射信号的接收、处理，以超声波在人体内的各种回声信息为基础，并以不同的可视模式显示人体脏器、组织结构和血流，用以评价脏器的位置、解剖结构、血流动力学和功能变化。它还可以辅助完成多种介入性治疗，成为临床早期诊断、鉴别诊断、疗效判断和预后评估的重要首选方法。目前，因超声检查简便易行、无辐射，其应用领域已扩展到全身各个脏器和组织，包括胸腹部、心脏、妇产、血管与浅表器官及介入治疗。

　　介入超声是在超声成像基础上发展起来的一门新技术，其主要特点是在实时超声的监视下或引导下，针对体内的病变或目标，通过穿刺或置管技术以达到进一步诊断或治疗的目的，具有广阔的应用前景。

病例讨论 6-1

　　患者，男性，37 岁，头晕半年，偶有胸闷气短。心动图：窦性心律，未见异常。

　　查体：身高 173cm，体重 87kg，血压 165/100 mmHg，心率 63 次 /min。超声心动图：左心房内径 40mm，左心室内径 46mm，收缩末期左心室内径 30mm，室间隔厚度 14mm，左室前壁厚度 13mm，侧壁厚度 16mm，下壁厚度 14mm，室壁增厚率 <30%，右心不大。左心室射血分数 56%，各瓣口血流未见异常。

病例讨论
6-1

病例讨论6-2

患者,男性,68岁,高血压20年,高血脂20年,糖尿病12年,吸烟42年,此次出现右侧肢体麻木,活动不利,饮水有呛咳,颈部血管超声检查图见二维码。

（郑艳芬 高 林）

思维导图

扫一扫,测一测

思考题

1. 临床使用的二维超声主要是利用超声波什么物理原理?
2. 简述颈部血管超声探测的途径和方法。
3. 简述甲状腺超声探测的途径和方法。
4. 影响超声介入穿刺精准性的超声因素有哪些?
5. 肝脏、胆囊及胰腺超声探测的途径和方法。
6. 经胸心脏超声检查的主要观察内容（包括二维超声＋M型超声＋多普勒超声）。

第七章　核医学成像技术

课件

第一节　概　　述

核医学（nuclear medicine，NM）是研究核技术在医学中应用及其理论的科学，是现代医学的重要组成部分。核医学与其他成像方式不同，需要专门的探测设备和放射性药物。核医学在医学各学科的应用，促进了医学的发展，引起了医学科学研究的巨变。核医学成像技术的发展，为医学影像学提供了新的成像手段，尤其是在功能成像方面最具早期诊断价值。核医学成像设备有 γ 相机、单光子发射型计算机断层、正电子发射型计算机断层（positron emission tomography，PET）、PET 与 X 线计算机断层（computed tomography，CT）、磁共振成像（magnetic resonance imaging，MRI）组合形成的 PET/CT、PET/MRI 多模态成像设备等。

一、核医学设备探测原理及分类

核医学是利用放射性核素（radioactive nuclide，RN）的衰变特性成像的。放射性核素衰变产生的高能粒子必须采用专门的探测器进行检测。在医学应用中，用于探测、记录放射性核素放出的射线的种类、能量、活度随时间变化的规律及空间分布的仪器设备统称为核医学设备。根据使用的目的不同，可以将核医学仪器分为显像仪器、功能测定仪器、辐射防护仪器等。

核医学探测仪器主要是由射线探测器和电子电路组成的。它实质上是一种能量转换器，将射线能量转换为电脉冲信号。其基本原理是射线与物质的相互作用所产生的各种效应，如激发、电离、荧光作用等。核医学探测器可以分为多种类型，如闪烁型探测器、电离型探测器、半导体探测器、感光材料探测器等。它还可以根据产生的信息类型对探测器分类，如计数器、谱仪、剂量仪等。

多数辐射探测器都将辐射转换为电信号，再通过一系列电路对该信号进行处理，如放大、滤波、存储等。探测器和相关电路组成探测系统。有两种基本的探测系统模式，一种是脉冲模式，另一种是电流模式。在脉冲模式中，每次辐射与物质的相互作用（闪烁事件）都要单独处理；而在电流模式中，所有的相互作用被叠加平均形成净电流信号。脉冲模式与电流模式各有优缺点。

在脉冲模式中，相邻的两个闪烁事件间必须间隔一定的时间才能形成两个脉冲信号，这个时间称为系统的死时间（dead time）。如果第二个闪烁事件发生在该时间内就不会被探测到。如果两次闪烁事件的间隔时间非常短,两个信号还可能叠加,造成探测误差。

在电流模式中,所有闪烁事件的单独信息都会丢失。在极高计数率的情况下,电流模式探测器可以避免脉冲模式的死时间缺点。

(一)闪烁探测

电离辐射可使某些物质产生紫外线或可见光,这些物质称为闪烁体(scintillator)。通常将闪烁体与可将紫外线或可见光转换为电信号的半导体装置组合,构成闪烁探测器系统。

闪烁型探测器主要是用于核医学显像、功能测定等,是利用射线能使闪烁体发光的特性工作的。射线使闪烁体受到激发,闪烁体在从激发态向基态恢复时以可见光的形式释放能量,产生的光的量与入射的辐射能量成正比。再通过光子探测器检测所发出的光并将其转换为电脉冲信号(图7-1)。

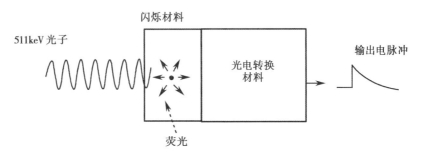

图 7-1　闪烁探测器原理

闪烁体可以是有机或无机混合物,依据闪烁体的形态可分为固体闪烁体和液体闪烁体。

描述闪烁体特性的参数有停止能力、亮度、发射光波长、发光时间等。对于核医学成像,闪烁体必须是高密度材料,以足以使入射的高能光子停止。因此多选取高密度、无机、固态闪烁材料。表7-1列出了部分常用闪烁材料的特性参数。

表 7-1　常用闪烁材料特性

名称	密度 /($g \cdot cm^{-3}$)	发光能力(单次511keV相互作用产生光子数)	衰减时间 /ns
NaI(Tl)	3.67	19 400	230
BGO	7.13	4 200	300
LSO:Ce	7.40	约 13 000	约 47
GSO:Ce	6.71	约 4 600	约 56
BaF$_2$	4.89	700 或 4 900	0.6 或 630
YAP:Ce	5.37	约 9 200	约 27

光电倍增管(photomultiplier tube,PMT)是广泛使用的光电转换增强器件,负责将光信号转变为电信号并进行增强放大。PMT由光阴极、倍增电极(dynode)、阳极构成,封装在真空的玻璃管中。当受到光照射时,光阴极可释放出电子。大约每5个入射光子可激发出一个电子。PMT两端加有约1 000V的高压,按倍增电极数量等分成若干级,每级倍增电极上的电压不同,且沿光阴极到阳极的方向逐级递增,第一级倍增电极上的电压约100V,第二级上约为200V。光阴极辐射出的电子被第一级倍增电极加速并撞击第一级倍增电极,一个电子大约可激发出5个电子,这些电子被第二级倍增电极吸引加速,产生更多的电子,电子的能量也越来越高(图7-2)。

(二)气体电离探测

电离型探测器主要用于放射性活度测定和辐射防护仪器中,利用射线能使气体分子电离的原理。其一般组成是一个充满惰性气体的密闭管状结构,管的中央设置金属电极(阳极),管壁内衬一层薄金属(阴极)。阳极与电源的阳极相连,阴极与电源的阴极相连(图7-3)。

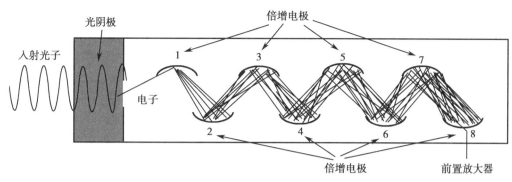

图 7-2　PMT 结构示意图

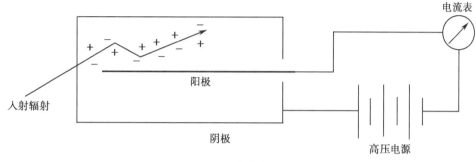

图 7-3　电离室原理

其工作原理：射线使气体分子电离，在电场作用下，阳离子向阴极移动，阴离子向阳极移动，形成电流，在电路中产生相应的电压变化，形成一个脉冲。电脉冲的数量、强弱与射线的数量、能量成正比。利用电离效应的探测器主要有电离室、盖革计数器、正比计数器等，主要由所使用的电压决定。阴极和阳极的形状也相应的有不同的结构。

（三）半导体探测

半导体探测器的基本原理：在射线作用下，半导体晶体内部产生电子 - 空穴对，其数量与射线的能量成正比。在外加电场作用下，电子和空穴分别向阳极和阴极移动，形成电流，再由相应的电路产生电脉冲输出，其工作原理如图 7-4 所示。

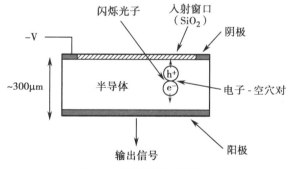

图 7-4　半导体探测器原理

半导体计数器主要采用半导体材料制成，是从 20 世纪 60 年代开始发展起来的。所用半导体材料主要是硅，厚度在数百微米（μm），里面掺入少量杂质。在硅层的两面施加约 100～1 000V 的电压。当入射的光子能量足够大时，可在硅中产生电子 - 空穴对。硅层的量子检测效率约在 60%～80%，但无法进行内部增益，每个光子只能产生一个电子 - 空穴对，因此信号弱，需要高灵敏的前置放大电路。必须使用长积分时间的电路，降低了时间分辨力，不适合 PET 显像。

改进的半导体探测器采用雪崩二极管（avalanche photodiode，APD）。加在半导体两端的电压更高，使内部产生雪崩效应。其内部增益与所使用的电压和温度有关，典型的增益约为 100～1 000 倍。

（四）感光效应探测

感光效应探测器是利用射线能与感光物质发生光化学反应形成灰度影像的原理工作的。感光材料在射线照射下形成不同黑化程度的影像，可根据黑影的位置、黑化程度判断射线的位置及量的大小，主要用于实验核医学中的放射自显影。

（五）热释光剂量仪探测

多数闪烁体在受到辐射时会发光。有的闪烁体可以俘获电子，之后受到加热或光照时可将俘获的电子以可见光的形式释放出来，可以用 PMT 或其他传感器检测所释放的光子。利用这个特性可以进行辐射成像或制作剂量仪。

热释光剂量仪（thermoluminescent dosimeter，TLD）就是利用上述原理制成的。将辐射照射的 TLD 样品加热，用 PMT 检测发出的光并进行积分。TLD 的发光量随其吸收的辐射能量增加而增加，但不一定成比例。读取完数据后，可以在专用的炉中烘烤 TLD 以释放剩余的电荷，使 TLD 可以重复使用。

氟化锂（LiF）是最常用的 TLD 材料。其有效原子序数与人体组织接近，所以发光量与组织的吸收剂量成比例，常用于替代感光胶片进行个人剂量监测。

二、医用核素活度计

（一）活度计组成与工作原理

放射性活度是指放射性核素或同位素每秒衰变的次数，国际单位是贝可（Bq），旧制单位为居里（Ci）。放射性活度是电离辐射计量中的基本物理量之一，表示一定核素发射粒子或进行自发转变的能力，反映了放射性核素的多少。

测量放射性核素活度的方法可分为绝对测量法和相对测量法。绝对测量法不需要借助于其他的放射性活度标准样品，而是直接对测量中的误差因素进行校正，从而得到所测量的放射性活度。相对测量法使用与被测样品同类的已知标准样品，在相同的条件下进行测量，而后根据标准样品的活度求出被测样品的活度。

活度计（radioactivity calibrator，RC）是用于测量并直接显示放射性药物或试剂所含有的放射性活度的专用仪器。活度计有多种类型，测量性能各异。仪器主要由探头、处理电路、显示电路、通讯模块和计算机系统等组成。

以气体电离室活度计为例（图 7-5），其探头为封闭式 $4\pi\gamma$ 高气压井型电离室，外面是铅屏蔽。处理电路包括微电流前置放大器、放大处理电路等。测量时，放射源放入井中，核素发出的射线在电离室中发生电离作用产生电流。井壁一般由铝材料制作，是接收窗，收集到的电流信号经过后续的电子电路处理，形成计数数据送往显示电路显示或打印机打印。

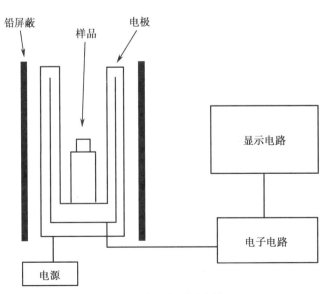

图 7-5　电离室型活度计

（二）活度计性能

活度计按性能分为标准级（Ⅰ级）和工作级（Ⅱ级）。根据中华人民共和国国家计量检定规程（GB/T 10256），放射性活度计的性能要求需满足以下条件：

1. 本底

（1）标准级（Ⅰ级）活度计本底不超过 $1.0 \times 10^5 Bq$。

（2）工作级（Ⅱ级）活度计本底不超过 $3.7 \times 10^5 Bq$。

2. 相对固有误差

（1）标准级（Ⅰ级）活度计误差不超过 ±3%。

（2）工作级（Ⅱ级）活度计误差不超过 ±5%。

3. 重复性

（1）标准级（Ⅰ级）活度计≤1%。

（2）工作级（Ⅱ级）活度计≤2%。

4. 稳定性

（1）标准级（Ⅰ级）活度计≤2%。

（2）工作级（Ⅱ级）活度计≤3%。

（三）活度计的质量控制

活度计外观不能有影响正常工作的机械损伤，表面涂覆层应牢固光滑，不应有锈蚀、裂纹、剥落等缺陷。控制面板或系统界面上所设置的功能键都能完成该键指令下的功能。仪器铭牌上应具有生产厂家、规格型号、出厂编号及接线端口等清晰标志，且须经过型式批准。控制机械应灵活、可靠、紧固部位应无松动。

医用活度计的质量控制要点：①强制检定，医用核素活度计属于应强检的仪器，应两年送检一次。②使用当天测量本底读数，一方面，测量样品时应从读数中扣除本底读数，另一方面，监测本底读数可发现电离室是否被污染以及电离室的屏蔽是否完好。③使用当天测量仪器的重现性，测量仪器所配的标准源，并把测量读数描绘到质控图上。读数应在标准源活度的 ±5% 范围内。常用的标准源为铯 -137，半衰期为 30 年，每年衰变约 3%，很容易发现仪器导致的读数变化。④精确度和准确度的测定。⑤线性度的测试。

（四）注意事项

使用时环境温度（18～22）℃，参考条件 20℃。相对湿度标准试验条件 50%～75%，参考条件相对湿度 65%，环境 γ 辐射空气吸收剂量率≤0.25μGy/h，参考条件空气吸收剂量率 0.1μGy/h。周围无明显影响正常工作机械振和电磁干扰。

三、非显像测量仪器

（一）非显像测量仪器概述

非显像测量仪器主要用于采集计数率、辐射剂量测定或作为功能测定仪器。

1. 甲状腺功能测定仪　采用带张角型准直器的 γ 闪烁探头和定标器组合的装置，进行甲状腺摄碘功能测定。

2. 肾图仪　由铅屏蔽壳、带准直器的闪烁探头和计数率仪、微机组成。它可将获得的肾图曲线相应的计数率和参数结果记录下来并打印出报告。用于对上尿路通畅情况和肾功能做出判断。

3. 污染、剂量监测仪　主要用于辐射防护。其主要有笔式剂量仪、胶片剂量仪、热释光剂量仪等。

（1）笔式剂量仪：又称为个人剂量笔，是一个绝缘良好的电容电离室，使用前在内外两层电极上充上一定量的电荷。当其受到射线照射时内部气体被电离，充上的电荷数减少，减少的程度与照射量成正比。通过测量残留电荷度量辐射剂量大小。

（2）胶片剂量仪：利用射线使胶片感光的原理。受到照射的胶片产生潜影，经过显影、定影处理后，胶片上形成一定的密度，用密度计测量可得到所受辐射的剂量。

（3）热释光剂量仪：利用某些晶体吸收辐射能量后在加热时发出可见光的原理。通过测量可见光的强度计算所受辐射剂量。此类仪器灵敏度高，应用范围广。

笔记

此外,还有表面污染监测仪、场所剂量监测仪等。

(二)非显像测量仪器性能指标

非显像测量仪器首先需要进行每日能量校准,还要每日利用长半衰期核素源进行背景计数和一致性检测。检测的主要性能指标有计数精度、能量分辨率、探测效率、计数率特性等。

四、放射性核素显像技术

(一)放射性核素显像原理

放射性核素(radioactive nuclide,RN)显像是在放射性核素示踪技术基础上发展起来的。放射性核素示踪技术是以放射核素或其标记的化合物作为示踪剂,应用射线探测器检测其行踪以研究示踪物在生物体系中的分布及其变化规律的技术。

由于某些放射核素发出的γ射线具有很高的能量,同时放射性核素标记的化合物在体内的代谢分布和转归具有特殊规律,通过核素显像仪器在体外进行探测,即可以影像的形式显示核素或其标记物的分布及量变规律等。

1. 放射性核素 具有特定的质子数和中子数及核能态的一类原子称为核素(nuclide)。它可分为同位素(isotope)、同中子异位素(isotones)、同量异位素(isobars)、同质异能素(isomers)。放射性核素也称为不稳定核素,指原子处于不稳定状态,需通过核内结构或能级的变化才能趋于稳态的核素。目前已知有3 700多种核素,其中约270种为稳定核素,其余为放射性核素。放射性核素可分为天然放射性核素和人工放射性核素,后者主要由加速器或反应堆生成。现代临床上多使用放射性核素发生器获得放射性核素。

(1)放射性活度:是指一定量的放射性核素在单位时间内发生衰变的次数。国际单位是贝可(Bq),1Bq相当于每秒钟衰变1次。旧制单位是居里(Ci),1Ci相当于3.7×10^{10}Bq。

(2)半衰期:包括物理半衰期、生物半衰期、有效半衰期。物理半衰期是放射性核素由于自身衰变活度减少一半所需的时间。生物体内的放射性核素由于人体代谢排出体外而衰减到原来的一半所需的时间为生物半衰期。由于自身衰变和生物代谢的共同作用使放射性核素活度减半所需时间为有效半衰期。

(3)放射性衰变:整体上,放射性核素的衰变符合指数衰减规律,可表示为:

$$N_t = N_0 e^{-\lambda t} \tag{7-1}$$

其中,N_t是时间t时的核素数,N_0是初始核素数。λ为衰变常数。

(4)放射性衰变类型:主要有α衰变、β衰变、γ衰变及内转换。

1)α衰变:指放射性核素自发地放出α粒子的衰变。由于α粒子穿透能力弱,电离能力强,故临床诊断和成像中不使用该类核素。

2)β衰变:包括β^-衰变和β^+衰变及电子俘获。其中β^+衰变只有人工放射性核素能发生,用于PET显像。

3)γ衰变:是前述衰变过程中所产生的不稳定、处于激发态的核在向基态跃迁中将多余的能量以γ光子放出的过程。

4)内转换:是放射性核素在从激发态向基态跃迁的过程中不放出γ光子,而是将能量转移给核外的轨道电子,使电子摆脱束缚成为自由电子。此过程称为内转换。

(5)常用放射性核素

1)临床常用核素:表7-2列出部分常用放射性核素及其特性。

表7-2 部分常用成像放射性核素及其特性

核素	物理半衰期	衰变类型	能量/keV
$^{67}_{31}Ga$	78h	电子俘获	93、184、300、393
$^{123}_{53}I$	13h	电子俘获	159
$^{125}_{53}I$	60.2d	电子俘获	35、27、28、31
$^{131}_{53}I$	8d	β^-	284、364、637

核素	物理半衰期	衰变类型	能量/keV
$^{111}_{49}In$	2.8d	电子俘获	171、245
$^{99m}_{43}Tc$	6.02h	γ 衰变	140
$^{201}_{81}Tl$	73.1h	电子俘获	69~80

2）正电子衰变核素：只有少量短半衰期的放射性核素可用于 PET 成像。表 7-3 列出部分正电子发射型核素及其特性。

表 7-3 部分正电子发射型核素及其特性

核素	物理半衰期	衰变类型	能量（keV）
$^{11}_{6}C$	20.4min	β^+	511
$^{13}_{7}N$	10min	β^+	511
$^{15}_{8}O$	2min	β^+	511
$^{18}_{9}F$	110min	β^+、电子俘获	511
$^{68}_{31}Ga$	68min	β^+、电子俘获	511
$^{94m}_{43}Tc$	52min	β^+、电子俘获	511、871、1 521、1 868
$^{124}_{53}I$	4.2d	β^+、电子俘获	511、603、1 691

2. 放射性药物 放射性药物（radiopharmaceuticals）是含有放射性核素、应用于医学诊断、治疗和其他研究的化学制剂和生物制剂。放射性药物引入生物体内后，将根据药物与脏器或组织的相互作用参与机体的代谢过程，被脏器或组织吸收、分布、浓聚和排泄，其携带的放射性核素也因此形成特定的分布。放射性核素在自发衰变中能发射出 γ 射线，因此利用显像仪器（γ 相机或 ECT）能够准确获得核素及其标记物在脏器、组织的分布和量变规律，从而达到诊断疾病的目的。

放射性药物种类繁多，表 7-4 列举了放射性药物的常见分类。

表 7-4 常用放射性药物分类

分类标准	类别	子类别
用途	诊断放射性药物	体内放射诊断药物
		体外放射诊断药物
	治疗放射性药物	
物理半衰期	长半衰期药物	
	短半衰期药物	
射线种类	单光子	
	正电子	
	β 粒子	
核素来源	裂变	
	堆照	
	加速器	
剂型	口服液	
	胶囊	
	注射液	
	注射用悬浮液	
	气溶胶	
	气	

放射性药物应当具有低辐射剂量、高靶活度或高非靶活度、适当的半衰期、安全方便低价。

（二）显像条件

放射核素显像的生物学原理是脏器内、外或脏器内各组织间,脏器与病灶间放射性药物的分布差异。因此,在显像时必须保证所用的放射药物能够选择性的在特定的脏器、组织或病变部位聚集,以使该脏器、组织或病灶与邻近组织间的放射性浓度差异达到一定的程度。所用放射性药物的半衰期长短应在检查所需的时间范围内。

（三）显像类型

放射性核素显像可以分为多种类型。

1. 按照采集时间分类　可分为静态显像和动态显像。

（1）静态显像:显像剂在脏器组织或病变内达到分布平衡时所进行的显像。

（2）动态显像:显像剂引入人体后以一定速度连续或间断地多幅成像,用以显示显像剂随血流流经或灌注脏器,或被器官不断摄取与排泄,或在器官内反复充盈和射出等过程所造成的脏器内放射性在数量上或位置上随时间而发生的变化,称为动态显像。

2. 按照显像部位分类　可分为局部显像和全身显像。

（1）局部显像:显影范围仅限于身体某一部位或某一脏器的显像。

（2）全身显像:显像装置沿体表从头至脚做匀速移动,将采集全身各部位的放射性显示成为一帧影像称为全身显像。

3. 按照成像方式分类　可分为平面显像和断层显像。

（1）平面显像:探测器置于体表的一定位置、显示某脏器的影像为平面显像。平面显像类似 X 线照片,存在着不同深度辐射计数的重叠问题。

（2）断层显像:显像装置围绕体表作 180° 或 360° 自动旋转,连续或间断采集多体位的平面信息,或利用环状排列的探测器获取脏器各个方位的信息,再由计算机采用特殊软件和快速阵列处理机重建各种断层影像,获得横断位、冠状位、矢状位断层像或重建出三维立体影像。此过程与 X 线 CT 的成像过程类似,所采用的计算机软件称为图像重建软件,其中的图像重建方法称为图像重建算法。在核医学成像中多采用迭代重建算法。

4. 按照显像时机分类　可分为早期显像和延迟显像。

（1）早期显像:一般认为显像剂引入体内后 2 小时内所进行的显像称为早期显像。

（2）延迟显像:显像剂注入体内 2 小时以后所进行的显像称为延迟显像。

5. 按照使用的显像剂的性质分类　可分为阳性显像和阴性显像。

（1）阴性显像:正常脏器和组织细胞可选择性摄取某种放射性药物,能显示出该脏器和组织的形态和大小。而病灶区失去正常组织细胞的功能故常不能摄取显像剂,呈现放射性分布稀释或缺损（"冷区"）,此种显像称为冷区显像。

（2）阳性显像:病灶部位的放射性活度高于正常脏器组织的显像称为阳性显像,又称"热区"显像。

6. 特殊显像　在常规显像的条件下,通过药物或生理刺激等方法,增加对某个脏器的功能刺激或负荷,观察脏器或组织对刺激的反应能力,以判断病变组织的血流灌注、储备功能情况,并增加正常组织与病变组织之间的放射性分布差别、提高显像诊断灵敏度的一类显像称为介入显像。

五、核医学影像与其他影像的比较

核素显像诊断与其他影像学诊断不同,其成像取决于脏器或组织的血流、代谢和排泄引流情况等因素,是一种功能影像。虽然核医学影像也可显示解剖形态变化,但由于是通过对放射性衰变的分布进行图形化显示而实现的,故图像的空间分辨力较差,其影像的清晰度主要由脏器或组织的功能状态决定,常规的 SPECT 显像通常难以发现小于 1cm 的病灶。PET 的空间分辨力优于 SPECT,可以达到 4～5mm,新型小动物 PET 空间分辨力可达 1mm。而 CT、MRI 及超声显像等主要是显示脏器或组织的解剖学形态变化,MRI 也可显示功能变化,它们的空间分辨力均较高,但在功能成像方面基本均逊于核医学显像。

核素显像与其他影像技术的另一不同之处是核素显像需应用不同的放射性药物。显像目的不同放射性药物不同,同一器官不同目的的显像也往往需要用不同的显像剂。而 CT 和 MRI 只有平扫和增强之分,CT 增强主要是了解病灶区的血供,帮助鉴别病变性质。故核素显像在技术条件等方面比其他显像技术更为复杂。

多模态成像设备(PET/CT、PET/MRI)将核医学的代谢或血流影像与 CT、MRI 的解剖学形态影像进行融合,既有解剖结构影像,又可判断病变组织的代谢或血流变化,有助于鉴别病灶的性质,称为"图像融合"。多模态成像可以弥补核医学影像分辨力低及解剖定位能力差和 CT、MRI 解剖学影像不能显示功能代谢变化的缺点。目前的图像融合技术分为同机图像融合和软件图像融合两种,前者主要包括 PET/CT 和 PET/MRI 等一体机,一次成像可以同时获得 CT、MRI 解剖影像和 ECT 功能、代谢或血流影像。CT、MRI 主要发挥解剖定位功能,因此可以大大改善核医学影像的质量。软件图像融合技术则是将 CT 或 MRI 图像通过网络或光盘等储存介质传输到 ECT 的图像处理工作站,将解剖影像与功能影像融合在一起进行分析,精确性不如同机融合高。

随着核医学显像技术的进一步发展,受体显像、代谢显像以及反义核苷酸基因显像等技术的应用,在核医学领域中又形成了分子核医学的概念。目前的分子核医学的研究内容主要包括放射性核素受体显像、代谢显像、多肽类放射性药物显像、重组单克隆抗体放射免疫显像以及基因显像等。这些显像技术的发展,使得核医学显像逐步向分子影像领域转变,在药物研发、基因研究等领域得到应用。

六、核医学图像质量控制

为了保证成像质量,必须对仪器进行质量控制(quality control,QC)。不同设备要求的质量控制参数不同,测试要求也多有区别。

(一)γ相机质量控制

最常用的测试参数有光电峰值位置检测、均匀性测试、空间分辨力测试、失真度、灵敏度、计数率特性、能量分辨力等。

1. 光电峰值测试　每日进行。通过调整脉冲高度分析器(pulse height analyzer,PHA)窗宽和基线对准感兴趣的光电峰。不同核素检查前必须进行能峰调整。

2. 均匀性测试　每日进行。使用约 370MBq 的钴-57 平面泛源,置于准直器上方(进行系统性能测试)或卸下准直器,将约 11MBq 的锝-99m 点源悬挂在探头前方约 2～3m 处(进行固有性能测试)。采集 4～10M 计数,肉眼观察图像。或采集 16M 计数,用均匀性测试程序进行均匀性测试。高计数均匀度测试应 1～6 个月检测一次,采集计数 100～200M。

为保证相机的良好均匀性,还应定期进行均匀性校正系数矩阵的采集和存储。其测试与上述测试方法一样。但采集的总计数依仪器要求确定,图像采集后要存储并生成新的校正系数矩阵。

3. 空间分辨力测试　每周测试一次,有些新型相机厂商不要求此项测试。测试时使用靶模。将靶模置于准直器上方(系统性能测试),强度约 370MBq 的钴-57 平面泛源置于靶模上方;或卸下准直器,将靶模置于探头上方(固有性能测试),将约 37MBq 的锝-99m 点源悬挂在探头前方约 2～3m 处。采集 3 000k 计数,肉眼观察。以能清晰分辨的最小铅栅间隔确定空间分辨力。定量的精确分析可以计算系统的调制传递函数(modulation transfer function,MTF)。

(二)SPECT 质量控制

SPECT 的性能及工作状态是影响检查结果的重要因素之一,必须对 SPECT 仪器进行严格的 QC,以便为临床提供客观真实的诊断影像。常用的 QC 包括均匀性、空间分辨力、空间线性度、最大计数率、固有能量分辨力、旋转中心、断层厚度、灵敏度、对比度等。在前述 γ 相机质量控制的基础上,加做额外的测试。

1. 旋转中心测试　1～4 周测试一次,采用单个或多个点源或线形放射源。重建程序中设定的旋转中心应与机械转轴精确一致,每个探头在每个轴向的旋转中心偏差应≤5mm。

2. 模型测试　用于评估 SPECT 系统的整体性能。可采用 Jaszczak 和脑 Hoffman 模型。通常在模型中注入 400～600MBq 的锝-99m。采集时间一般在 30min 以上。要求在 SPECT 系统以最佳状态运行时进行一次参照扫描,后续的模型扫描应在相同的条件下进行,并与参照扫描对照。

（三）PET质量控制

通常各公司均已将各项质量控制做成了程序化的模块，只需按要求启动相应的程序定期检测即可。常用的有空扫描、衰减校正、均匀性校正、灵敏度校正、空间分辨力校正、符合计数校准、PMT增益校准、归一化校准等。

对多模态设备如PET/CT、PET/MRI应分别对其中的PET、CT、MRI进行QC，再对整机系统进行评价。

第二节　肿瘤与炎症显像

一、概述

放射性核素显像技术多是利用脏器或组织具有选择性摄取某些显像剂的特性。标记在显像剂上的放射性核素不断的发射出射线，在体外利用显像仪器进行探测，获得显像剂在体内脏器或组织中的分布及量变规律，从而了解脏器或组织的形态、位置、功能变化，进行疾病诊断。核医学显像可提供分子和细胞水平的功能信息帮助疾病诊断，这些功能信息包括组织血流和代谢、蛋白质-蛋白质相互作用、细胞-细胞相互作用等。

（一）肿瘤显像

肿瘤严重危害人的生命和健康。放射性核素肿瘤显像对于肿瘤的早期诊断具有重要的临床应用价值，对于良恶性肿瘤鉴别、复发或残留组织检测及转移灶探查具有独特优势。

1. 适应证　根据使用的显像剂类型不同，适应证不同。

（1）^{67}Ga肿瘤显像适应证

1）怀疑有隐性转移癌及原因不明的发热。

2）恶性淋巴瘤、肺癌、肝癌等及其转移灶的定位诊断及良恶性鉴别。

3）寻找原发部位不明的可疑肿瘤灶。

4）肿瘤的病程分期、疗效评估及复发或转移监测等，为制订治疗方案提供依据。

（2）^{18}F-FDG显像适应证

1）恶性肿瘤与良性病变的鉴别诊断。

2）提供较准确的肿瘤临床分期，为治疗方案制订提供可靠依据。

3）治疗后肿瘤变化与复发、残余病灶鉴别诊断。

4）监测肿瘤治疗效果和预测预后。

5）寻找肿瘤转移与复发灶。

6）对临床疑为肿瘤的患者排除肿瘤疾病。

（3）^{99m}TcV-DMSA显像适应证

1）甲状腺髓样癌诊断及其转移灶、术后残余灶、复发灶探测。

2）恶性及某些良性软组织肿瘤定位、定性诊断。

3）恶性软组织肿瘤复发、转移、累及范围及疗效判断。

4）肺、骨骼及头颈部肿瘤的辅助定位与定性等。

（4）^{99m}Tc-MIBI显像适应证

1）乳腺肿瘤的定性诊断、了解乳腺癌淋巴转移情况。

2）肺部占位性病变的良恶性鉴别、纵隔淋巴结转移灶寻找。

3）脑肿瘤的定性诊断及术后或放疗后随访。

2. 常用显像剂

（1）^{67}Ga肿瘤显像剂：^{67}Ga由加速器生产，物理半衰期为78小时，生物特性与3价铁离子相似，衰变时产生多种能量的γ射线（93、184、300keV）。肿瘤血供增加是^{67}Ga到达肿瘤部位的保证，血管通透性增高可能对^{67}Ga进入细胞起作用。^{67}Ga通过转铁蛋白受体结合到肿瘤细胞表面，然后被转运到细胞内，与在肿瘤细胞中的浓度通常很高的胞浆蛋白结合。^{67}Ga只能被生长旺盛的肿瘤组织摄取，摄取程度与肿瘤代谢能力呈正相关。临床上一般采用 ^{67}Ga 无载体枸橼酸镓,其为无色澄明液体。

（2） ^{18}F-FDG: ^{18}F 标记的 2- 脱氧葡萄糖(^{18}F-FDG)是目前最常用的肿瘤正电子断层显像剂。FDG 被肿瘤细胞摄取是基于多数肿瘤局部在有氧环境中存在异常旺盛的无氧葡萄糖酵解现象的。应用 ^{18}F-FDG 所具有的与葡萄糖相似的细胞转运能力检测肿瘤的异常葡萄糖代谢;当肿瘤细胞摄取 ^{18}F-FDG、经细胞内己糖激酶的作用转变为 6- 磷酸 - ^{18}F-FDG(^{18}F-FDG-6-PO4)后,不再参与葡萄糖的进一步代谢而滞留在细胞内,通过 PET 显像技术定量或半定量地测定肿瘤组织对 ^{18}F-FDG 的摄取量和摄取速率,可以准确判断肿瘤的葡萄糖代谢异常程度及变化。一般 FDG 摄取越多,肿瘤的恶性程度越高、进展越快、预后越差。

单图:
^{18}F-FDG

（3） ^{99m}TcV-DMSA: ^{99m}TcV- 二巯基丁二酸钠(^{99m}TcV-DMSA)是在碱性环境下制备的一种五价锝标记化合物,它被肿瘤组织浓聚可能与该化合物中某种异构体参与肿瘤细胞的代谢有关。

（4） ^{99m}Tc-MIBI: MIBI 中文为甲氧基异丁基异腈,也称为甲氧异腈。 ^{99m}Tc-MIBI 最初为心肌显像剂,后来发现其可被肿瘤组织摄取。肿瘤组织摄取 ^{99m}Tc-MIBI 可能与肿瘤组织的血流量和细胞代谢活性有关。恶性肿瘤细胞生长代谢旺盛、血运丰富,细胞膜及线粒体膜维持了较高的电位差,使 ^{99m}Tc-MIBI 更容易进入肿瘤细胞而呈现较高浓度。

3. 显像方法

（1） ^{67}Ga 显像:检查前停用铁制剂 1 周,做腹部检查时于检查前晚用缓泻剂。 γ 相机或 SPECT 配置中能或高能平行孔准直器,取全身前位和后位像及局部多体位像,采集 3 种能量,必要时做局部断层显像。采集时相一般在注射后48h 和 72h,大剂量时可延迟到 7 天后。对腹部检查主张多次,以排除肠内放射性干扰。给予 ^{67}Ga 的剂量要足,采集时尽可能将正常摄取高的脏器置于视野以外,采集条件和采集时间要合适,以得到最高的灵敏度和最小的假阴性率。

（2） ^{18}F-FDG 显像:注射 ^{18}F-FDG 前至少禁食 4～6h,可饮适量水。注射 ^{18}F-FDG 前及注射后至显像的时间内患者要处于十分安静的状态。注射 ^{18}F-FDG 后鼓励患者大量饮水,必要时可用利尿剂,显像前排空膀胱。注射后 60～90min 开始行全身显像,有条件者尽可能加做透射显像以供组织衰减校正。必要时加做注射后 2h 甚至更长时间的延时显像,以利于良恶性病变的鉴别诊断。以迭代重建法进行图像重建,构成横断位、矢状位和冠状位断层图像。

（3） ^{99m}TcV-DMSA 显像:静脉注射后 5～10min 和 2～4h 对患病部位进行常规局部静态显像,必要时行断层显像,如有阳性摄取应加做全身前、后位显像,如有可疑则于 24h 后行局部延迟显像。

（4） ^{99m}Tc-MIBI 显像:行脑、肺等显像时,按常规方法取仰卧位,行平面或断层采集,无特殊要求。乳腺肿瘤显像时患者体位相当重要,俯卧位、侧位采集可使乳房深部病灶与胸壁分离,并减少心、肝放射性干扰;前斜位采集有助于近中线病灶的显示;增加断层采集,可改善原发灶和腋淋巴结转移的诊断。

（二）炎症显像

炎症是人体对刺激的一种防御反应,可能由感染引起,也可能是非感染导致,亦可能由化学的、物理的、免疫的或辐射等因素引起。利用放射性核素进行体外显像对于炎症的定位诊断、鉴别诊断、疗效评估等方面具有重要临床价值。

1. 适应证

（1）发热待查患者隐匿性感染病灶的检测,包括胸、腹、骨盆部位。

（2）患者术后或外伤后发热时深部感染病灶检测。

（3）骨髓炎诊断与鉴别诊断。

（4）人工关节假肢松动与感染的鉴别诊断。

（5）免疫抑制患者感染病灶的诊断与鉴别诊断,如器官移植、抗癌药物治疗的恶性肿瘤患者、人免疫缺损病毒感染等的病灶诊断和鉴别诊断。

（6）炎症性肠道疾病的诊断、疾病部位和范围的检测及疗效评估。

2. 常用显像剂　常用的炎症显像剂有 ^{67}Ga 显像剂、放射性核素标记白细胞、放射性标记人免疫球蛋白、放射性标记抗人粒细胞单克隆抗体、 ^{18}F-FDG 等。炎症显像剂的显像机制包括利用血管通透性增加、白细胞迁移、与特异蛋白结合、与特异细菌结合、代谢俘获等。

单图：⁶⁷Ga
炎症显像原
理

单图：放射
性核素标记
人免疫球蛋
白显像原理

（1）⁶⁷Ga 显像剂：静脉注射后 90% 可与体内的转铁蛋白、铁蛋白、乳铁蛋白等结合。由于白细胞内含丰富的乳铁蛋白，⁶⁷Ga 与白细胞结合后便随白细胞迁移至炎症部位并浓集于病灶处，加之炎症部位的血管通透性增加，⁶⁷Ga 亦可以离子形式或转铁蛋白结合形式漏出血管而进入病灶。此外，感染的微生物也可能摄取 ⁶⁷Ga 生成含铁蛋白的 ⁶⁷Ga 复合物滞留于局部，使病灶区形成异常的放射性浓集。一般临床上均采用 ⁶⁷Ga 无载体枸橼酸镓。

（2）放射性核素标记白细胞：白细胞是人体的主要防御系统，当细菌等病原体侵入人体后，由于中性粒细胞的趋化性，可被细菌释放的多肽和小分子化合物吸引，突出毛细血管壁，迁移至细菌入侵部位，吞噬和消化细菌及机体自身的坏死组织。循环的白细胞一旦进入组织便不再返回血液循环及骨髓，如果用放射性核素标记白细胞，并使之在心血管内循环，当体内有炎症时，放射性核素可随标记的白细胞进入病灶，在体外显像即可显示相关的分布及位置。常用标记白细胞的放射性药物有 ¹¹¹In-Oxine 和 ⁹⁹ᵐTc-HMPAO。

（3）放射性核素标记人免疫球蛋白：其机理可能是由于炎症使病灶部位的微血管通透性增加，使血浆中的蛋白、白蛋白等漏出血管进入细胞外间隙引起聚合而沉淀在病灶部位所致。目前主要是 ⁹⁹ᵐTc 及 ¹¹¹In 标记的非特异性人血丙种球蛋白。

（4）放射性标记抗人粒细胞单克隆抗体：抗人粒细胞单克隆抗体主要是从制备抗癌胚抗原 CEA 单克隆抗体过程中筛选出来的，放射性核素标记的抗粒细胞单克隆抗体（10%～20%）可与循环的粒细胞结合，少量（20%）以游离的形式存在于血循环中。由于粒细胞的趋化作用，抗体随所标记的粒细胞向炎症病灶迁移，由于炎症部位血管通透性增加，游离的抗体漏出血管进入病灶区，随后与病灶内的粒细胞结合聚合在病灶部位，约有 60% 的标记抗体被骨骼及脾的表位阳性细胞结合，使本底迅速降低，从而获得好的图像质量。

（5）¹⁸F-FDG：原理同肿瘤显像，不再重复。

3. 显像方法

（1）⁶⁷Ga 显像：显像前一般无需特殊准备。病变位于腹部时，为减少肠道内放射性的干扰，宜先清洁肠道，注射 ⁶⁷Ga 后每天给予通便药，直至检查结束。静脉注射 ⁶⁷Ga 74～185MBq，注射后 6～8h 及 24h 进行显像，如病变无法确定时要加做 48h 显像。采集时使用中能准直器，取 93、184 和 296keV 三个 γ 射线峰位，窗宽 20%。常规采集前后位、后前位全身显像和病灶部定位平面显像。胸部或腹部病变必要时进行断层显像，以提高诊断灵敏度。采集结束后应在胸骨切迹、肋缘、脐和耻骨上缘处做好解剖标记。平面影像常规摄片。

（2）放射性核素标记白细胞显像：患者无需作特殊准备，静脉注射 ¹¹¹In-Oxine 白细胞悬液 18.5～37MBq 后 4h 及 24h 进行显像，以 24h 影像最为清晰。有时在 48h 增加采集一次，以排除非疾病引起的非特异性浓集。由于 4～6h 影像的阳性率较低，当该时相影像阴性时须进一步作 24h 及 48h 显像。常规采用中能（280keV）平行孔准直器，能谱分别置于 173keV 和 247keV，窗宽 20%。若采用 ⁹⁹ᵐTc-HMPAO 白细胞显像，在静脉注射 ⁹⁹ᵐTc-HMPAO 370MBq（10mCi）白细胞悬液后 1h、4h 和 24h 进行显像，使用低能通用型平行孔准直器。常规采集前后位及后前位全身显像，对可疑病灶部位可加做局部平面显像或断层显像。它也可采用胸部、腹部、骨盆、头颅前后位及后前位多体位局部平面影像；必要时加做四肢部位影像，每帧计数 5×10⁵。

（3）放射性核素标记非特异性人血丙种球蛋白显像：静脉注射 ⁹⁹ᵐTc 标记的免疫球蛋白（⁹⁹ᵐTc-IgG）370～740MBq/mg IgG，或 ¹¹¹In-IgG 74MBq/mg IgG 后 4h 及 18～24h 进行显像，必要时可加做 48h 显像。常规采用前后位及后前位全身显像，对可疑病灶部位可加做局部平面显像或断层显像。也可采用头颅、胸腹部、骨盆、四肢多体位局部平面显像，每帧计数 5×10⁵。⁹⁹ᵐTc-IgG 显像时采用低能通用型准直器，能峰置于 140keV；¹¹¹In-IgG 显像则需用中能平行孔准直器，能峰分别为 173keV 和 247keV。

（4）放射性标记抗人粒细胞单克隆抗体显像：显像当天口服过氯酸钠 400mg，以阻断甲状腺对游离 ⁹⁹ᵐTc 的摄取，静脉缓慢滴注 ⁹⁹ᵐTc-AGAB 555～740MBq/0.5mg AGAB，滴注过程及滴注后要密切观察患者的症状与体征，如发热、呼吸困难等副作用。静脉注射后 1h、3～4h 及 24h 后行全身前后位及后前位显像，对病灶部位加做局部平面显像或断层显像，断层显像通常在 4～6h 内进行。

笔记

（5）¹⁸F-FDG PET 显像：同肿瘤显像，不再重复。

二、肿瘤正电子显像

PET 的临床应用非常广，尤其是在肿瘤领域。PET 的空间分辨力高于 SPECT，且可定量。使用的标记物种类多，正电子核素有 ^{11}C、^{13}N、^{18}F 等。其中以 ^{18}F 应用最多，因其半衰期（约 110 分钟）长短比较适当。

^{18}F 标记的 2- 脱氧葡萄糖（^{18}F-FDG）是最常用的肿瘤正电子断层显像剂。FDG 被肿瘤细胞摄取的原理在前面已经介绍，这里不再重复。通过正电子断层显像技术定量或半定量地测定肿瘤组织对 ^{18}F-FDG 的摄取量和摄取速率，即可准确判断肿瘤的葡萄糖代谢异常程度及变化。

一般 FDG 摄取越多肿瘤的恶性程度越高，肿瘤的进展越快、预后越差。必须指出，FDG 的摄取不是肿瘤所特有，在许多炎症状态下，包括急性感染、活动性肉芽肿、脓肿等，FDG 的摄取也会增多。

（一）患者准备

注射 ^{18}F-FDG 前至少禁食 4～6h，可饮适量水。注射 ^{18}F-FDG 前及注射后至显像的时间内，患者要处于十分安静的状态。一般 24h 内不要剧烈运动，以减少骨骼肌对 ^{18}F-FDG 的摄取。还要保持患者舒适以减少致密肌肉对 ^{18}F-FDG 的摄取。已知对于体重指数较低的年青患者可有褐色脂肪组织的 ^{18}F-FDG 摄取，尤其是在天气比较冷的时候。可以在注射 ^{18}F-FDG 前 30～60min 口服苯（并）二氮，以减少颈部、锁骨上及脊柱两旁的活度。

^{18}F-FDG 通过泌尿系统排泄，有时可能会误认为恶性。可让患者多喝水或注射利尿剂以减少其在泌尿系统的停留并稀释膀胱中的活度，从而可减少重建伪影和将膀胱活度误认为盆部恶性淋巴结的可能。

（二）肿瘤显像

1. 肺癌 多数肺恶性病变嗜 ^{18}F-FDG，呈高摄取。而正常的肺和纵隔活度相对低，因此 PET 对肺癌检测和分期非常灵敏。^{18}F-FDG 在非确定性孤立肺结节评估中具有重要的临床价值。荟萃分析结果表明其总的癌症检测灵敏度约为 95%，特异度约 80%。大量研究表明，^{18}F-FDG PET 显像对于明确肺部病变性质、分期非常有价值，从而可以减少患者进行不必要的手术或其他治疗的几率。

2. 淋巴瘤 除了黏膜相关淋巴组织瘤和小淋巴细胞性淋巴瘤，多数淋巴瘤表现出强烈的 ^{18}F-FDG 摄取。滤泡性非霍奇金淋巴瘤常表现为低活度，但研究表明 ^{18}F-FDG 显像对其仍然有价值。大量研究数据证实，在霍奇金病及淋巴结内、结外的非霍奇金淋巴瘤及骨疾病分期中，^{18}F-FDG PET 比传统方法更准确。

3. 头颈部肿瘤 多数头颈部的鳞状细胞癌表现为强 ^{18}F-FDG 摄取。对头颈部肿瘤的 ^{18}F-FDG PET 诊断分级，与其他的断层成像技术相比，精度相近或略高。反应性淋巴结可能会表现为假阳性摄取。对小于 1cm 的淋巴结，灵敏度约 70%，对大于 1cm 的淋巴结灵敏度在 83% 到 100% 之间。由于解剖结构小，血管、神经等比较接近，所以颈部成像非常困难，肿瘤分期与 ^{18}F-FDG 摄取间的相关性不高。

4. 乳腺癌 对原发乳腺癌，^{18}F-FDG PET 可能有帮助。它主要是应用于早期的分期评估及治疗反应监测。对原发乳腺癌，^{18}F-FDG PET 的灵敏度和特异度分别为 88% 和 79%。腋窝淋巴结转移是乳腺癌管理的重要指标，研究表明 ^{18}F-FDG PET 的灵敏度为 57%～100%，特异度为 66%～100%。也有学者研究表明 ^{18}F-FDG PET 对检测腋窝淋巴结转移具有中等精确度，但常漏检小的或少数的转移灶。因此，对于乳腺癌的一般性筛查，不建议 ^{18}F-FDG PET。^{18}F-FDG PET 对于乳腺癌全身转移的分期精确度远高于传统方法，亦可用于治疗后肿瘤反应评估，但对于化疗效果监测还需深入研究。

5. 黑色素瘤 一般认为 I 期黑色素瘤的转移风险非常低，因而再做进一步的分级意义不大。但荟萃分析表明 ^{18}F-FDG PET 的总灵敏度和特异度分别可达 90% 和 87%，是值得的。在有些患者，黑色素瘤的扩散模式难以预测，PET 的全身成像能力对此类情况的检测具有优势。

6. 中枢神经系统肿瘤 全身 ^{18}F-FDG PET 显像对于肿瘤脑转移的检测能力比较弱。仅头部显像对于区别原发脑瘤复发和神经胶质过多效果也不佳。因此，有的 PET 中心使用 ^{11}C 甲硫氨酸（^{11}C-methionine）进行脑肿瘤显像，可使肿瘤与正常组织的对比度较高且对肿瘤复发的检测较准确。

三、PET/CT 显像在肿瘤诊断中的应用

PET/CT 融合了 CT 和 PET 的优点，既可提供高分辨力的解剖图像，又可提供功能信息，是成熟的

多模态医学影像设备,因此临床肿瘤研究中,多倾向于购买 PET/CT。除了可以利用 CT 提供高分辨力解剖影像,还可用 CT 数据进行 PET 的衰减校正,与使用 ^{68}Ge 进行衰减校正相比明显缩短扫描时间。

做 PET/CT 前的患者准备,除要求患者检查前进行 CT 对比剂过敏试验以避免过敏反应外,其余同 PET。先对受检者进行 CT 局部或全身扫描形成 CT 扫描图,然后进行 PET 图像采集。采用 CT 数据做衰减校正,迭代重建法重建 PET 图像,再通过强大的图像处理系统将两部分图像加以融合处理,生成 PET/CT 图像。PET/CT 可以提供比单独 CT 或 PET 更多、更准确的诊断信息。PET/CT 的应用极大提高了 PET 在肿瘤诊断以及分期判断方面的准确性,如在肺癌、结肠癌、淋巴瘤、盆腔肿瘤等方面,PET/CT 不仅可进行病灶的准确定位,而且可以显著减少假阳性。采用 PET/CT 进行肿瘤定位和定性判断的价值已经逐步为肿瘤放疗医生认同,被公认为进行肿瘤适度调强放疗时最可靠的定位指导及疗效判断方法。

四、PET/MRI 显像在肿瘤诊断中的应用

(一) PET/MRI 的概念

MRI 主要利用原子核的自旋运动,在外加磁场的作用下,利用射频脉冲激励受检体,再利用接收线圈接收共振信号。经处理后将数据传输到计算机生成图像。MRI 不仅可通过多参数、多序列成像显示解剖结构细节,还可以进行多种功能成像。与 CT 相比,MRI 具有安全、无辐射、软组织分辨率高等优点。与 PET 相比,MRI 的功能成像还有一定的局限性。利用 PET 和 MRI 各自的优势,将两者结合将有助于提高图像质量和空间分辨力及功能成像能力,有助于实现疾病的早期检出和诊断。由于 PET 和 MRI 的这种互补特性,一体化的 PET/MRI 扫描仪已经成为目前的研究前沿。在各类分子影像技术中,PET/MRI 是最前沿、最具潜力的新技术。作为一种新的多模式成像设备,PET/MRI 实现了结构和功能、代谢、生化影像的实时融合。因此在多种病理生理状态的评估中体现出重要的独特优势。关于 PET/MRI 研究中的一些进展及关键问题,在近年发表的文献中多有介绍,仍然有许多问题需要深入研究,本书不予详细介绍,可参阅相关的参考文献。

(二) PET/MRI 在肿瘤检测中的临床应用

尽管 MRI 和 CT 是肿瘤常用的影像检查手段,但了解肿瘤分子水平的信息对肿瘤早期诊断和个体化治疗至关重要。PET/MRI 将肿瘤病灶的解剖、分子和功能信息结合起来,有利于提高诊断的敏感度和特异度,并且有较高的空间分辨力。目前的共识是 PET/MRI 和 PET/CT 在很多方面旗鼓相当,但是存在着成本高和成像时间长的问题。因此 PET/MRI 在肿瘤成像方面的应用应该着重着眼于解决 PET/CT 无法解决或者价值有限的临床问题,如乳腺肿瘤、前列腺癌及直肠癌。另外,为了配合多模态影像技术的发展,新型的对比剂也在不断研发中。近年来,一种多功能纳米颗粒被用于多模态成像,它将抗肿瘤药物与 PET/MRI 示踪剂相结合,能在获得肿瘤影像信息的同时提高肿瘤治疗的靶向性。

(三) PET/MRI 与 PET/CT 的比较

核医学的发展依赖于显像设备的进步和新型显像剂的不断创新。SPECT/CT、PET/CT 进入临床后,很快得到普及;PET/MRI 也正在进入临床,给核医学的发展带来活力与希望,但是 PET/MRI 与 PET/CT 也各有优势和不足,见表 7-5。

表 7-5　PET/MRI 与 PET/CT 的比较

	优势	不足
PET/MRI	MRI 对软组织和骨髓显示良好,是神经系统、肝脏、前列腺和骨骼肌肉显像的首选	诊断正确性尚无广泛证明,价格、效益关系
	MRI 完全无辐射,对儿童青少年患者或需密集随访患者有较大价值	PET 与 MRI 系统会相互影响,同机融合需要大量硬件和软件的改进
	MRI 能提供功能信息(如血流、分布、灌注、局部生化、代谢状态、氧消耗等),可利用不同的放射性示踪剂和成像序列进行个体化诊治	基于 MRI 数据的 PET 衰减校正仍是技术难题

续表

	优势	不足
PET/CT	诊断正确性已被广泛认可	CT 对软组织的显示略输一筹
	PET 与 CT 系统一般不会相互影响	CT 有辐射,可能会限制 PET/CT 在儿童青少年患者或需密集随访患者中的应用
	CT 数据可以直接用于 PET 衰减校正	CT 只能提供解剖、密度和定位信息(氧消耗等),可利用不同的放射性示踪剂进行个体化诊治

五、特异性肿瘤显像

(一)概述

特异性肿瘤显像是指该类显像技术主要显示恶性肿瘤病灶组织,而其他炎症、良性病灶则不摄取或很少摄取。特异性肿瘤显像是根据肿瘤特征的癌基因、抗原标志物以及受体等存在于恶性肿瘤组织内,不仅可以对肿瘤进行定位、定性、定量,而且在肿瘤的诊断、分期、疗效评价、监测复发及转移、评估预后等方面显示出越来越重要的作用。

(二)放射免疫显像

1. 原理　放射免疫显像(radioimmunology imaging, RII)是根据抗原抗体特异性结合的原理。利用放射性核素标记的特异性抗体进入体内后,通过抗体与抗原的免疫反应,使标记的抗体与相应肿瘤表面的特异性抗原特异性结合,形成抗原抗体免疫复合物,从而使标记抗体在肿瘤部位产生特异性浓聚。通过 γ 相机、SPECT、PET 等仪器进行多体位平面显像或断层显像,以显示肿瘤的部位、形态、大小、是否存在转移等,并据此做出肿瘤的定性及定位诊断,为临床提供科学的诊治依据。

2. 方法　标记用放射性核素目前应用的主要有三大类,包括卤族元素 ^{131}I、^{123}I;ⅦB 族元素 ^{99m}Tc;锕族元素 ^{111}In。标记抗体类型主要有多克隆抗体、单克隆机体及单克隆抗体片段。不同类型的抗体其分子量、血清除半衰期、体内清除途径、靶点摄取程度及持续时间均不尽相同。

显像前,患者在使用放射性碘标记的抗体时,应在给药前 3 天开始口服卢戈液每日 3 次每次 5～10 滴,连续 10d,以封闭甲状腺。在使用 ^{99m}Tc 标记抗体时,给药前 0.5h 可口服过氯酸钾 400mg,给药前做皮试。对于重复使用鼠源性抗体的患者需检测血液循环中的人抗鼠抗体(HAMA)水平。HAMA 可导致标记抗体体内分布明显改变,标记抗体主要沉积于肝、脾、骨髓等单核吞噬细胞系统。因而 HAMA 阳性者不应接受本检查。

抗体及放射性核素的用量因特定抗体的免疫学特性以及靶抗原的组织分布特征而有明显差异,建议参考说明书推荐的剂量。

常规给药方法为静脉给药。用药前静脉滴注或缓慢静推地塞米松(5mg),以预防和减少不良反应。然后将标记抗体加入 250～500ml 生理盐水中缓慢滴注,或用生理盐水(5～10ml)稀释后缓慢静推,用药时密切观察患者的反应。

一般使用 ^{99m}Tc 及 ^{123}I 标记抗体时显像时间以 4～24h 为宜;使用 ^{131}I 及 ^{111}In 标记抗体时显像时间以 48～72h 为宜;^{99m}Tc 标记单克隆抗体片段显像时间以 6～8h 为佳。应行多体位照相,包括前后位、后前位,必要时加做左、右侧位。对深部肿瘤及较小病灶的探测须采用 SPECT 断层显像,必要时行全身显像,每体位采集 500～800k 计数。断层显像,采集矩阵 64×64 或 128×128,360°旋转,采集 60 帧或 64 帧。

3. 影像分析　正常经静脉投药后 5～6h 显像,心脑血管及胸/腹部大血管显影明显;脑实质、脑室及小脑无放射性分布;口咽部可见放射性聚集,考虑为口咽部淋巴组织非特异性摄取;双肺及中轴骨骨髓可见少量均匀放射性分布;可见肝、脾显影,全身骨骼(皮质)、胰腺、肾上腺、子宫、性腺及全身肌肉不显影;^{99m}Tc 标记 C50 完整抗体放化纯度合格时,脉络、唾液腺、胃及甲状腺不显影;肾脏及膀胱内放射性水平较高(标记抗体代谢产物主要经肾排泄)。投药后 16～20h 时图像的正常所见基本同上,只是血池及膀胱显影有所减淡。少数病例可见肠道显影,遇到这种情形,须仔细对比前后两时相的图像,鉴别肠内容物与肠道 CEA 阳性肿瘤病灶。

凡于正常所见以外的部位出现高于周围组织本底的局灶性放射性浓聚区，且其形态、位置不随时间延长而变化，均倾向为靶抗原病灶摄取。如有其他影像学资料的佐证和支持，可进一步提高核医学诊断的准确性。

4. 临床应用 鉴于 RII 的靶向性和特异性在肿瘤诊断方面的优势，肿瘤 RII 是世界范围的研究热点，涉及的肿瘤种类也很广泛，包括结直肠癌、卵巢癌、肺癌、前列腺癌、乳癌、黑色素瘤、肝癌、胃癌、鼻咽癌、脑肿瘤、骨肿瘤等。

（三）肿瘤受体显像

1. 原理 放射受体显像（radionuclide receptor imaging，RRI）是利用放射性核素显像灵敏度高的特点以放射性核素标记配体或配体类似物为显像剂，依据配体与受体特异性的结合，通过活体显像的方法显示受体的空间分布及密度。配体或配体类似物多为小分子的肽类，具有分子量小，血液清除速度快，穿透力强，容易到达靶肿瘤组织且几乎不产生人体免疫反应等优势，使得受体显像成为一种安全、灵敏的方法。疾病状态下相关受体的异常高表达是受体显像的基础，依据不同疾病表达不同受体的特征，为利用受体显像进行特异性诊断开辟了一条新途径。肿瘤细胞在变异及分化过程中，常伴随细胞膜某些受体表达的异常增高。如生长抑素受体、表皮生长因子受体、叶酸受体、雌激素受体及类固醇受体等。本节主要讲述生长抑素受体显像。

2. 方法 生长抑素受体显像（somatostatin receptor scintigraphy，SRS）即以放射性核素标记生长抑素类似物为显像剂，进人体内后与肿瘤组织表达丰富的生长抑素受体特异性结合，使放射性核素浓聚在肿瘤组织，通过活体显像对肿瘤进行检测和诊断。

静脉注射 200MBq ^{111}In-DTPA 奥曲肽后 4h 进行平面或 SPECT 断层显像。如果患者显像前进行过奥曲肽治疗，根据所用奥曲肽的作用时间（长效或短效）停用不同时间，一般需停用奥曲肽一周后进行此显像。前、后位平面显像时可用双探头大视野配有中能平行孔准直器的 γ 相机进行采集，窗宽 20%，同时采集 ^{111}In-DTPA 的 172keV 和 245keV 光子，头部及颈部采集总数为 300k 或 15min，对身体其他部位可采集 500k 或 15min。如进行全身显像则采集速度不超过每分钟 3cm。速度过快无法发现体积小的病灶或生长抑素受体表达较少的病灶。SPECT 断层显像较平面显像灵敏度更高，每 3° 采集一帧，共采集 40 帧，每次采集最少采集 30s，采集矩阵 128×128。^{111}In 半衰期较长，因此 ^{111}In-DTPA 奥曲肽可进行 24h 和 48h 显像，由于肾脏代谢，延迟图像质量更好。SPECT 断层及 24h 显像病灶的检出率高于 4h 显像，因此建议 24h 后进行平面和 SPECT 断层显像。如 24h 显像见腹腔放射性浓集，需进行 48h 重复显像以排除肠道的假阳性影。

3. 影像分析 正常人肝、脾、肾为摄取量最大的器官，偶见甲状腺及垂体部分轻度摄取，膀胱在正常图像中显影；鼻咽部及子宫在正常图像中也可部分显影。奥曲肽治疗时，由于受体阻滞和封闭的缘故，生长抑素受体表达的阳性肿瘤组织及脾脏对 ^{111}In-DTPA 奥曲肽的摄取减少。但在奥曲肽治疗期间生长抑素受体显像依然可以显示神经内分泌肿瘤，但与非治疗相比其对 ^{111}In-DTPA 奥曲肽的摄取降低 50%。因此注入未标记的奥曲肽可明显减少肝脏和脾脏的摄取，如对用奥曲肽治疗的肝转移患者进行 SRS 时，肝脏的放射性摄取明显减少，转移灶摄取相应增加。而对于生长抑素受体表达极为丰富的肿瘤即使应用大剂量奥曲肽治疗，依然无法完全封闭生长抑素受体。

4. 临床应用 肿瘤受体显像的临床应用主要是在一些神经多肽受体显像、肾上腺能受体显像、类固醇激素受体显像等方面。

六、放射性核素治疗

（一）概述

放射性核素治疗（radionuclide therapy，RT）主要指利用开放型放射性药物对病变进行靶向性内照射治疗，也包括利用封闭型放射源对病变进行预防性和治疗性近距离放疗。

核素治疗的基本原理是电离辐射的生物效应，要经历许多性质不同而又相互联系的物理、化学和生物学方面的变化，涉及组成病变或机体的分子的变化、细胞功能和代谢的变化，以及各组成部分之间相互关系的变化等。核素治疗从生物学损伤阶段、出现代谢异常、细胞甚至机体的功能和结构损伤到细胞凋亡或基因突变，这一阶段可以为时极短（数秒），也可很长，损伤程度可小可大，损伤不可逆

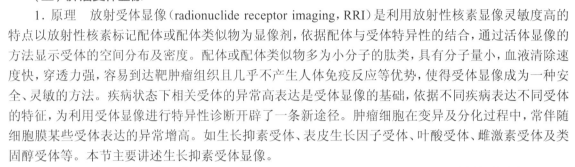

笔记

或可逆,取决于辐射吸收剂量和受照范围的大小。因此核素治疗与外照射治疗一样,重要的环节是尽量局限性地给予病变一定的电离辐射剂量达到治疗疾病的目的,而同时尽量减少对邻近器官和机体的损伤。

(二)Graves甲亢 ^{131}I治疗

1. 原理 放射治疗分为内照射(internal irradiation)治疗和外照射(external irradiation)治疗。甲状腺疾病的 ^{131}I治疗属于内照射治疗,引入体内的 ^{131}I经过甲状腺的摄取和有机化而被大量聚集,浓聚的 ^{131}I发出射线作用于病变组织,通过破坏病变组织而达到治疗疾病的目的。

用于治疗 Graves病的主要是 β射线,该射线在组织内的平均射程为 1mm,所以 β射线的能量几乎全部释放在甲状腺组织内,破坏病变细胞来达到治疗目的,对周围组织和器官的损伤很小。β射线对生物体的作用十分复杂,一般认为机体从吸收辐射能量到产生生物变化要经过几个性质不同而又相互联系的阶段,即物理阶段、物理化学阶段、化学阶段和生物学阶段。 ^{131}I投入 1周以内,滤泡上皮细胞核表现为大小不等、膨胀和浓缩混合存在,可见少量的这种变性细胞向滤泡内脱落,滤泡轻度破坏、崩解和空泡形成。 ^{131}I治疗的疗效评价应该在 3~6个月后进行。滤泡再生、间质纤维化和淋巴细胞浸润从 5个月时开始 1年后结束。 ^{131}I投入后 18~22个月,甲状腺内可见滤泡小型化,间质纤维化和淋巴细胞浸润十分明显。

2. 方法

(1)患者准备:停止服用影响 ^{131}I治疗效果的药物和食物 1~2周,药物包括抗甲状腺药、甲状腺素片、过氯酸盐、含碘对比剂等;食物主要指含碘丰富的海产品。专科检查和相关的系统检查:甲状腺激素水平(T3、T4、FT3、FT4)、促甲状腺激素、甲状腺相关抗体(TRAb、TPOAb、TMAb和 TgAb等)、甲状腺超声(可以确定甲状腺容积和重量,是确定 ^{131}I剂量公式需要的数据)、甲状腺摄 ^{131}I率和有效半衰期(是确定 ^{131}I剂量公式需要的数据,亦具有鉴别诊断作用)、甲状腺静态显像(可估计甲状腺容积和重量,亦具有鉴别诊断作用)、血常规、尿常规、大便常规、肝肾功能、血糖、心电图、突眼度测量。详细询问现病史、既往史、家族史等,查体亦要仔细,做甲状腺、眼、肺、肝、脾、四肢等的体格检查。签署患者知情同意书。

(2)甲状腺重量的估测:中华医学会核医学分会组织的 ^{131}I治疗 Graves甲亢中心临床研究规定甲状腺重量的估算应使用超声法或 SPECT甲状腺静态显像法。超声法对甲状腺重量的估测简便而且准确,可作为首选的方法。超声检查时患者常规取仰卧位,颈部充分伸展后仰,超声探头以纵向和横向为轴分别扫描甲状腺,探测甲状腺侧叶的长(纵切面的最长径线 cm)、宽(横断面上最长的左右径 cm)、厚(横断面上最长的前后径 cm),然后应用公式估算甲状腺的重量。

(3) ^{131}I剂量的计算:①固定剂量法:对于成年人多一次给予 555~925MBq治疗;②计算活度法:需要测定甲状腺重量(或甲状腺体积)、甲状腺最高摄 ^{131}I率(或 24h摄 ^{131}I率)和有效半衰期三个重要的参数。计算法的计算公式为:

$$服用的 ^{131}I活度(mCi)=\frac{常数×甲状腺重量(g)×甲状腺吸收剂量(Gy)}{最高 ^{131}I摄取率(\%)×有效半衰期(d)}×100\% \qquad (7-2)$$

(4)给药方法:为了保证患者对 ^{131}I的充分吸收,宜采用空腹口服 ^{131}I,或者餐后 2h以后服用。服 ^{131}I后 2h才可以进食。一般 ^{131}I剂量小于或等于 555MBq宜一次口服, ^{131}I剂量大于 555MBq或者有并发症的患者宜分次给药,首次给予总剂量的 1/2~2/3,3~7天后再给予剩余剂量。

(5) ^{131}I治疗疗效评价: ^{131}I治疗 Graves甲亢疗效肯定,一般一次治疗有效率达 95%以上,治愈率达 79%。患者接受 ^{131}I治疗后,其甲亢症状和体征不会立即缓解,一般在治疗后 2~3周开始缓解,3~6个月症状消失,甲状腺激素水平回到正常。有约 25%的患者在接受治疗后甲亢病情有所加重,3~4周后逐渐缓解。在服用 ^{131}I后的 3个月、6个月和 12个月对患者随访。随访内容包括患者血清甲状腺激素水平、TSH的变化、血常规、肝功能和甲亢的症状及体征的变化。随访时要注意经 ^{131}I治疗后患者并发症的改善情况。突眼的患者要观察其眼球突出度和眼部症状、体征的变化。一般患者在 3个月时甲亢症状、体征明显好转,甲状腺激素水平明显下降,部分患者激素水平降至正常范围。在 6个月时大部分患者甲亢症状、体征消失,甲状腺激素水平正常,少部分患者仍有甲亢症状及体征,血清甲状腺激素水平高于正常，需要再次治疗。在 6 个月以内出现的甲减为早发甲减（暂时性），12 个月后仍未愈的甲减和新出现的甲减为晚发甲减（永久性）。

第三节　各系统显像

一、骨与关节系统显像

（一）概述

放射性核素骨与关节显像作为诊断核医学影像技术之一，其诊断可靠性与准确性已为临床公认。核素骨显像不仅能够完整显示全身骨骼的形态，亦可灵敏反映局部骨与关节的血流灌注、骨盐代谢及交感神经功能状态，在骨骼与关节系统疾病的早期诊断、鉴别诊断及疗效观察方面具有不可替代的临床应用价值。

（二）原理与方法

1. 原理　核素骨与关节显像的原理是通过静脉注入常用显像剂。^{99m}Tc 标记的亚甲基二膦酸盐（^{99m}Tc-MDP）与骨骼中的羟基磷灰石晶体发生化学吸附浓聚于骨组织。显像剂在骨骼中浓聚的多少主要与骨的血流量、骨代谢和成骨细胞活跃程度有密切关系，从而对骨骼疾病进行定位、定量及定性。

2. 方法

骨平面显像

1）静态骨显像与动态骨三相显像法，患者无需特殊准备。注射完显像剂后要多饮水，成年人在注射显像剂后 2h 内饮水应达到 500～1000ml，注射后 2h 以上检查，检查前排净尿液，不要让尿液污染患者的衣物和身体。请患者摘除金属物品。因疼痛而不能卧床者，应提前注射镇痛药物。静脉注射 ^{99m}Tc-MDP 555～740MBq。SPECT 探头配置为低能通用型准直器，能峰 140keV，窗宽 20%，矩阵 128×128，放大 1.5 倍；动态骨三相采用床边弹丸式静脉注射显像剂后即刻采集，血流灌注相为每帧 2s，采集 20 帧；血池相每帧 60s，采集 2 帧；2～4h 后采集静态影像为延迟相。

2）骨断层融合显像，患者静脉注射完 ^{99m}Tc-MDP 显像剂后呈仰卧位，尽量让患者感觉舒适、放松，左右肢体和躯干位置尽量保持对称，根据病变部位不同，双手交叉抱头或置于身体两侧，激光灯将病变部位调整到 CT 旋转中心，且病变部位距检查床两端至少 30cm。采用低能高分辨准直器，探头 H 模式，能峰 140keV，能窗 20%，矩阵 128×128，放大 1.0 倍，旋转 360°，每 6°采集 1 帧，图像采集时，使用体表轮廓跟踪技术，尽量贴近患者。

3）关节平面显像，受检者准备同骨显像。应用 ^{99m}Tc-MDP 进行关节显像时，可在全身显像的基础上进行局部关节显像；使用炎症显像剂时，可直接对病变关节部位进行显像。采集方案可以是局部、特殊体位或断层显像任选其一，也可与动态显像（血流、血池显像）组合。它也可采用针孔形准直器显像，提高诊断的准确性。采集条件可参照动态骨显像。

3. 影像分析

（1）正常影像：静态骨显像全身骨骼放射性分布左右基本对称。不同部位骨骼的形态结构、血供状态及代谢活跃程度不同，引起放射性分布也不相同。通常情况下不规则骨和扁骨（如颅骨、胸骨、椎骨、肋骨、肩胛骨、骨盆骨）放射性分布较密质骨、长骨多，管状骨的骨骺端放射性分布要浓于骨干，大关节要较小关节清楚。另外，由于骨显像剂通过尿路排泄，正常可见肾脏及膀胱显影。血流相上静脉注射骨显像剂后 8～12s 可见大动脉和二级动脉陆续显影，随后逐渐显示软组织的轮廓，骨骼放射性较少。两侧对应的血管和组织显影时间和放射性分布基本一致。血池相上显像剂大部分均匀分布在血管床和血窦内，软组织轮廓更加清晰，放射性分布较浓，骨骼放射性仍较稀疏，大血管显影仍清晰。两侧影像对称。延迟相上血液中的放射性已经很少，软组织的影像很淡，骨骼显影清晰（图 7-6）。

正常关节图像中，关节间隙清晰，关节两端放射性分布对称、均匀，松质骨放射性摄取较多，致密骨放射性摄取较少，骨骼边界光滑，轮廓完整，软骨不显影。肢体左右两侧关节显影大致对称。儿童和少年骨骺板显影外，关节部位几乎无放射性分布。

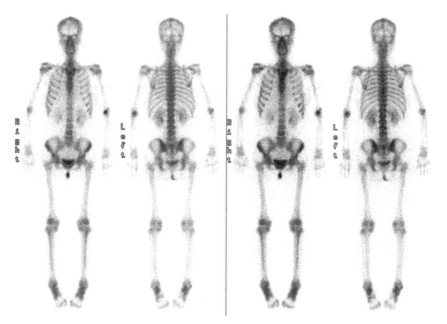

图 7-6　正常全身骨骼影像

（2）异常影像

1）血流相异常：①局部动脉血流灌注增高，表现为骨骼部位和邻近的软组织局部放射性异常聚集（图 7-7）；②局部动脉血流灌注减少，表现为病变部位放射性分布较对侧稀疏、减低，灌注时相改变（峰时延迟、峰值降低）。

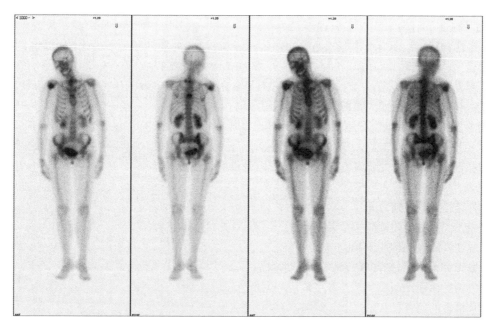

图 7-7　恶性骨肿瘤多发转移影像

2）血池相异常：①局部放射性增高，表现为病变处放射性异常增浓。②局部放射性减低，通常表现为局部放射性分布不均匀，放射性增高的同时伴放射性减低。

3）延迟相异常：局限性异常放射性增浓，放射性浓集程度与疾病的程度和性质有关，一般恶性肿瘤常较良性肿瘤要明显出现多发病灶，骨转移的可能性很大，如为单发灶则转移的可能性较小。病灶形态也有助于疾病的诊断，通常可见点状、片状、团块状和一些特殊类型等（图 7-8）。

局部异常放射性减低：可见于骨囊肿、股骨头缺血性坏死等缺血性骨疾病和溶骨性病变等。另外身体上的金属物品也可表现为减低区，应注意鉴别。

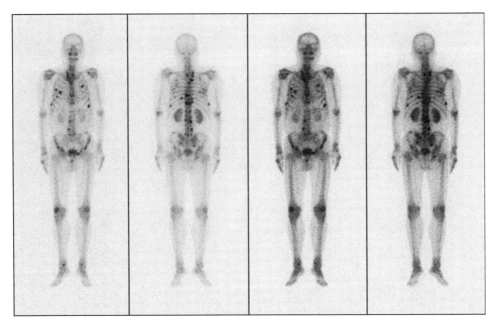

图 7-8　恶性骨肿瘤多发转移影像（延时相）

"超级影像（super scan）"：放射性在全身骨骼均匀对称的高度浓聚，而肾脏不显影的骨骼影像称"超级影像"。对于恶性肿瘤患者，这种影像提示有广泛弥漫骨转移的可能；对于非恶性肿瘤患者应考虑甲状旁腺功能亢进症。

骨骼以外放射性浓集：①技术因素包括骨显影剂标记率不高，游离的 ^{99m}Tc 使胃、甲状腺和结肠显影；标记时形成颗粒，使肝、脾显影。②生理因素。正常女性乳腺偶可显影，妊娠期和哺乳期妇女可见双侧对称性放射性浓集。③病理因素为软组织炎症，如多发性肌炎、蜂窝组织炎等；软组织损伤，如心肌、脑梗死等、软组织钙化，如肿瘤钙化和肾结石等；原发性和转移性癌，如肺癌、乳腺癌和肝转移癌。

关节异常见表现为病变关节部位放射性分布异常浓聚。例如多发的小关节放射性浓聚常提示有类风湿性关节炎的可能；髋关节的髋部出现弧形放射性浓聚，常提示为髋关节骨性关节炎；膝关节骨性关节炎常在内翻或外翻畸形关节受力的一侧出现放射性浓聚灶，且常伴有"热髌"征，而多数血流相和血池相均无异常；化脓性关节炎三时相显像均表现为阳性结果。关节异常见表现为放射性分布稀疏或缺损区，例如部分关节病变如关节结核、溶骨性肿瘤侵犯关节等。

4. 临床应用

（1）骨转移瘤的早期诊断；

（2）原发性骨肿瘤的诊断和疗效观察；

（3）急性骨髓炎的早期诊断；

（4）股骨头无菌性（缺血性）坏死的早期诊断；

（5）骨折的诊断；

（6）移植骨的监测；

（7）代谢性骨病的诊断；

（8）骨关节病的诊断；

（9）假体松动与感染的鉴别。

二、内分泌显像

（一）概述

放射性核素显像在内分泌系统疾病诊断中应用已非常普遍，特别是在甲状腺、甲状旁腺、肾上腺的功能测定，已成为诊断与研究内分泌疾病的主要手段。核素显像不仅可以显示内分泌器官的形态学变化，还可提供有关功能变化的信息。

（二）甲状腺功能测定

甲状腺功能测定分体内法和体外法，本节仅介绍体内法甲状腺摄 ^{131}I 功能试验。

1. 原理 在空腹条件下，口服放射性 ^{131}I 后，经胃肠随血流进入甲状腺，并被甲状腺腺泡上皮细胞摄取，甲状腺的功能决定其摄取的量及速度。在体外利用特定的 γ 射线探测仪即可测得甲状腺内的 ^{131}I 发射出的 γ 射线，并获得不同时间的甲状腺摄碘率。

2. 方法 患者在接受检查之前的 2～6 周禁服含碘很多的药物、食物以及影响甲状腺功能的药物。检查当日患者应空腹口服 ^{131}I 溶液或胶囊 74～370kBq。开机预热，使甲状腺功能仪处于正常测量状态。通过测量本底计数与标准源计数，将与患者服用等量的 ^{131}I 溶液或胶囊加入试管中，然后插入专用颈部模型内。标准源模型与患者甲状腺的几何位置应一致。于 2h、4h、24h（或 3h、6h、24h）分别测量甲状腺部位放射性计数，计算出甲状腺 ^{131}I 摄取率（式 7-3），并绘制 ^{131}I 率曲线图（图 7-9）。

$$甲状腺 \,^{131}I \,摄取率 = \frac{甲状腺部位本底计数}{标准源本底计数} \times 100\% \tag{7-3}$$

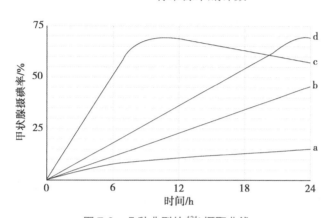

图 7-9 几种典型的 ^{131}I 摄取曲线
a. 甲低；b. 正常人；c. 甲亢；d. 地方性甲肿或甲亢。

3. 影像分析 正常情况下，口服 ^{131}I 后，甲状腺 ^{131}I 摄取率随时间的延长而逐渐升高，24h 达高峰。一般 2～3h 的 ^{131}I 摄取率为 15%～25%，4～6h 的 ^{131}I 摄取率为 20%～30%。24h ^{131}I 摄取率为 30%～60%。2～6h ^{131}I 摄取率为 24h 时的 50% 左右，两者比值在 0.37～0.6 之间。儿童及青少年甲状腺 ^{131}I 摄取率高于成年人，年龄越小增高越明显。

4. 临床应用

（1）亚急性甲状腺炎；

（2）慢性淋巴细胞性甲状腺炎；

（3）甲状腺功能亢进；

（4）甲状腺功能减低；

（5）甲状腺肿。

（三）甲状腺显像

1. 原理 静脉注射或口服能被甲状腺组织摄取和浓聚的放射性药物，通过 γ 相机或 SPECT 接收放射性药物发出的 γ 射线显示甲状腺内放射性药物的分布，以观察甲状腺的位置、形态、大小以及功能状况。

2. 方法

（1）$^{99m}TcO_4^-$ 显像：静脉注射显像剂 $^{99m}TcO_4^-$ 74～185MBq 后 15～20min 进行甲状腺平面显像。患者取仰卧位，颈部伸展，充分暴露甲状腺部位，采用低能高分辨准直器，能峰 140keV，窗宽 20%，矩阵 128×128，放大 1.5 倍，通常预置计数 300k。常规采集前位，必要时采集斜位或侧位图像。

（2）^{131}I 显像：停用含碘食物或影响甲状腺功能的药物 1 周以上。空腹口服 ^{131}I 后 24h 行颈部或异位甲状腺显像。患者取仰卧位，采用高能平行孔准直器，能峰 364keV，窗宽 20%，矩阵 128×128，放大 1.5 倍。常规采集前位，范围包括颈部和胸骨，必要时采集斜位或侧位图像。

3. 影像分析

（1）正常影像：甲状腺位于颈前正中居气管两侧，甲状软骨和胸骨之间。甲状腺形态似蝴蝶，分左、右两叶，两叶的下 1/3 处由峡部相连。甲状腺两叶放射性分布均匀，峡部和两叶周边部因组织较薄致使放射性分布稀疏。用 $^{99m}TcO_4^-$ 显像时除上述所见外，周围组织本底较高，同时可见腮腺和下颌腺显影（图 7-10）。

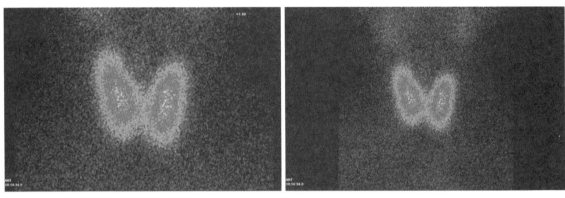

图 7-10　正常甲状腺静态影像

（2）异常影像：位置异常表现为异位甲状腺；形态异常表现为甲状腺形态不规则或不完整；大小异常多表现为甲状腺体积增大（图 7-11）。

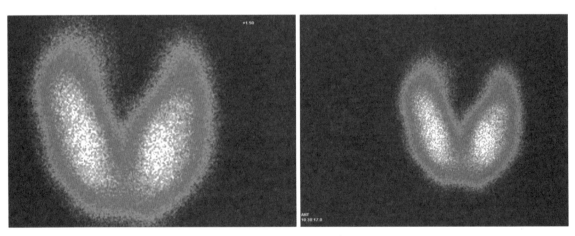

图 7-11　甲状腺肿影像

弥漫性分布异常多表现整个甲状腺放射性分布异常浓集或分布异常稀疏。局灶性分布异常可根据病变区域对显像剂摄取状态，分为以下三种类型：①热结节，结节部位放射性分布高于正常甲状腺组织，有时仅结节显影而正常组织不显影；②温结节，结节的功能接近周围甲状腺组织，影像表现为结节部位放射性分布等于或接近于周围或对应部位的甲状腺组织，即可触及结节，但影像上无异常；③冷结节（凉结节），结节无摄取显影剂能力（能力减低），影像表现为结节部位放射性分布缺损（稀疏）（图 7-12）。

4. 临床应用

（1）甲状腺弥漫性肿大；

（2）异位甲状腺；

（3）甲状腺功能亢进；

（4）甲状腺结节功能的诊断与鉴别诊断；

（5）颈部肿块与甲状腺关系的判断。

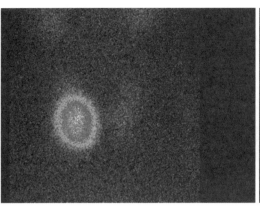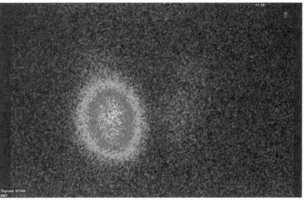

图 7-12 甲状腺结节

（四）甲状旁腺显像

1. 原理 通过静脉注射 ^{99m}Tc-MIBI 后，功能亢进的甲状旁腺组织比正常甲状腺组织摄取的 ^{99m}Tc-MIBI 多且甲状旁腺功能亢进、组织清除较慢。采用 γ 相机或 SPECT 行早期和延迟显像双时相法，并将两期影像进行比较可以诊断功能亢进的甲状旁腺病灶。

2. 方法 患者取仰卧位，将颈部置于探头中心，包括少部分心血池，注射 ^{99m}Tc-MIBI 370MBq 后 15min 和 2～3h 分别采集早期和延迟影像，采集时间 300s。早期主要反映甲状腺组织，2～3h 的延迟影像可反映功能亢进的甲状旁腺组织。采用低能通用型或低能高分辨型准直器前位显像，能峰 140keV，窗宽 20%，矩阵 128×128，放大 1.5 倍，预置计数 300k。

3. 影像分析

（1）正常影像：甲状旁腺不显影。

（2）异常影像：在减影或延迟影像上见甲状腺区、颈部或上纵隔区出现局灶性放射性聚集。一般认为甲状旁腺肿瘤若大于 0.5g 时即能被减影显像显示出来（图 7-13）。

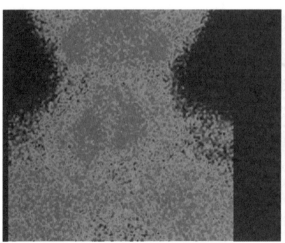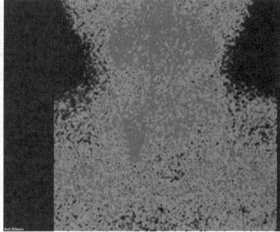

图 7-13 甲状旁腺功能亢进影像

4. 临床应用

（1）甲状旁腺功能亢进或增生的辅助诊断；

（2）甲状旁腺腺瘤或腺癌的定位诊断。

（五）肾上腺显像

1. 原理 静脉注射放射性标记的碘代苄胍类化合物后选择性作用于肾上腺髓质，通过 γ 相机或 SPECT 接收放射性药物发出的射线，显示肾上腺的位置、形态、大小及功能状态，有助于诊断某些肾上腺疾病。

2. 方法　封闭甲状腺,注射显像剂前 3d 开始服用复方碘溶液,每次 5～10 滴,每天 3 次,直至检查结束,以减少甲状腺摄取游离放射性碘。停用抗抑郁药、高血压药物及胺类交感神经药物 2 周以上。显像前 1d 晚上,服用缓泻剂,清洁肠道以减少肠道放射性的干扰。显像前,嘱患者排空膀胱。患者仰卧,静脉注射 ^{131}I-MIBG 74～111MBq 后 24h、48h、72h 显像,行前、后位显像,速度为每分钟 8～10cm。采用高能中分辨准值器,矩阵 256×1 024,放大 1.0 倍,窗宽 20%,能峰 364keV。必要时加做局部 SPECT/CT 断层融合显像。

3. 影像分析

(1)正常影像:正常肾上腺髓质不显影,少数可在注射 ^{131}I-MIBG 48～72h 后双侧肾上腺髓质隐约显影,两侧大致对称。肝脏及膀胱均可显影(^{131}I-MIBG 主要经肾脏排泄,肝脏是 ^{131}I-MIBG 代谢的主要场所)(图 7-14)。

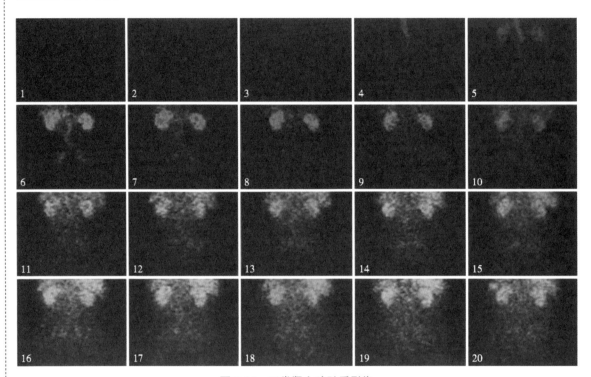

图 7-14　正常肾上腺髓质影像

(2)异常影像:双侧肾上腺清晰显影;单侧肾上腺清晰显影;肾上腺以外异常显影。

4. 临床应用

(1)嗜铬细胞瘤;

(2)恶性嗜铬细胞瘤;

(3)肾上腺髓质增生;

(4)神经母细胞瘤。

三、神经系统显像

(一)概述

放射性核素显像在神经系统疾病的诊断中应用广泛。不仅能通过放射性核素的脑血流灌注代谢情况反映大脑的生理病理等功能状态,更能通过观察放射性核素标记的神经受体的一些生理合成、摄取情况对一些神经递质或受体性的疾病做出诊断及治疗方案。

(二)脑血流灌注显像

1. 原理　静脉注射胺类化合物和匹配基络合物等,通过正常血脑屏障后被脑细胞摄取,经代谢后形成非脂溶性化合物,这类物质在脑内的存留量与局部脑血流量(regional cerebral blood flow,rCBF)成正比。经断层显像可得到分层显示局部脑血流灌注的图像,并对血流量进行定量测定。

2. 方法　患者检查前 30～60min 口服过氯酸钾 400mg 封闭甲状腺、脉络丛和鼻黏膜,然后封闭视听。闭目,戴黑色眼罩。耳塞塞住外耳道。在安静和灯光昏暗的环境休息 5～10min。检查时更换专用头托,患者头朝里平躺在检查床上,头部置于头托中以固定头部,保持体位不变(对精神症状明显、小儿和不能配合检查者,应提前给予镇静剂)。静脉注射 ^{99m}Tc 标记双半胱乙酯(^{99m}Tc-ECD)740～1 110MBq 后 1h 内显像。采用低能高分辨准直器,矩阵 128×128,放大 1.5 倍,窗宽 20%,能峰 140keV。

3. 影像分析

(1)正常影像:大脑皮质放射性分布高于白质和脑室部位,即周边放射性浓聚。丘脑、基底核、脑干等灰质核团的放射性分布与皮质相近,呈"岛状"团块浓聚影。小脑皮质放射性分布亦高于髓质,左右两侧基本对称。影像上所见的放射性分布高低,反映不同局部脑血流灌注、脑神经细胞功能和代谢的活跃程度(图 7-15)。

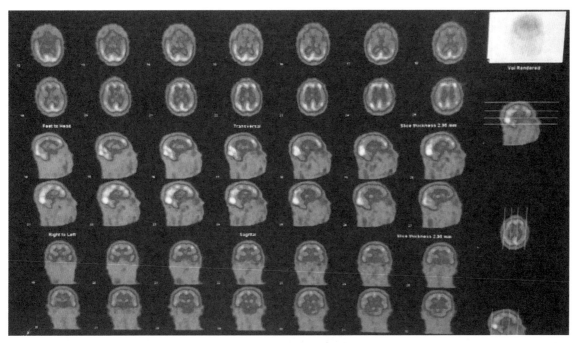

图 7-15　正常脑血流灌注成像

(2)异常影像:局限性放射性分布减低或缺损,表现为脑皮质和脑内灰质核团不同部位有单处或多处局限性放射性分布减低或缺损区;局限性放射性浓集或增高,表现为脑皮质和脑内灰质核团不同部位有单处或多处局限性放射性浓集或增高,多数呈点灶状、团块状,有的呈环行或新月形;当一侧大脑皮质放射性分布降低或缺损时,对侧小脑或大脑放射性分布亦减低;除正常脑内结构的放射性分布外,异位出现放射性浓集现象。

4. 临床应用

(1)短暂性脑缺血发作和可逆性缺血性脑病;

(2)脑梗死;

(3)早老性痴呆病;

(4)癫痫灶的定位;

(5)脑肿瘤放疗、术后复发或坏死鉴别诊断;

(6)脑功能研究;

(7)偏头痛的定位诊断和疗效评价;

(8)精神神经心理疾病的应用。

(三)脑代谢显像

1. 原理　静脉注入 ^{18}F-FDG 后,进入脑组织磷酸化生成 6- 磷酸 -FDG,滞留于脑细胞。通过 FDG PET 显像,可反映大脑生理和病理情况下葡萄糖代谢情况,应用动态采集,还可获得糖代谢的各种速率常数、脑组织葡萄糖代谢率等定量参数。

2. 方法　检查前患者保持安静,戴黑眼罩和耳塞以避免光、声刺激。静脉注射 ^{18}F-FDG,显像宜在注射后 30min 进行。2D 模式采集时,注射 ^{18}F-FDG 3.7~6.66MBq/kg。3D 模式采集时, ^{18}F-FDG 注射剂量要减少,在 1.85~3.7MBq/kg。

3. 影像分析

(1)正常影像:正常脑代谢影像上大脑皮质、基底核、丘脑、脑干、小脑显像清晰,呈现放射性浓聚区,白质和脑室系统放射性明显低下,左右两侧基本对称(图 7-16)。

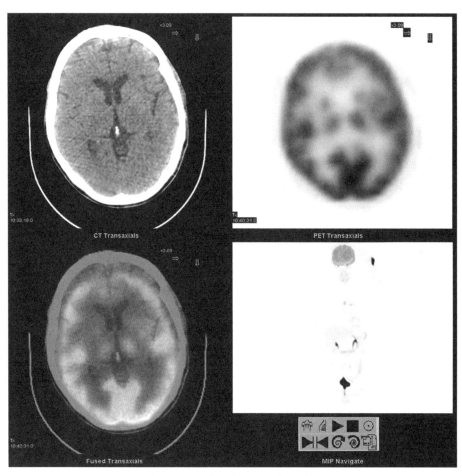

图 7-16　正常脑 ^{18}F-FDG 代谢影像

(2)异常影像:异常脑代谢影像显示 ^{18}F-FDG 代谢异常增高、缺损、弥漫性减低(图 7-17)。

4. 临床应用

(1)癫痫;

(2)早老性痴呆病;

(3)锥体外系疾病。

(四)脑受体显像

1. 原理　利用放射性核素标记的合成神经递质的前体物质,观察特定中枢神经递质的合成、释放、与突触后膜受体结合以及再摄取情况。通过 PET 或 SPECT 显像对活体人脑特定受体结合位点进行精确定位影像和反映受体的分布、密度与亲和力,从而对一些脑受体有关的疾病做出诊断。本节主要介绍 D_1 受体显像。

2. 方法　患者空腹,保持安静。给药前后进行视听封闭。取仰卧位,平躺在检查床上,头部固定并处于 SPECT 探测器视野内。静脉注入神经受体显像剂,主要有多巴胺转运蛋白(^{99m}Tc-TRO-DAT-1)及 ^{123}I-β-CIT。采用扇形准直器或低能高分辨准直器 ^{99m}Tc(140keV),采集矩阵 128×128,进行 SPECT 神经受体显像。

单图:正常脑 ^{18}F-FDG PET-CT 融合图

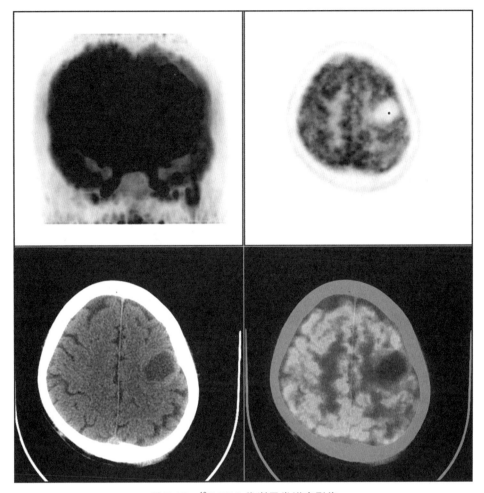

图 7-17　^{18}F-FDG 代谢异常增高影像

3.影像分析　脑神经受体显像分析主要依据是不同的疾病有不同的特征显像,例如多巴胺神经递质、受体及转运蛋白显像原发性帕金森病(Parkinson disease,PD)表现为纹状体放射性减低,而 PD 综合征则表现为放射性浓聚正常。亨廷顿病(Huntington disease,HD)主要表现为神经基底节、特别是尾状核多巴胺 D_2 受体密度和活性明显下降而放射性减低,其程度与病情严重程度正相关。精神分裂症患者脑多巴胺 D_2 受体显像显示基底节 D_2 受体活力增加。

4.临床应用

(1)帕金森病;

(2)癫痫。

四、其他系统显像

(一)心血管系统显像

1.概述　放射性核素显像在心血管系统被用于心脏和血管病的研究和临床检查。核素显像主要用于评价左心室病变。本节主要介绍常用心血管系统核素显像、心肌检测、核素心室造影的方法。

2.核素心肌灌注显像

(1)原理:心肌血流灌注显像(myocardial perfusion imaging,MPI)是一种能够显示静息和负荷状态下左室心肌血流灌注和血流分布情况的核素显像方法。正常心肌细胞有选择性摄取放射性核素显像剂的功能,其摄取量与心肌血流量成正比,与活性密切相关。当冠状动脉血流动力学发生改变或心肌细胞受损、坏死时,摄取量明显减少,据此可判断心肌缺血的部位、程度和范围。

(2)方法:一般有三种方法,分别为静息、负荷、门控心肌灌注显像。患者检查前准备基本相同。停用心血管内科药物至少 24h。检查当日空腹,准备脂餐,去除异物。患者头朝外仰卧位,双臂放在头顶。嘱患者平静呼吸，切忌躯体移动及深呼吸。静脉注入 ^{99m}Tc-MIBI 740～925MBq。注射显像剂后 30min 进食脂餐，1～2h 之间显像。根据心肌具有超强代偿功能，在运动或药物负荷下，病变的冠状动脉血流量不能增加或增加量低于正常，从而显示心肌缺血病变。次极量运动负荷和双嘧达莫、腺苷、多巴酚丁胺药物负荷是目前临床上较为常用的方法。上述负荷试验后静脉注射 ^{99m}Tc-MIBI 740～925MBq。注射显像剂后 30min 进食脂餐，1～2h 之间显像。静息或负荷状态下连接心电门控仪即为门控显像。

采用低能通用或高分辨准直器进行断层采集。探头贴近胸壁从右前斜位 45°至左后斜位 45°旋转 180°，每旋转 3～6°采集 1 帧，30～40s/帧，共采集 30～60 帧。门控心肌灌注显像同上，用 ECG 作为门控信号。平面像每个心动周期采集 8～16 帧，RR 窗宽为 15%，矩阵 128×128，断层像每个心动周期采集 8～12 帧，RR 窗值为 20%，矩阵为 64×64。

（3）正常影像：短轴呈封闭环状，显示前壁、侧壁、下壁、后壁和间壁。心底部放射性减低，心底部各壁显影依次为间壁→后壁→前壁→侧壁；垂直长轴呈倒"C"形或横位马蹄形，后壁及心尖部放射性减低，显示心尖部、前壁、下壁和后壁；水平长轴呈倒"U"形或直立马蹄形，心尖部放射性减低，显示侧壁、心尖部和间壁。

3．存活心肌检测

（1）原理：一般采用 ^{201}T$_1$（钾离子的类似物）再注射显像方法。因为常规 3～4h 的延迟显像会使大约 15%～35% 的存活心肌被低估而不能做出正确的判断。^{201}T$_1$ 再注射显像即为 ^{201}T$_1$ 运动试验后 5min 行心肌显像及 3～4h 再注射 37～50MBq^{201}T$_1$ 后显像。这样能提高放射性计数，获得较高质量的心肌图像。

（2）方法：运动试验或药物负荷试验后 5min 行心肌显像，3～4h 再行延迟显像或静息心肌显像，后再静脉注射 ^{201}T$_1$ 37～50MBq 10min 后行再注射显像。两次的心肌血流灌注显像条件、方法等相同。比较再注射前后心肌显像结果。

4．核素心室造影

（1）原理：核素心室造影像也称为平衡法门控心血池显像，是利用放射性核素标记人红细胞或血清白蛋白来显示心室腔 SPECT 静态影像。通过心电图 R 波作为门控触发信号，采集心动周期内等时间间隔的多帧图像（如 16～32 帧/每心动周期），多个心动周期的影像叠加，获得 R-R 间期内的一系列动、静态图像。在设定左、右心室的感兴趣区后，获得左、右心室的收缩、舒张功能以及室壁局部功能。

（2）方法：给患者安置 3～4 个心电图电极，连接心电导联，要显示心电信号良好。为确保电路连接质量，可用甲醇或砂纸备皮。取仰卧位，体位固定后，常规采用前后位、左前斜位 30°～45°（以分清左、右心室为准）和左前斜位 70°，必要时加做其他体位。连接心电图 R 波门控启动采集程序，静脉注射 740～925MBq ^{99m}Tc 标记红细胞或血清蛋白等，15～30min 后开始检查。采用矩阵 64×64，放大 1.5 倍或 2.0 倍，窗宽 15%～20%，能峰 140keV，探头视野包括心脏和大血管。每个心动周期采集 16～32 帧图像，每帧 250k 计数，可预置 1 000k～8 000k 总计数。采用缓冲心跳采集程序有助于剔除异常心跳或伪信号影响，一般设置的心动周期可接受范围为平均心动周期值的 ±10%。

（3）正常影像：各腔室大小、形态及整体情况无异常。心室形态：在最佳分隔左、右心室的左前斜位图像中，可见两心室中间有一条状垂直走向的淡影为室间隔，其左侧椭圆形浓聚影为左心室，右侧锥形浓聚影为右心室，而右心室向上延伸处为右室流出道，其外上方可见右心房影。

（4）临床应用

1）心功能测定；

2）心肌梗死和冠心病的诊断；

3）室壁瘤的诊断。

（二）呼吸系统显像

1．概述　放射性核素呼吸系统显像主要包括肺通气显像和肺灌注显像，分别检测肺的通气功能和肺的功能性血管的完整性。肺通气和肺灌注显像的非匹配性节段缺损、节段性缺损的数目和大小成为诊断可疑肺栓塞（pulmonary embolism，PE）的重要依据，也是其最重要的临床应用价值。本节只介绍肺灌注显像。

单图：正常
心肌灌注影
像

2. 肺灌注显像

（1）原理：静脉注射大于肺毛细血管直径的显像剂后，利用放射性颗粒在肺毛细血管内一过性嵌顿进行定位显像，其在肺内的分布与肺动脉血流分布成正比，因而肺灌注显像代表着肺动脉血流分布。当肺血管出现狭窄或栓塞时，该血管辖区的肺血流减少或无血流，从而反映肺血管受损情况。

（2）方法：静脉注入 ^{99m}Tc 标记的大颗粒聚合血清蛋白（macro aggregated albumin，MAA）74～185MBq。一般平面显像常规取 8 个体位，即前位、后位、左侧位、右侧位、左后斜位 30°、右后斜位 30°、左前斜位 30°、右前斜位 30°。将双肺同时包括在探头视野内，选用低能通用型准直器，建议每个体位采集计数 500k，采集矩阵为 256×256，能峰 140keV，窗宽 20%。若进行断层显像，探头配以低能高分辨力或低能通用型准直器，旋转 360°，每 6° 采集 1 帧，每帧采集 20～30s，共采集 60 帧。能峰 140keV，窗宽 20%，采集矩阵 128×128。采集过程中为避免呼吸运动对图像的影响，还可以采取呼吸门控采集。原始数据经滤波后行反投影重建等得到三维断层图像。

（3）正常影像：正常图像两肺轮廓完整，放射性分布比较均匀，肺外带及肺尖放射性分布略稀疏。左右两肺影之间为纵隔和心脏形成的放射性分布空白区。

（4）临床应用

1）肺栓塞症；

2）慢性阻塞性肺疾病；

3）原发性肺动脉高压；

4）血栓栓塞性肺动脉高压。

（三）消化系统显像

1. 概述　目前，核医学在消化系统的应用主要包括肝胆动态显像、肝胶体显像、肝血流灌注与肝血池显像、消化道出血显像、异位胃黏膜显像、唾液腺显像等。本节只介绍消化道出血显像。

2. 消化道出血显像

（1）原理：静脉注射放射性药物后，如果消化道出血，血液中的放射性药物会随血液渗出而在胃肠道内聚集，当出血量达到一定程度时，通过 γ 相机或 SPECT 显像可以判断出血的部位和范围。

（2）方法：注射放射性药物前 30min 口服 $KClO_4$ 200mg 封闭胃黏膜。静脉弹丸注射 $^{99m}TcO_4^-$ 555～740MBq。患者仰卧位，探头中心对准腹部（包括剑突到耻骨联合）。采用低能高分辨准直器，采集前位，能峰 140keV，窗宽 20%，矩阵 256×256，放大 1.0 倍。立即进行动态采集，每帧 2s，采集 30 帧，每帧 60s，采集 60 帧。60min 仍为阴性者，需做延迟显像。

（3）正常影像：可见肝、脾、肾、膀胱及腹部大血管显像，腹部其他部位仅见少量放射性本底，胃、十二指肠、空肠、回肠和结肠等基本不显影。有时可见由于输尿管内放射性滞留造成腹部视野内异常浓聚灶，须注意鉴别。

（4）临床应用

1）肠黏膜炎症或溃疡性出血；

2）胃肠道血管破裂性出血；

3）胃肠囊肿出血。

（四）泌尿系统显像

1. 概述　目前，泌尿系统核医学检查方法主要包括肾图、肾动态显像、肾有效血浆流量（effective renal plasma flow，ERP）和肾小球滤过率（glomerular filtration rate，GFR）测定、肾静态显像和膀胱显像等。本节只介绍肾动态显像。

2. 肾动态显像

（1）原理：静脉注射经肾小球、肾小管上皮细胞排泄而不被重吸收的放射性显像剂，用 SPECT 或 γ 相机快速连续动态采集放射性影像，可依次观察到显像剂经腹主动脉、肾动脉后集聚在肾实质内，再依次流向肾盏、肾盂，经输尿管到达膀胱的全过程。

（2）方法：检查前 20～30min 饮水，8ml/kg，显像前排空膀胱。静脉弹丸式注射 ^{99m}Tc-DTPA 111～185MBq。患者取仰卧位，探头置于身后，将双肾及膀胱包括在探头视野内。将探头面朝上，放置注射器测定架（中心点于探头中央，高度 30cm）测量注射 ^{99m}Tc-DTPA 前放射性计数，时间为 3s。进行动态

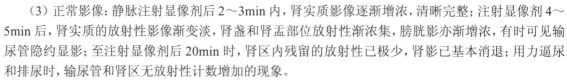

采集。采用低能通用型准直器，矩阵 128×128，能峰 140keV，窗宽 20%。血流相每帧 2s，采集 30 帧，肾功能相每帧 60s，采集 20 帧，总采集时间 21min。

（3）正常影像：静脉注射显像剂后 2～3min 内，肾实质影像逐渐增浓，清晰完整；注射显像剂 4～5min 后，肾实质的放射性影像渐变淡，肾盏和肾盂部位放射性渐浓集，膀胱影亦渐增浓，有时可见输尿管隐约显影；至注射显像剂后 20min 时，肾区内残留的放射性已极少，肾影已基本消退；用力逼尿和排尿时，输尿管和肾区无放射性计数增加的现象。

（4）临床应用

1）肾血管病诊断；

2）尿路梗阻判断；

3）肾功能评价。

（五）血液淋巴系统显像

1. 概述　核医学显像在血液和淋巴系统的应用主要为骨髓显像、淋巴显像等。本节只介绍淋巴显像。

2. 淋巴显像

（1）原理：静脉注射放射性显像剂，通过 SPECT 显示各级引流淋巴结（链）的分布、形态、相互关系及淋巴引流功能状态，对淋巴系统疾病进行辅助诊断。

（2）方法：双下肢显像时，于患者双足Ⅰ、Ⅱ趾间皮下同时注射 ^{99m}Tc-DX 74MBq。双上肢显像时，于患者双手Ⅰ、Ⅱ指间皮下同时注射 ^{99m}Tc-DX 74MBq。注射完毕后，让患者做肢体主动运动，以利于淋巴回流。于 15min、2h 全身显像。患者仰卧位，采用低能高分辨准直器，矩阵 256×1 024，放大 1.0 倍，窗宽 20%，能峰 141keV。行前、后位显像，速度为 10～20cm/min。

（3）正常影像：于注射点下方可见较大的淋巴结及内侧颈深和外侧颈浅两条淋巴链，双侧大致对称。呈"人"字形，前支为颈深淋巴结，后支为颈浅淋巴结；腋窝淋巴结从腋窝部向上呈"八"字型分布，两侧大致对称。侧位下淋巴结呈菱形分布；胸廓内淋巴结可见沿胸骨旁 1～3cm 处分布肋间隙的淋巴结上下连接成链状。后位每侧只能见到 1～2 个闭孔淋巴结，左右相似；腹膜后淋巴结呈倒"Y"型。

（4）临床应用：

1）恶性淋巴瘤分期；

2）前哨淋巴结检查。

本章小结

核医学是利用核素及其标记物进行临床诊断、疾病治疗以及生物医学研究的一门学科。传统的医学观念从器官和系统认识疾病，核医学是从生理和生化水平认识疾病。了解和掌握核医学影像检查技术可以为临床提供脏器和病变的血流、功能、代谢和受体密度的信息，甚至是分子影像（molecular imaging, MI）的信息，本章围绕核医学显像技术结合临床应用详细地介绍了核医学显像在肿瘤炎症、骨关节及内分泌系统的技术；还介绍了核医学显像的一些设备原理及其他系统的应用等。通过对本章内容的学习和理解，可以指导我们在临床上正确并合理的运用核医学显像方法。

案例讨论 7-1

患者，女，31 岁。于半年前起无明显诱因渐出现心悸气短，活动后明显，伴有乏力，主要为双下肢，剧烈运动后明显，易疲乏，怕热多汗，多食善饥，情绪紧张，焦躁易怒，双手颤抖，月经紊乱。半年来体重减轻约 5kg。无畏寒发热. 无头昏及头痛，无胸痛咯血，无呼吸困难，无腹痛腹胀，无夜尿增多，无腰痛，无肢体麻木。查体：体温 37℃，心律齐，心率 120 次/min，血压 140/90mmHg，甲状腺Ⅱ°肿大，有轻微压痛。

（侯庆锋　罗凤媛）

思维导图　　　　扫一扫,测一测

思考题

1. 常用核医学探测器有哪些类型?
2. 医用活度计的质量控制要点有哪些?
3. 什么是放射性核素显像?
4. 放射性衰变有哪些类型?
5. 放射性核素显像有哪些类型?
6. 请说明 ^{67}Ga 肿瘤显像适应证。
7. 请说明 ^{18}F-FDG 肿瘤显像适应证。
8. 请说明骨与关节系统显像的原理与方法。
9. 请说明甲状腺功能测定的原理与方法。
10. 请说明脑血流灌注显像的原理与方法。

中英文对照索引

参 考 文 献

[1] 李萌. 医学影像检查技术 [M]. 3 版. 北京: 人民卫生出版社, 2014.

[2] 余建明. 实用医学影像技术 [M]. 北京: 人民卫生出版社, 2015.

[3] 余建明, 李真林. 医学影像技术学 [M]. 4 版. 北京: 科学出版社, 2018.

[4] 石明国. 医学影像设备学 [M]. 北京: 人民卫生出版社, 2016.

[5] 李萌. 医学影像检查技术 [M]. 北京: 人民卫生出版社, 2014.

[6] 卢川, 杜耀明. 介入放射学基础 [M]. 2 版. 北京: 人民卫生出版社, 2016.